갑상선암의 방사성요오드 치료

지은이

안병철

의학박사, 내과전문의, 핵의학전문의

학력	경북대학교 대학원 의학박사(1997)
현 직위	경북대학교 의과대학 및 경북대학교병원 교수(2000~) 아시아-오세아니아 갑상선학회 사무총장(2022~) 대한핵의학회 부회장(2022~) 원자력응용의학진흥협회 부회장(2018~)
경력	스탠포드 의과대학 방문교수(2007~2009) 경북대학교 의과대학 부학장(2018~2019) 대한핵의학회 대경지회 회장(2017~2018) 대한핵의학회 갑상선연구회 회장(2017~2022) 아시아-오세아니아 핵의학회 학술대회 학술위원장(2015) 대한갑상선학회 춘계학술대회 학술대회장(2020)
면허 및 자격	의사면허(1990) 내과전문의(1995) 핵의학전문의(1997) 방사성동위원소취급자 특수면허(1996) 방사선취급 감독자면허(1999)

경북대학교 학술총서 8

갑상선암의 방사성요오드 치료

찍은 날 2023년 2월 10일 | **펴낸 날** 2023년 2월 23일
지은이 안병철 | **펴낸이** 홍원화 | **펴낸 곳** 경북대학교출판부
출판등록 1973년 10월 10일 ㉑97호 | **주소** 대구광역시 북구 대학로 80
전화 053-950-3830 | **팩스** 053-953-4692
이메일 press@knu.ac.kr | **홈페이지** http://knupress.com
ISBN 978-89-7180-606-7 93510

정가는 뒤표지에 있습니다. 파본은 바꾸어 드립니다.

이 저서는 〈2022년 경북대학교 연구학술총서 집필 및 출간지원사업〉의 재원으로 출간되었습니다.

갑상선암의 방사성요오드 치료

안병철

경북대학교출판부

머리말

2021년 12월 말에 발표된 가장 최근의 통계자료를 보면 갑상선암은 현재 우리나라에서 가장 흔히 발생하는 악성종양인데 예후는 매우 양호하여, 갑상선암의 유병률은 다른 악성종양에 비해 훨씬 높다. 갑상선암의 주된 치료법 가운데 하나인 방사성요오드 치료는 갑상선암의 재발률과 사망률을 줄일 수 있어 전 세계적으로 널리 시행되나, 방사성동위원소를 사용하는 치료인 까닭에 이를 시행하기 위한 필수적인 시설과 자격기준을 갖추는 데 비교적 많은 비용이 필요하여 주로 대형병원에서만 시행된다.

갑상선암의 방사성요오드 치료는 항암제 혹은 외부방사선 치료법과 달리 전처치 과정과 치료 후 관리가 매우 독특하여, 방사성요오드 치료를 시행하는 데는 다양한 의학적, 핵물리학적 및 영양학적 지식들이 요구된다. 국내에서도 갑상선암 환자에게 방사성요오드 치료가 매우 광범위하게 시행되고 있으나, 현재까지 아쉽게도 갑상선암의 방사성요오드 치료원리에 대한 학문적 지식과 최적의 방사성요오드 치료를 시행하는 데 필요한 실제적 정보를 함께 제공하는 전문서적이 없는 실정이다.

필자는 핵의학전문의이자 내과전문의로 25년 이상 갑상선암의 진료와 방사성요오드 치료를 실무적으로 시행해 오면서 이와 관련된 다양한 임상상황을 경험한 바 있다. 또한 갑상선암의 방사성요오드 치료 효과를 증진하기 위한 기초연구도 함께 진행하고 있다. 이러한 임상경험 및 연구경험을 바탕으로 하여 갑상선암의 방사성요오드 치료에 관계되는 다양한 전문가와 이에 관심을 가진 분들에게 미약하게나마 도움이 되고자 방사성요오드 치료에 필요한 기초의학 및 임상의학을 아우르는 포괄적인 내용을 집약하여 『갑상선암의 방사성요오드 치료』라는 한 권의 책으로 펴내고자 한다. 시간과 지면의 제약으로 아직까지 이견이 있는 영역을 심도 깊게 다루지 못하여 아쉬움이 남지만, 현재 다수의 전문가가 동의하는 부분을 정리하였기에, 갑상선암의 방사성요오드 치료를 시행하고 있거나 새롭게 시작하고자 하는 분들에게 도움이 되기를 기대하여 본다.

이 한 권의 책이 탈고될 때까지 현실의 어려움에도 불구하고 힘과 용기를 주는 희생적인 가족들에게 깊은 감사를 전하며, 책이 완성되기까지 많은 분들이 보내 주신 지원과 성원에 감사를 드리는 바이다.

2023년 1월

삼덕동 경북대학교병원 2713호실에서

안병철

차 례

차 례

제 1 장

갑상선암

갑상선(Thyroid gland)은 경부 중앙에 존재하는 내분비 기관(endocrine organ)으로 후두(larynx)와 기관(trachea)의 앞쪽에 위치한다. 갑상선비대증(goiter)은 발생빈도가 높고 시각적으로 쉽게 인지되는 외형적 변화가 나타나므로, 해부학적으로 갑상선의 존재가 발견되기 이전부터 인류에게 갑상선 존재는 널리 인지되어 왔다.

갑상선이 처음으로 기록된 것은 영국 의사 Thomas Wharton이 1656년 저술한 『Adenographia』이며, 갑상연골(thyroid cartilage)에 인접하여 위치하는 선(gland)이어서 갑상선(thyroid gland)으로 명명되었다.

갑상선조직의 주된 세포는 갑상선소포세포(thyroid follicular cell)이며, 이 세포는 갑상선호르몬을 생산하여 거의 모든 장기와 조직의 대사에 관여한다. 갑상선소포세포 외에도 갑상선에는 갑상선소포곁C세포(parafollicular C cell)가 존재하여 칼시토닌을 분비하는데, 이 호르몬은 칼슘대사에 중요한 역할을 하며 주로 신장과 뼈에서 기능을 발휘한다.

갑상선에는 결절이 흔히 발생하는데, 연령이 증가함에 따라 결절의 발생률이 높아지며 남성보다 여성에서 결절의 발생빈도가 더 높

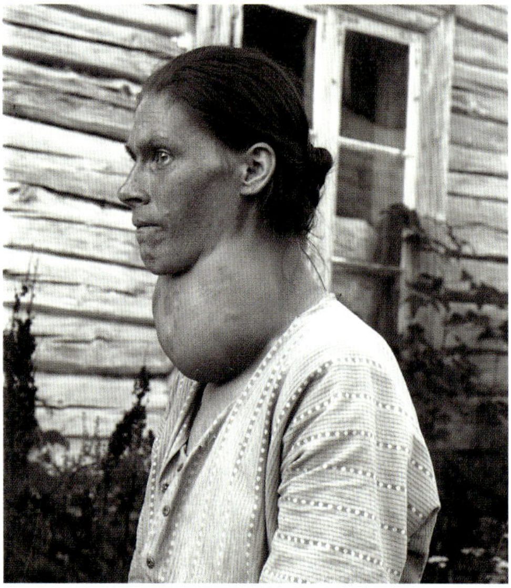

그림 1-1. 요오드 부족으로 발생한 것으로 추정되는 갑상선비대증을 나타내는 노르웨이 헤드마크 지역의 여성 (Mina Pettersdatter Lundstein, 1910년) (https://commons.wikimedia.org/wiki/File:Kone_med_stor_struma.jpg)

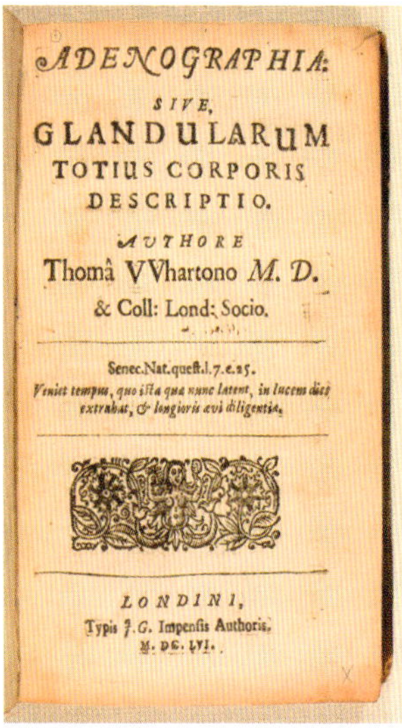

ADENOGRAPHIA:
SIVE,
GLANDULARUM
TOTIUS CORPORIS
DESCRIPTIO.
AUTHORE
Thomâ VVhartono M. D.
& Coll: Lond: Socio.

Senec.Nat.quæst.l.7.c.25.
Veniet tempus, quo ista quæ nunc latent, in lucem dies extrahat, & longioris ævi diligentia.

LONDINI,
Typis J. G. Impensis Authoris.
M. DC. LVI.

그림 1-2. 갑상선 명칭이 최초로 기술된 『Adenographia』의 표지. Thomas Warton 저서 (갑상샘 핵의학. 고려의학, 2014 인용)

다. 갑상선결절(thyroid nodule)의 일부가 갑상선암이며, 다양한 유전적 및 환경적 인자가 갑상선암 발생에 관여한다고 알려져 있다.

중앙암등록본부가 2021년 12월에 발표한 자료에 의하면, 갑상선암은 2019년 현재 우리나라에서 가장 빈발하는 악성종양이다. 갑상선결절과 마찬가지로 남성보다 여성에서 빈발하며, 다른 악성종양에 비해 비교적 젊은 나이에 발생하는 특징을 가지고 있다.

갑상선암이 발생하더라도 대부분의 환자는 암 주위에 존재하는 정상 갑상선조직이 적절한 생리적 기능을 발휘할 수 있어 갑상선기능과 관련된 증상을 일으키지 않는 경우가 대부분이다. 일부 크기가 큰 갑상선암은 목 앞부분에 종괴(mass, 덩이)를 만들어 시각적으로 보이거나 손에 만져질 수 있으나, 이 경우에도 미용에 국한된 문제를 발생시키는 정도이며 그 외 다른 증상을 일으키는 경우는 비교적 드물다. 갑상선암의 크기가 매우 커져 주위에 있는 장기인 후두, 기관 혹은 식도를 누르게 되면 장기 압박증상이 발생하기도 한다. 갑상선암에 의한 식도 압박은 연하장애를 발생시키고, 기관 압박은 호흡곤란을 일으킬 수 있다. 갑상선암이 성대를 지배하는 회귀후두신경을 침범하면 성대 운동장애로 목소리가 변하게 된다.

갑상선암이 발생하더라도 대부분 증상이 없으므로, 갑상선암은 우연히 발견된 갑상선결절을 초음파유도하 세침흡인 세포진검사를 시행함으로써 진단되는 경우가 많다. 갑상선암 치료로는 외과적 절제가 가장 먼저 시행되며, 재발 가능성을 줄이거나 수술 후 잔류암 제거를 위해 방사성요오드 치료가 흔히 시행된다. 일부 갑상선암은 장기간 관찰하더라도 임상적 의미가 있는 원발병소의 성장이나 림프절과 다른 장기로 전이가 발생하지 않을 수 있다는 연구결과에 따라,

크기가 작고 분화도가 높으며 갑상선 피막의 침범이나 림프절 및 원격전이가 없다고 생각되는 경우 수술을 시행하지 않고 적극적 감시(active surveillance)를 시행하는 경우도 있다.

갑상선암에서 방사성요오드 치료는 갑상선소포세포가 가진 생물학적 특성 가운데 하나인 요오드축적능을 이용한 치료법이다. 갑상선소포세포는 갑상선호르몬을 생산하는 기능을 가지는데, 갑상선호르몬을 생산하는 데는 요오드가 필수적이다. 갑상선소포세포는 갑상선호르몬 합성을 위한 요오드를 세포 내로 원활히 수송하기 위해 세포막에 나트륨요오드공동수송체(sodium iodide symporter: NIS)가 존재한다. 자연계에 흔히 존재하는 안정요오드인 I-127 대신에, 세포독성이 있는 베타선을 방출하는 I-131을 투여하며 NIS가 발현되는 갑상선암세포를 사멸시킬 수 있다. 갑상선소포곁C세포에서 발생하는 갑상선수질암(medullary thyroid cancer)과 갑상선에서 발생하더라도 분화도가 낮아 요오드 섭취능이 거의 없는 역형성갑상선암(anaplastic thyroid cancer)은 방사성요오드 치료에 반응하지 않는다.

갑상선암은 5년 생존율이 100%에 가까운 매우 양호한 예후를 나타내나, 원격전이를 가진 갑상선암은 5년 생존율이 60% 내외로 보고되고 있으며 특히 방사성요오드 치료에 반응하지 않는 전이성갑상선암은 예후가 더욱 불량하다. 또한 역형성갑상선암은 방사선치료와 항암치료에 반응이 낮아 예후가 매우 불량한 악성종양으로 대부분의 환자가 진단된 후 조기에 사망에 이른다.

참고문헌

1. 갑상샘 핵의학, 고려의학, 안병철, 2014.
2. Sevasti Konstantinidou, Eirini Konstantinidou. The thyroid gland in ancient Greece: a historical perspective, Hormones (2018) 17:287–291. https://doi.org/10.1007/s42000-018-0039-z.
3. Byeong-Cheol Ahn. Chapter 15. Adjuvant treatment in thyroid cancer. Radioiodine therapy. The essentials of head & neck oncology; Thyroid cancer, vol6, 2020, The Korean Society for Head and Neck Oncology.
4. 이가희, 이은경, 강호철, 고윤우, 김선욱, 김인주, 나동규, 남기현, 박소연, 박진우, 배상균, 백승국, 백정환, 이병주, 정기욱, 정유석, 천기정, 김원배, 정재훈, 노영수. 2016년 대한갑상선학회 갑상선결절 및 암 진료 권고안 개정안. Int J Thyroidol. 2016; 9(2): 59-126.
5. Bryan R Haugen, Erik K Alexander, Keith C Bible, Gerard M Doherty, Susan J Mandel, Yuri E Nikiforov, Furio Pacini, Gregory W Randolph, Anna M Sawka, Martin Schlumberger, Kathryn G Schuff, Steven I Sherman, Julie Ann Sosa, David L Steward. R Michael Tuttle. Leonard Wartofsky. 2015 American Thyroid Association Management Guidelines for Adult Patients with Thyroid Nodules and Differentiated Thyroid Cancer: The American Thyroid Association Guidelines Task Force on Thyroid Nodules and Differentiated Thyroid Cancer. Thyroid. 2016 Jan;26(1):1-133. doi: 10.1089/thy.2015.0020.
6. 중앙암등록본부. 2019년 국가암등록통계, https://ncc.re.kr/cancerStatsView.ncc?bbsnum=578&searchKey=to3. tal&searchValue=&pageNum=1. 2021년 12월 29일.
7. Byeong-Cheol Ahn, Sodium iodide symporter for nuclear molecular imaging and gene therapy: from bedside to bench and back. Theranostics. 2012;2(4):392-402. doi: 10.7150/thno.3722. Epub 2012 Apr 11.
8. Byeong-Cheol Ahn, Personalized Medicine Based on Theranostic Radioiodine Molecular Imaging for Differentiated Thyroid Cancer. Biomed Res Int. 2016;2016:1680464. doi: 10.1155/2016/1680464. Epub 2016 Apr 28.

제 2 장

갑상선암의 발생 빈도와 종류

1. 갑상선암의 발생 빈도

2021년 12월 29일 국가중앙암등록본부 발표자료에 따르면 갑상선암은 2019년 한국에서 가장 빈발하는 악성종양이다. 우리나라에서 갑상선암은 2019년 30,676명에서 발생하여 인구 10만 명당 59.8명에서 발생한 것이며, 발생한 악성종양의 12%를 차지한다. 갑상선암은 여성에서 유방암에 이어 두 번째로 빈발하는 악성종양이며, 남성에서는 폐, 위, 대장, 전립선, 간 다음으로 발생빈도가 높아 여섯 번째로 빈발하는 악성종양이다.

갑상선암은 비교적 젊은 연령에서 빈발하는데, 남자의 경우 44세까지는 갑상선암의 발생률이 가장 높으며, 여성의 경우 39세까지는 갑상선암의 발생률이 가장 높다. 갑상선암은 발생률이 매우 높을 뿐만 아니라 젊은 연령에서 많이 발생하는 특성을 가져, 다른 악성종양에 비하여 상대적으로 사회경제적 파급효과가 크다.

14세부터 34세 연령에서는 전체 악성종양 발생 가운데 갑상선암 발생이 52.1%로 과반을 차지하며, 35세부터 64세 사이의 연령에서

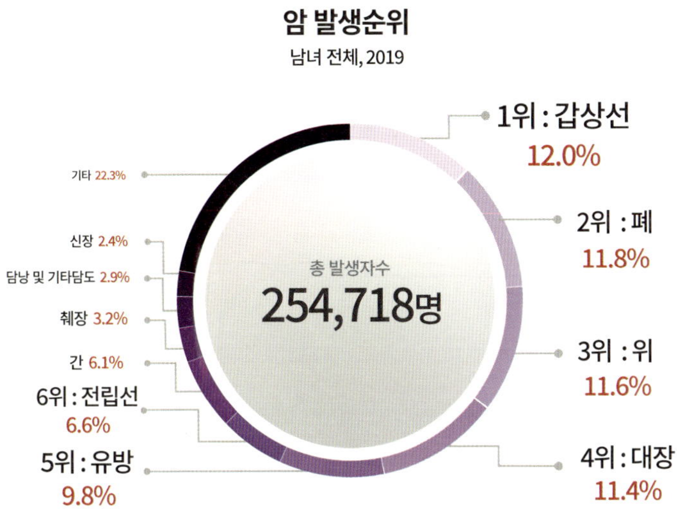

그림 2-1. 대한민국의 악성종양 발생빈도 (중앙암등록본부. 2019년 국가암등록통계)

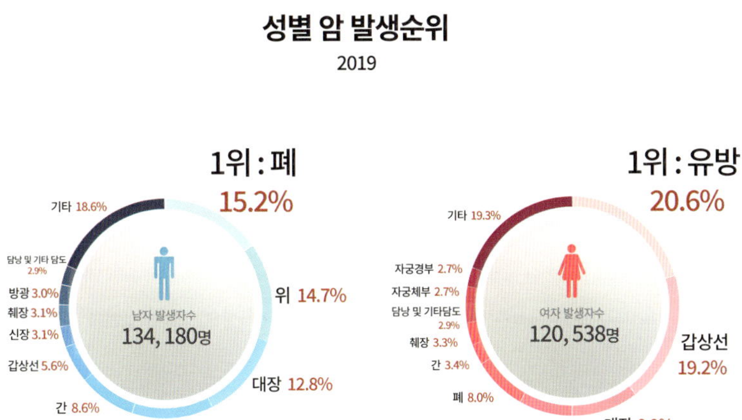

그림 2-2. 대한민국의 성별에 따른 악성종양 발생빈도 (중앙암등록본부. 2019년 국가암등록통계)

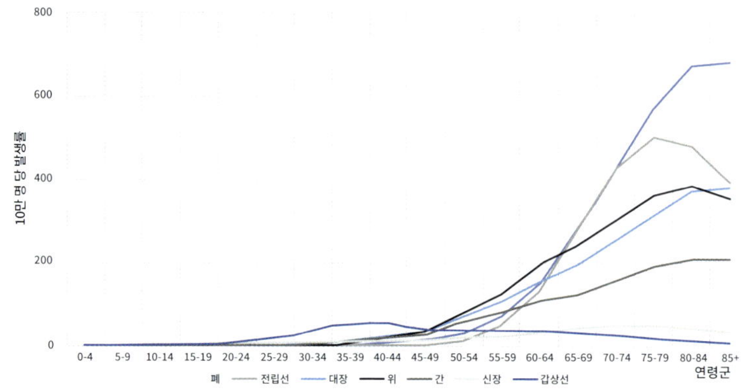

그림 2-3. 대한민국의 주요 암종의 연령군별 발생률: 남자 (중앙암등록본부. 2019년 국가암등록통계)

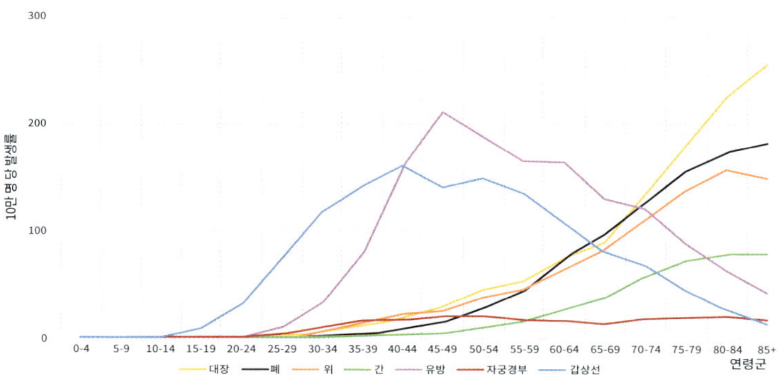

그림 2-4. 대한민국의 주요 암종 연령군별 발생률: 여자 (중앙암등록본부. 2019년 국가암등록통계)

도 갑상선암 발생이 전체 악성종양 발생의 18.4%를 차지하여 각각의 연령대에서 가장 빈발하고 있다. 또한 갑상선암은 14세 이하의 아동에서도 발생빈도가 높아 4번째로 흔히 발생하는 악성종양이다.

1999년부터 집계된 대한민국의 암통계를 보면, 갑상선암은 1999년부터 2008년까지 26.1%, 2008년부터 2012년까지 13.2%의 증가 추세를 보이다가, 갑상선암의 과잉진단에 대한 사회적 논란과 함께 2012년부터 2015년까지는 -18.3%로 발생빈도가 감소하기도 하였

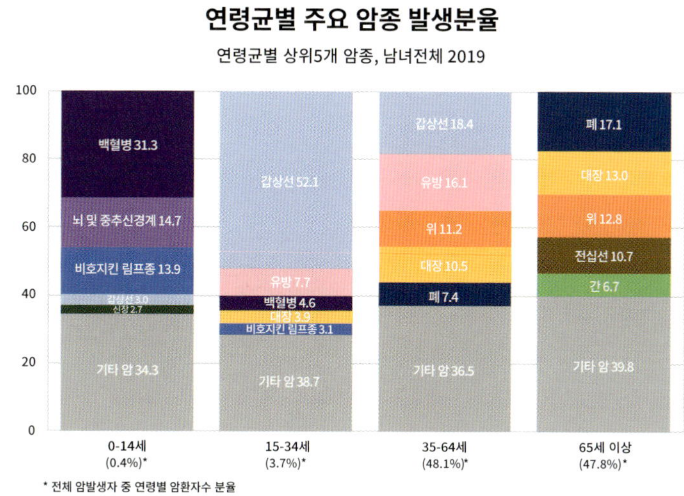

그림 2-5. 대한민국의 연령에 따른 악성종양 발생빈도 (중앙암등록본부. 2019년 국가암등록통계)

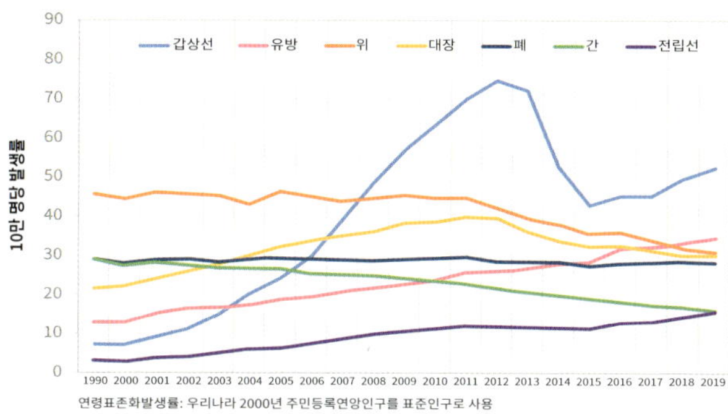

암종	최근 추이	
	발생 기간	연간% 변화율
갑상선	2015-2019	4.2*
유방	2007-2019	4.3*
위	2011-2019	-4.5*
대장	2015-2019	-2.0*
폐	2015-2019	0.6
간	2009-2019	-4.1*
전립선	2015-2019	7.3*

*p<0.05

그림 2-6. 대한민국의 연도별 연령표준화 암발생률 추이 (중앙암등록본부. 2019년 국가암등록통계)

다. 하지만 2015년부터 2019년까지는 다시 연평균 4.2%의 증가추세를 나타내고 있다.

우리나라의 암발생률은 인구 10만 명당 275.4명으로 OECD 평균인 301.1명보다 낮다. 2021년에 발표된 2020년 전 세계 암발생률 추정 자료에 따르면 갑상선암은 한 해 586,000건이 발생하여 발생빈도 기준으로 9번째로 흔히 발생되는 악성종양으로 예상되고 있다. 이 자료에서는 여성의 경우 20건의 암발생 가운데 1건 정도가 갑상선암으로, 10만 명당 10.1명에서 갑상선암이 발생하는 것으로 추정하였고, 남성에서는 여성에서의 발생빈도의 1/3 정도로 발생될 것으로 추정하고 있다. 2019년 우리나라에서 갑상선암의 발생이 인구 10만 명당 59.8명인 것을 고려하면 우리나라의 갑상선암 발생률이 매우 높다는 것을 알 수 있다.

갑상선암은 현재 발생빈도가 높은 악성종양일 뿐만 아니라 전 세계적으로 발생빈도가 점차 높아지고 있어 향후에는 갑상선암이 4번째로 발생빈도가 높은 악성종양이 될 것으로 예측되고 있다. 갑상선암의 점진적인 발생률 증가는 요오드 섭취의 증가, 방사선의 피폭, 환경호르몬에 노출과 같은 환경적 인자뿐만 아니라, 비만 혹은 큰 키와 같은 개인적 인자가 관련되어 있다고 알려져 있다. 이 외에도 의료수준이 비교적 높은 국가에서는 의료영상기술의 급격한 발전에 따라 임상적으로 의미가 거의 없는 조기 갑상선암의 진단성능 향상이 갑상선암의 발생률 증가에 영향을 준다고 알려져 있다. 실제로 갑상선암은 개발도상국보다 선진국에서 발생빈도가 높게 보고되는데, 선진국의 경우 개발도상국에 비해 여성에서는 5.5배, 남성에서는 4배 정도 갑상선암의 발생빈도가 높게 발표되고 있다. 이는 갑상선암 진단용 초음파검사가 개발도상국에 비해 선진국에서 더 빈번히 시행되는 것이 그 원인으로 추정되고 있다.

갑상선암의 발생률이 증가하는 정도에 비하여 갑상선암에 의한 사망률은 변화가 없거나 감소하기도 하는 역학 증거를 기반으로, 의료

영상기술의 발전에 의한 갑상선암의 과잉진단이 갑상선암의 발생빈도를 높였다는 과학적 근거가 마련되었다. 부검 자료를 보면 사망시까지 임상적 문제를 발생시키지 않은 잠재 갑상선암(occult thyroid cancer)이 비교적 흔하며, 이러한 갑상선암은 성장이 느려 평생 동안 건강에 문제를 발생시키지 않을 가능성이 낮지 않다. 경제력인 높은 선진국에서는 해상도가 높은 초음파영상검사와 초음파유도하 세침흡인 세포진검사의 접근성이 양호하여, 숨겨져 있는 저성장의 잠재 갑상선암의 적지 않은 부분이 갑상선암으로 진단될 가능성이 높아, 경제력이 낮은 국가에 비하여 상대적으로 갑상선암의 발생률이 높은 것으로 받아들여지고 있다.

저성장 특징을 가진 작은 갑상선암의 임상적 경과에 대한 이해도가 높아지고 갑상선암의 과잉진단에 의한 사회경제적 영향에 대한 자료가 축적되어 감에 따라, 개별국가 내의 갑상선질환 관련 전문가단체 혹은 국제적 갑상선질환 관련 전문가단체가 갑상선암 과잉진단 가능성을 고려하여 갑상선결절 진료지침을 새롭게 개정하고 있다. 대체적인 진료지침의 개정 방향은 건강검진 시 초음파를 이용한 갑상선암 선별검사 시행을 권장하지 않는 것과 작은 갑상선암에서는 수술이 아닌 적극적 감시(active surveillance)를 통한 세심한 경과관찰도 적절한 진료법의 하나임을 지지하는 것 등이다. 이러한 변화는 일부 국가에서 갑상선암의 발생빈도를 감소시켰고, 갑상선암의 비수술 경과관찰의 적용으로 갑상선암의 과잉진단에 따른 사회·경제적 문제점들을 줄이는 데 일정 부분 기여하고 있다. 하지만 이렇게 변화된 진료지침이 갑상선암의 진단 시기를 늦추거나, 진단된 갑상선암의 치료시기를 늦춤으로 인하여 장기적으로 갑상선암 환자의 예후에 부

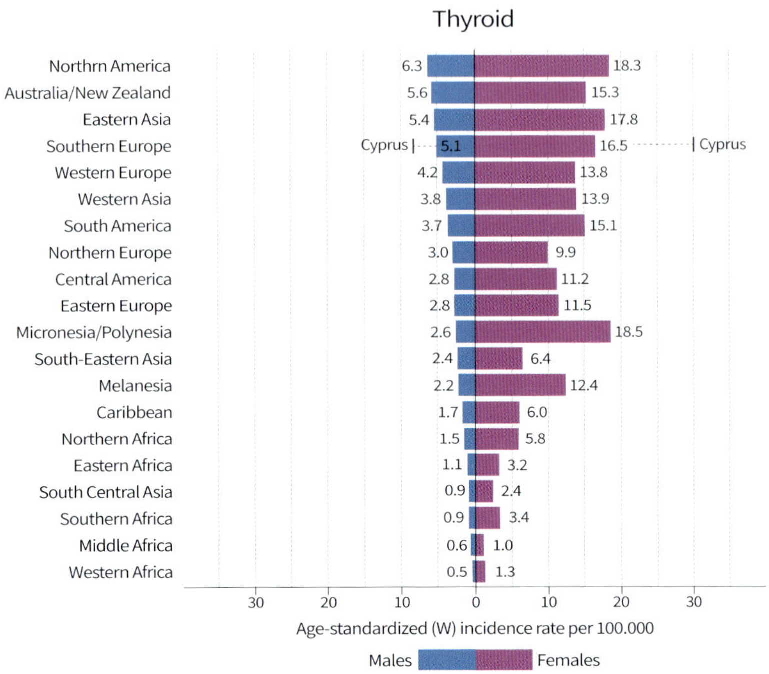

그림 2-7. 국가별·성별별 갑상선암 연령보정화 발생률 (2020년 추정치. GLOBOCAN 2020.) (한국의 2019년 국가암등록통계 참고자료상 여자는 65.6명임.)

정적인 영향을 미칠 가능성이 있다는 점을 생각하여야 한다.

비만과 갑상선암의 관련성에 관한 연구결과가 지속적으로 보고되고 있다. 미국의 경우 2013년부터 2016년까지 모든 갑상선암의 16%와 크기가 큰 갑상선암의 63%가 비만에 의한 것으로 추정되고 있으며, 비만의 조절이 갑상선암의 발생을 예방할 수 있을 것으로 예상되고 있다. 우리나라도 점진적으로 비만 인구가 증가되고 있어 이에 대한 분석과 대책이 필요할 것으로 생각된다.

2. 갑상선암의 예후

갑상선암은 발생빈도가 매우 높지만, 다행스럽게 예후가 매우 양호하며 또한 점진적으로 예후가 개선되어 최근 우리나라의 갑상선암 5년 생존율은 100%에 육박하고 있다.

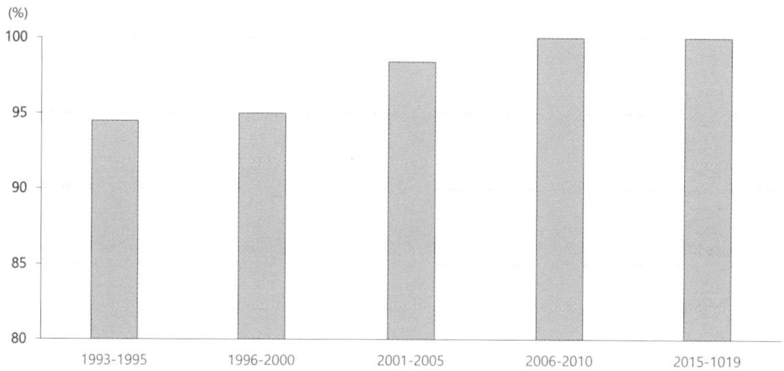

그림 2-8. 갑상선암의 연도별 5년 생존율 추이 (1993~1995년: 94.5%, 1996~2000년: 95.0%, 2001~2005년: 98.4%, 2006~2010년: 100.0%, 2015~2019년: 100.0%)

하지만 갑상선암의 5년 생존율은 병기별로 차이가 크다. 갑상선 내에 국한된 갑상선암(localized thyroid cancer)이나 국소진행 갑상선암(regional thyroid cancer: 갑상선암이 주위 장기, 인접 조직, 또는 림프절을 침범)에서는 5년 생존율이 100%에 육박하고 있지만, 원격전이가 발생된 갑상선암(distant metastatic thyroid cancer: 갑상선과 멀리 떨어진 다른 부위로 암전이)은 5년 생존율이 61.0% 정도로 보고되고 있다. 원격전이 갑상선암의 예후는 전이병소의 요오드 섭취능 여부에 따라 차이가 크다. Durante 등은 전이병소에 요오드 섭취능이 있으면 10년 생존율이 56%이나, 요오드 섭취능이 없거나 미미한 방사성요오드불응성 갑상선암의 경우 10년 생존율이 10% 정도로 낮아지게 된다고 보고하였다.

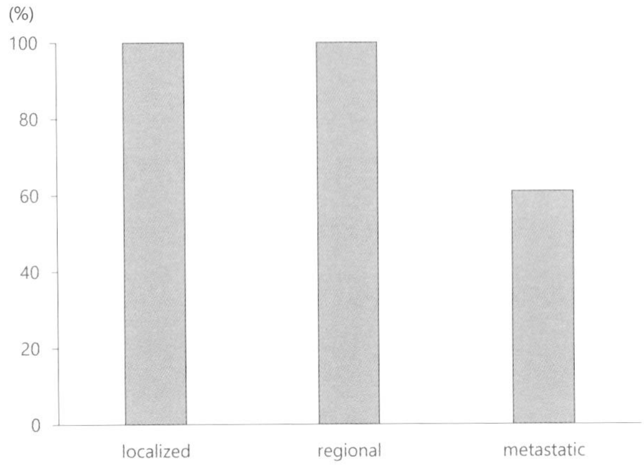

그림 2-9. 갑상선암의 병기별 5년 생존율 (localized:100%, regional: 100%, distant metastatic: 61%)

2019년 우리나라의 전체 악성종양 유병자 2,147,503명 가운데, 갑상선암의 유병자는 462,151명(남자: 84,565명, 여자: 377,586명)으로, 전체 악성종양 환자의 21.5%가 갑상선암 환자이다. 갑상선암은 예후가 매우 양호하여 진단 후 5년이 초과한 유병자가 325,578명으로 전체의 70% 이상을 차지한다. 하지만 갑상선암의 이러한 좋은 예후는 갑상선암의 조기진단과 병기에 따른 적절한 치료적 대응도 일부 영향을 미친 결과라고 볼 수 있다. 또한 갑상선암은 재발 빈도가 높아 재발을 조기에 발견하는 적절한 추적 관찰이 양호한 예후 유지에 매우 중요하다.

전 세계적으로도 갑상선암의 5년 생존율은 98% 정도로 보고되고 있으며, 앞서 언급된 병기, 전이병소의 요오드 섭취능뿐만 아니라 갑상선암의 조직형 및 암유전자변이 존재여부에 따라서도 예후에 차이를 보인다. 분화갑상선암은 예후가 양호하지만 분화도가 낮아지면 예후도 나빠지며, 역형성갑상선암은 예후가 가장 불량하여 진단된 후 1년 이내에 대부분 사망하게 된다. 갑상선암의 암유전자 발현과 예후와의 관계가 밝혀져 있는데, 유두암에서 흔히 발견되는 *BRAF*

변이가 종양의 다발성(multifocality), 갑상선외 침범(extrathyroidal extension), 림프절전이, 재발률 및 사망률 증가와 관련성이 있다고 알려져 있다. 또한 갑상선암 병소의 포도당대사 정도가 높으면 예후가 더 불량하다고 알려져 있으며, F-18 FDG(fluorodeoxyglucose) PET(positron emission tomography) 영상으로 종양의 포도당대사 정도를 확인할 수 있다.

3. 갑상선암의 종류

갑상선종양은 2022년 세계보건기구(World Health Organization: WHO) 5판(5th edition) 분류에 따르면 양성종양(benign tumors), 저위험종양(low-risk neoplasms), 악성종양(malignant neoplasms)으로 나뉜다. 양성종양에는 소포성선종(follicular adenoma)을 포함한 다양한 선종이 포함되며, 저위험 종양에는 유두암유사핵모양비침습소포종양(non-invasive follicular thyroid neoplasm with papillary-like nuclear features: NIFTP), 불명확악성도갑상선종양(thyroid tumors of uncertain malignant potential), 유리질화섬유종종양(hyalinizing trabecular tumor)이 포함된다.

갑상선암은 조직학적으로 유두암(papillary cancer), 소포암(follicular cancer), 수질암(medullary cancer), 역형성암(anaplastic cancer)으로 분류할 수 있다. 과거 휘르틀레세포갑상선암(Hürthle cell cancer)으로 명칭되던 종양은 호산성암(oncocytic carcinoma)으로 변경되었다. 발생빈도로 보면 갑상선암 가운데 유두암이 가장 빈발하고 소포암이 두 번째로 발생빈도가 높다.

유두암과 소포암은 갑상선소포세포에서 발생된 악성종양으로, 악

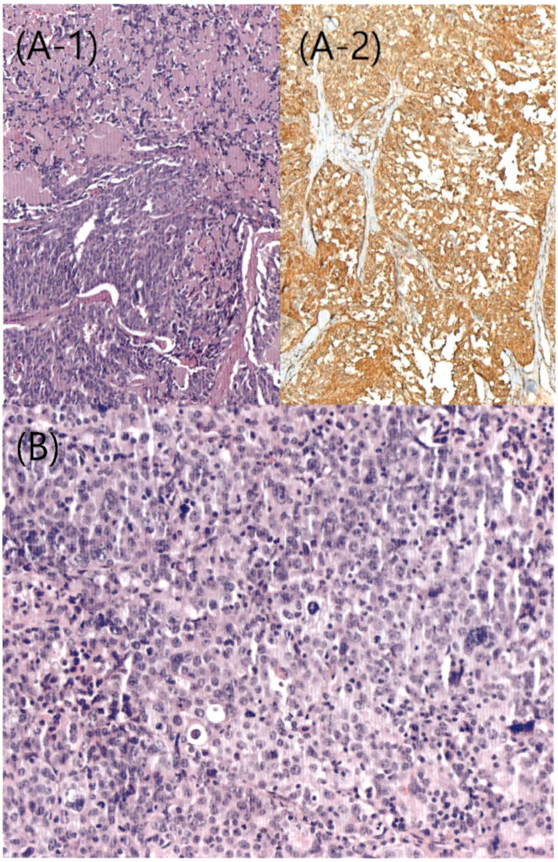

그림 2-10. 갑상선 수질암. (A-1) HE 염색 및 (A-2) calcitonin 면역염색. x100. (B) 역형성갑상선암. HE 염색. x200.

성으로 변화되어도 원래 갑상선소포세포의 특성을 일부 유지하는 분화갑상선암으로 전체갑상선암의 95% 정도를 차지하며, 요오드를 세포 내로 이송하는 나트륨요오드공동수송체(sodium iodide symporter: NIS) 단백이 세포막에 존재한다. 갑상선소포세포에서 유래한 분화갑상선암은 분자적프로필(molecular profile)에 따라 *BRAF*-like 암 과

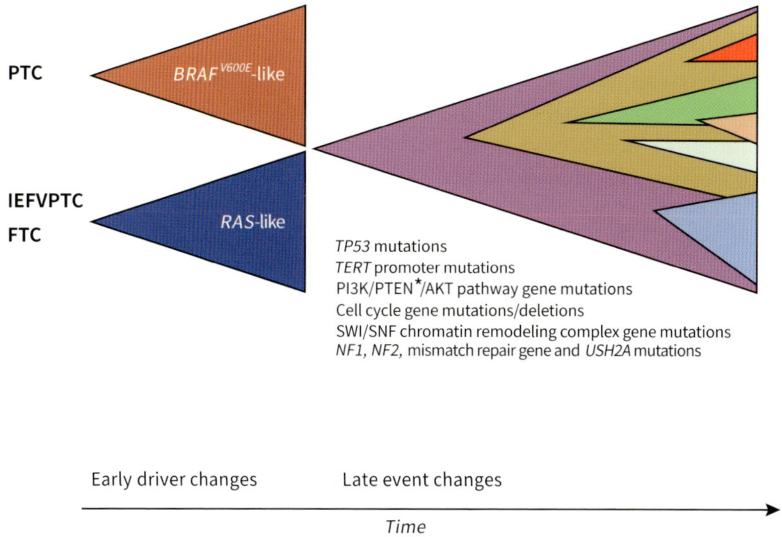

그림 2-11. 갑상선암의 다단계 발생과 진행. 갑상선암은 유전자변이 및 분자적 프로필에 바탕하여 *BRAF*^{V600E}-like 암과 *RAS*-like 암으로 분류할 수 있다. *BRAF*^{V600E}-like 암과 관련된 유전자변이는 *ALK, BRAF, RET, NTRK1/3, MET* 융합 등이 주로 나타나며, *RAS*-like 암과 관련된 유전자변이는 *BRAF*^{K601E}, *DICER1, EZH1, EIF1AX, PTEN 변이, PPARG, THADA* 융합 등이다. 유두암(papillary thyroid carcinoma: PTC) 대부분은 *BRAF*-like 암에 포함되나, 침습형피막형성소포변형유두암(invasive encapsulated follicular variant papillary thyroid cancer: IEFVPTC)과 소포암은 대부분 *RAS*-like 암에 포함된다. FTC: follicular thyroid carcinoma, DHGTC: differentiated high-grade thyroid carcinoma, PDTC: poorly differentiated thyroid carcinoma, ATC: anaplastic thyroid carcinoma. (Overview of the 2022 WHO Classification of Thyroid Neoplasms. Endocrine Pathology. 2022;33(1):27-63. 인용.)

RAS-like 암으로 분류할 수 있다. *BRAF*-like 암으로는 유두암이 대표적이며, *RAS*-like 암으로는 소포암 혹은 유두암의 침습형피막형성소포변형(invasive encapsulated follicular variant)이 있다.

갑상선소포세포에서 유래하였지만 분화도가 매우 낮은 역형성암이 있는데, 이는 갑상선암 가운데 예후가 가장 불량하다. 그외 갑상선소포곁C세포(parafollicular C cell)에서 유래한 수질암이 있다.

표 2-1. 국제보건기구(WHO) 갑상선종양 분류(5판)

Developmental abnormalities
  1. Thyroglossal duct cyst
  2. Other congenital thyroid abnormalities

Follicular cell-derived neoplasms
  1. Benign tumors
    a. Thyroid follicular nodular disease
    b. Follicular adenoma
    c. Follicular adenoma with papillary architecture
    d. Oncocytic adenoma of the thyroid
  2. Low-risk neoplasms
    a. Non-invasive follicular thyroid neoplasm with papillary-like nuclear features
    b. Thyroid tumors of uncertain malignant potential
    c. Hyalinizing trabecular tumor
  3. Malignant neoplasms
    a. Follicular thyroid carcinoma
    b. Invasive encapsulated follicular variant papillary carcinoma
    c. Papillary thyroid carcinoma
    d. Oncocytic carcinoma of the thyroid
    e. Follicular-derived carcinomas, high-grade
      i. Differentiated high-grade thyroid carcinoma
      ii. Poorly differentiated thyroid carcinoma
    f. Anaplastic follicular cell-derived thyroid carcinoma

Thyroid C-cell-derived carcinoma
  1. Medullary thyroid carcinoma

Mixed medullary and follicular cell-derived carcinomas

Salivary gland-type carcinomas of the thyroid
  1. Mucoepidermoid carcinoma of the thyroid
  2. Secretory carcinoma of salivary gland type

Thyroid tumors of uncertain histogenesis
  1. Sclerosing mucoepidermoid carcinoma with eosinophilia
  2. Cribriform morular thyroid carcinoma

Thymic tumors within the thyroid
  1. Thymoma family
  2. Spindle epithelial tumor with thymus-like elements

3. Thymic carcinoma family

Embryonal thyroid neoplasms

1. Thyroblastoma

WHO: World Health Organization(Overview of the 2022 WHO Classification of Thyroid Neoplasms. Endocrine Pathology. 2022;33(1):27-63. 인용.)

가. 유두암

유두암은 갑상선암 중 가장 흔히 발생되는 암종의 형태이다. 갑상선소포세포에서 유래하며 특징적인 핵 모양이 현미경으로 관찰된다. 핵이 커지고 모양이 길어지며 겹치기도 하는 것이 유두암의 전형적인 핵 모양 변화 양상이다. 핵막이 불규칙해지고 핵 내 고랑(nuclear groove)과 핵 내로 세포질이 함입되어 거짓 봉입체(nuclear pseudoinclusion)를 만들고 염색질이 연해지거나 투명해져 간유리 모양(ground glass appearance)으로 나타난다. 또한 사종체(psammoma body)도 흔히 관찰된다.

유두암에서 흔히 관찰되는 유전자변이는 *BRAF* 변이와 *NRAS* 변이가 있으며, 유전자변이에 따라 *BRAF*-like와 *NRAS*-like로 분류하기도 한다. *BRAF*-like 유두암은 전형적인 유두암과 긴세포형 변형을 주로 나타내며, *NRAS*-like 유두암은 피막을 형성하고 소포구조를 보이는 특징이 흔하다.

유두암은 다양한 형태학적인 변형을 보일 수 있으며, 아래와 같이 변형을 분류할 수 있다.

피막형성 변형(encapsulated variant)은 종양이 피막으로 둘러싸인 형태를 보이며, 림프절전이가 발생할 수는 있으나 원격전이를 발생시키는 경우는 드물어 예후가 양호하다.

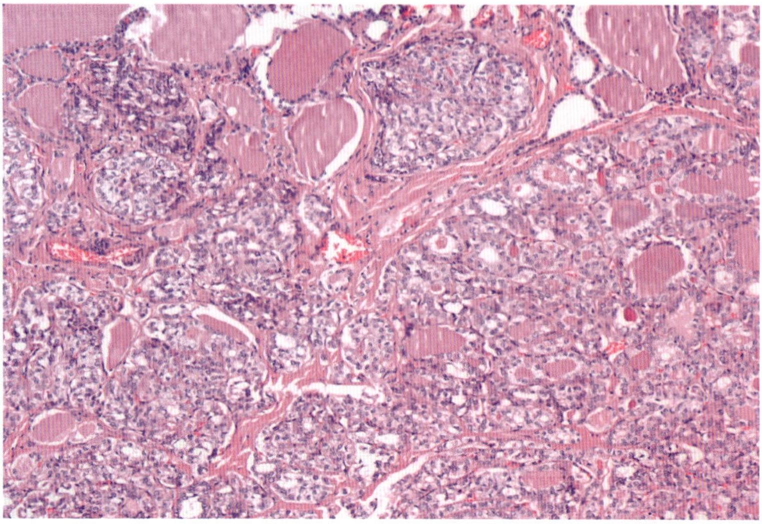

그림 2-12. 소포형 변형. x100.

소포형 변형(follicular variant)은 소포구조를 형성하고 있으나, 핵모양이 위에서 기술된 것과 같은 전형적인 유두암의 특징을 가진다. 소포형 변형은 피막을 형성하지 않거나 피막이 있으며 피막을 침습하는 형태를 가진다. 또한 경화소견(sclerosis)이 보이며 다발성 종양병소(multicentric tumor foci)를 잘 보인다.

핵모양이 전형적인 유두암의 형태이나 피막이 존재하며, 피막의 침습이 없는 형태의 종양은 유두암유사핵모양비침습소포종양(noninvasive follicular thyroid neoplasm with papillary-like nuclear feature: NIFTP)인데, 과거 유두암의 비침습소포형 변형(noninvasive follicular variant)으로 분류되었다. 하지만 장기간의 추적관찰에도 사망 발생이 없고, 재발도 1% 이하로 낮게 나타나 현재 유두암에 속하지 않고 저위험 종양으로 분류된다. 유두암유사핵모양비침습소포종양에서는

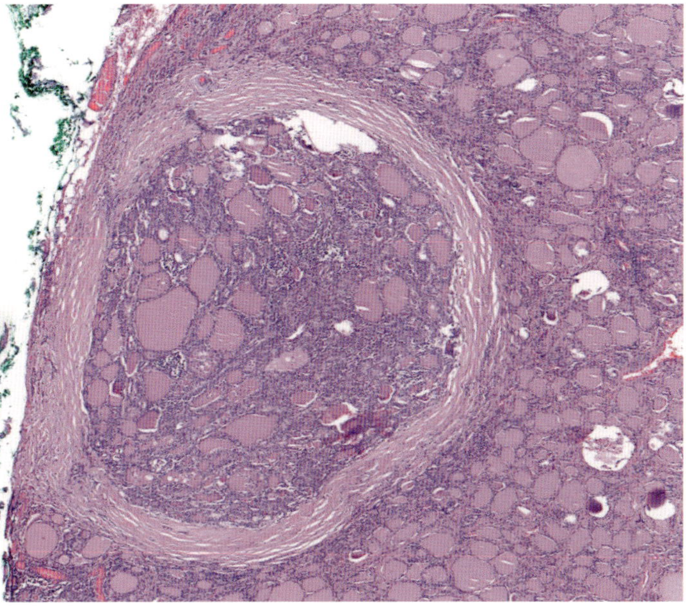

그림 2-13. 유두암유사핵모양비침습소포종양. x40.

RAS 변이가 비교적 흔하게 발견된다.

긴세포형 변형(tall cell variant)은 세포의 너비에 비해 높이가 3배 이상 긴 모양의 종양세포로 구성되며, 세포막이 뚜렷하며 세포질은 호산성으로 풍부하다. 핵모양은 유두암의 특징이 잘 관찰된다. 이러한 형태의 세포가 전체의 30% 이상인 경우 긴세포형 변형으로 진단할 수 있으며 $BRAF^{V600E}$ 변이가 자주 보인다. *TERT promoter* 및 *TP53* 변이가 관찰되면 예후가 불량하다.

원주세포형 변형(columnar variant)은 긴세포형 변형과 비슷하게 길쭉한 세포형태이나, 원주세포는 유두암의 전형적인 핵모양 변화가 없고 거짓중층(pseudostratification)이 심하며 핵아래공포(subnuclear vacuole)를 보인다. 피막침윤이 발생하며 주변 조직과 장기로도

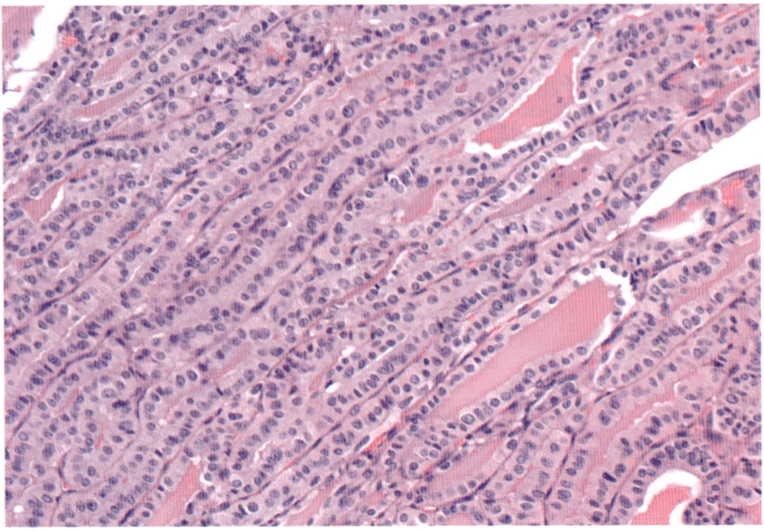

그림 2-14. 긴세포형 변형. x200.

잘 침범하고 원격전이를 발생시키기도 하여 예후가 좋지 않다. *BRAF*^{V600E} 변이, *BRAF* 융합, *CDKN2A* 결손도 관찰되며, 드물게 *RAS* 변이, *TERT promoter* 변이, *TP53* 변이가 관찰되는데, 이 경우에 예후가 불량하다.

징모양 변형(hobnail variant)은 종양세포가 징 모양을 보이고 유두형의 구조를 만들며 소포를 형성하는 것은 드물다. 종양세포의 핵이 세포의 가장자리에 존재하며 핵소체가 뚜렷하고 호산성의 세포질을 보이며 이러한 징모양의 세포가 전체의 30% 이상이다. *BRAF*^{V600E} 변이, *TP53* 변이, *TERT promoter* 변이 및 *PIK3CA* 변이가 자주 발견되며 혈관 및 림프관침습이 흔히 발생하여 예후가 좋지 않다.

고형 변형(solid variant)은 섬유혈관밴드를 포함하는 고형 기둥구조의 형태를 보이며, 드물게 경화성 부분이 관찰되나 괴사가 발생하지

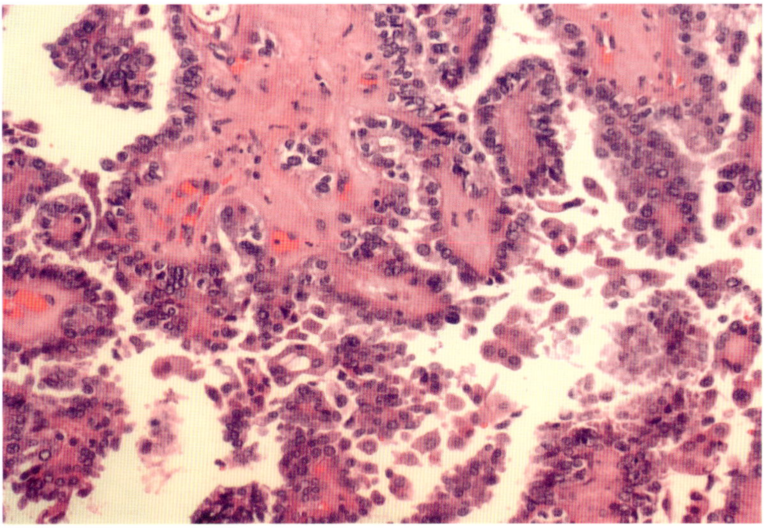

그림 2-15. 징모양 변형. x200.

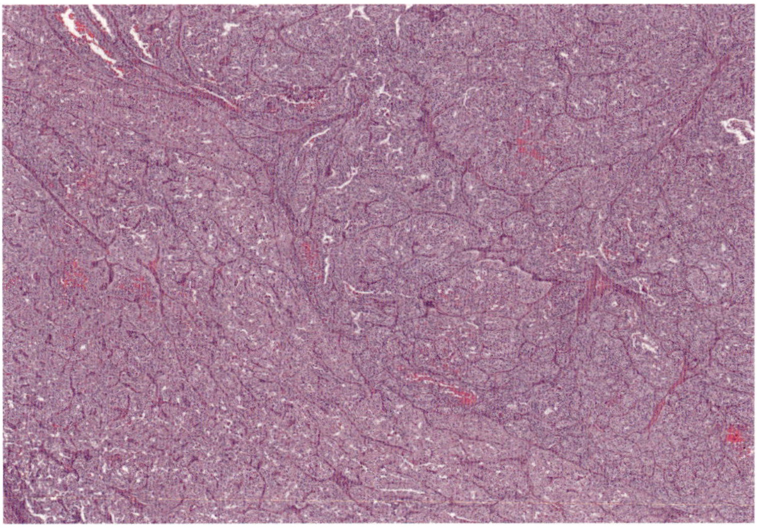

그림 2-16. 고형 변형 x40.

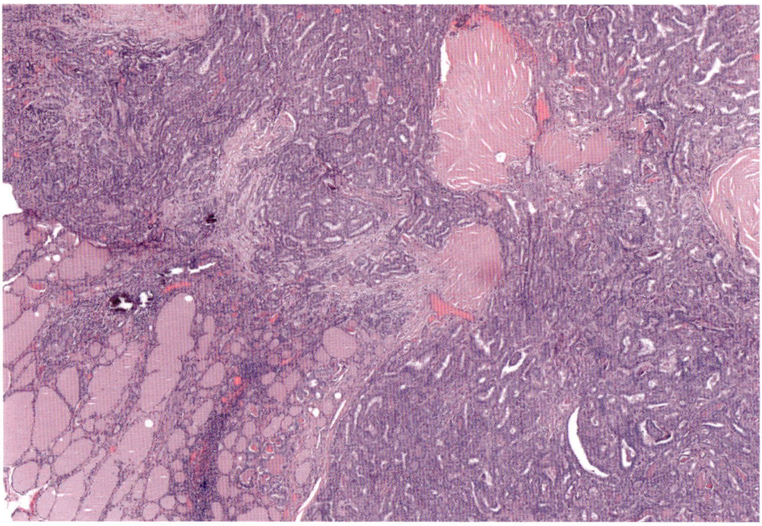

그림 2-17. 미만성경화 변형. x40.

않는다. 소아에서 흔히 관찰되며, 방사선노출 병력이 있는 환자에서는 *RET/PTC1* 융합이 주로 발견된다. 방사선 노출이 없는 환자에서는 *ETV6-NTRK* 융합이 관찰될 수 있으며 드물게 $BRAF^{V600E}$ 변이가 관찰된다.

미만성경화 변형(diffuse sclerosing variant)은 종괴형성을 하지 않으면서 한쪽엽 혹은 양쪽엽 전체에 심한 경화성 병소와 많은 사종체를 포함한다. 종양세포는 고형 혹은 유두상으로 배열되며 편평상피화가 나타난다. 방사선 노출병력이 있는 환자에서 *RET/PTC1* 융합이 흔히 관찰되며, 드물게 $BRAF^{V600E}$ 변이가 관찰된다. 림프절전이 빈도가 높고 예후가 불량하다.

호산 변형(oncocytic variant)은 세포질이 풍부하여 유두 모양으로 성장하며 드물지 않게 피막을 형성하지만 피막침습이 보이는 경우도

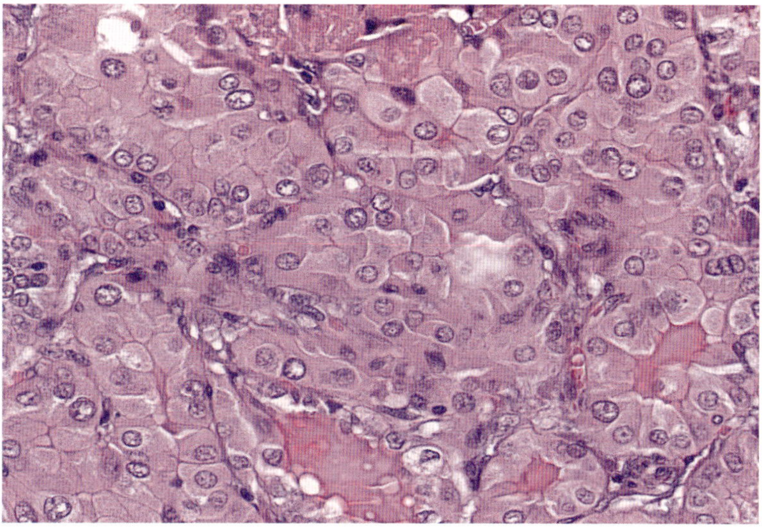

그림 2-18. 호산 변형. x400.

존재한다. *BRAF*^{V600E} 변이가 자주 관찰되며 드물게 *RET* 융합이 보일 수 있다.

와틴 변형(Warthin-like variant)은 호산 변형으로 볼 수 있으며, 만성 림프구성갑상선염에서 피막형성하거나 피막침습을 가지는 종괴를 만들고 호산성세포에 림프구의 침습이 존재하며, *BRAF*^{V600E} 변이가 자주 관찰된다.

방추형 변형(spindle variant)은 방추세포로 구성되며 괴사가 없다는 점에서 역형성갑상선암과 감별이 가능하다.

섬유종증형(papillary thyroid carcinoma with fibromatosis/fasciitis-like struma)은 드물게 관찰되며 섬유종증 내에 *BRAF* 변이 유두암이 존재한다. *CTNNB1* 변이가 동반되며 β-catenin이 핵 내에 존재한다. 이외에도 드물게 투명세포변형(clear cell variant) 등이 있다.

표 2-2. 유두암 변형의 주요 조직병리적 및 주요 분자프로필 특징

PTC subtype	Proportion of subtype features	Key histopathologic features	Key molecular profile
Infiltrative follicular	≥ 90% neoplastic follicles	• Infiltrative growth · Sclerosis · Multicentric tumor foci	• *BRAF*^{V600E} and *BRAF*^{K601E}, *NRAS**, *CTNNB1** mutations • *RET* translocation, *NTRK* and *ALK* fusions
Tall cell	≥ 30% tall cells	• Tightly packed follicles and papillae (tram track appearance) · Tumor cell height at least 3 × the width · Eosinophilic cytoplasm with distinct cytoplasmic border · Easily identifiable nuclear features of PTC	• *BRAF*^{V600E}, *TERT promoter* and *TP53* mutations
Columnar cell	NA	• Papillary growth admixed with follicles · Columnar cells with pale to eosinophilic cytoplasm and prominent pseudostratification · Subnuclear vacuoles	· *BRAF*^{V600E}, *RAS**, *TERT promoter**, and *TP53 mutations** · *BRAF* fusions, activating *BRAF* deletions, loss of *CDKN2A* and copy number alterations (recurrent gain of chromosome 1q)
Hobnail	≥ 30% hobnail cells	• Complex papillary or micropapillary growth pattern, rare presence of follicular architecture · Tumor cells with enlarged nuclei, bulging from the apical surface	· *BRAF*^{V600E}, *TP53*, *TERT* promoter, *PIK3CA* mutations · Rarely, *RET* rearrangements, moleular *CTNNB1*, *EGFR*, *ATK1*, *ATM*, *ARID2*, and *NOTCH1* mutations
Solid	> 50% solid trabecular growth	• Solid, trabecular or nested growth pattern with intervening thin and delicate fibrovascular bands, rarely foci of dense sclerosis · Lack of tumor necrosis (including single cell necrosis) and high mitotic rate	· *CCD6::RET* and *NCOA4::RET* rearrangements (later in radiation induced tumors), and *BRAF*^{V600E} *mutations** · *ETV6::NTRK3* fusions

PTC subtype	Proportion of subtype features	Key histopathologic features	Key molecular profile
Diffuse sclerosing	100% diffuse unilateral or bilateral involvement, without dominant tumor mass	· Dense sclerosis, extensive lymphatic permeation, numerous psammoma bodies and associated chronic lymphocytic thyroiditis · Tumor cells arranged in solid nests and papillary formations with squamous metaplasia	· *RET* rearrangements (especially *NCOA4::RET* in radiation induced cases), $BRAF^{V600E}$ mutations (20% of cases) and *ALK* rearrangements (10% of cases) · High frequency of loss of heterozygosity of 3p24, 9p21, 17q21, 21q22, and 22q13
Warthin-like	NA	• Circumscribed or infiltrative tumor in a background of chronic lymphocytic thyroiditis · Papillae lined by oncocytic cells with papillary core containing lymphoplasmacytic infiltrate	· $BRAF^{V600E}$ mutation
Oncocytic	NA	• Well-developed papillae lined by oncocytic cells	· $BRAF^{V600E}$ mutations • *GRIM-19* (germline mutations) and *RET* rearrangements*

* The new criterion for the diagnosis of tall cell subtype as compared to 4th edition. PTC: papillary thyroid carcinoma. NA: not available.
* Rare molecular alteration. PTC: papillary thyroid carcinoma. (Overview of the 2022 WHO Classification of Thyroid Neoplasms. Endocrine Pathology. 2022;33(1):27-63. 인용.)

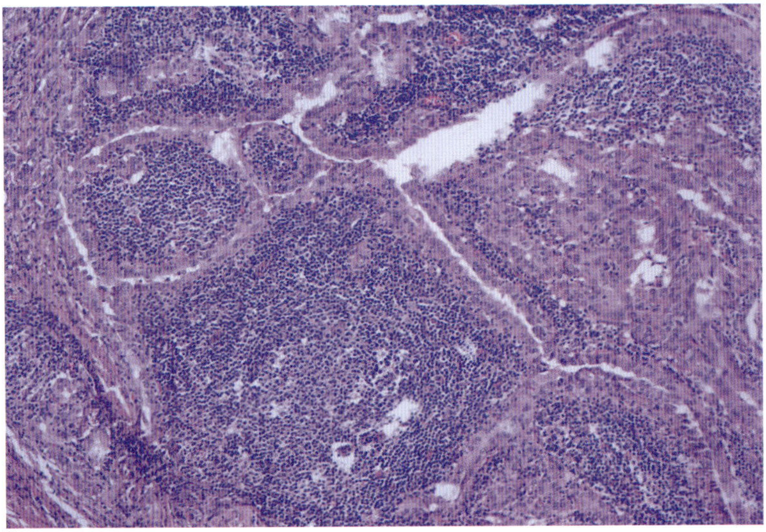

그림 2-19. 와틴 변형. x100.

유두암의 한 변형으로 분류되었던 체모양-오디모양 갑상선암(cribriform-morula thyroid cancer)은 2022년 WHO 분류에서는 불확실조직발생갑상선종양(thyroid tumor uncertain histogenesis)으로 분류되어 더 이상 유두암에 포함되지 않는다.

나. 소포암

소포암은 소포세포에서 유래한 종양이면서 유두암에서 관찰되는 특징적인 핵모양이 관찰되지 않는 종양이며, 소아에서 발생은 흔하지 않다. 유두암과 달리 림프절전이가 거의 없는 대신 혈관침습이 흔하다.

소포암은 종양의 피막만 침습하는 미세침습(minimally invasive) 소포암, 피막침습 여부와 상관없이 혈관을 침습하는 피막형성 혈관침

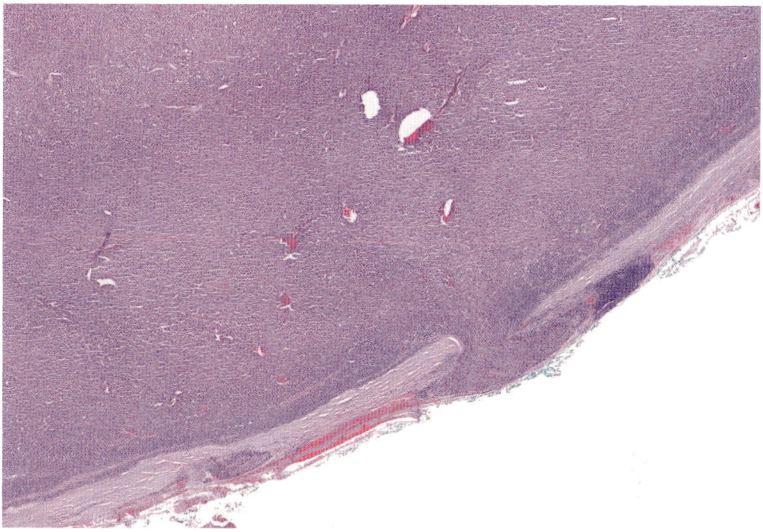

그림 2-20. 미세침습 소포암. x20.

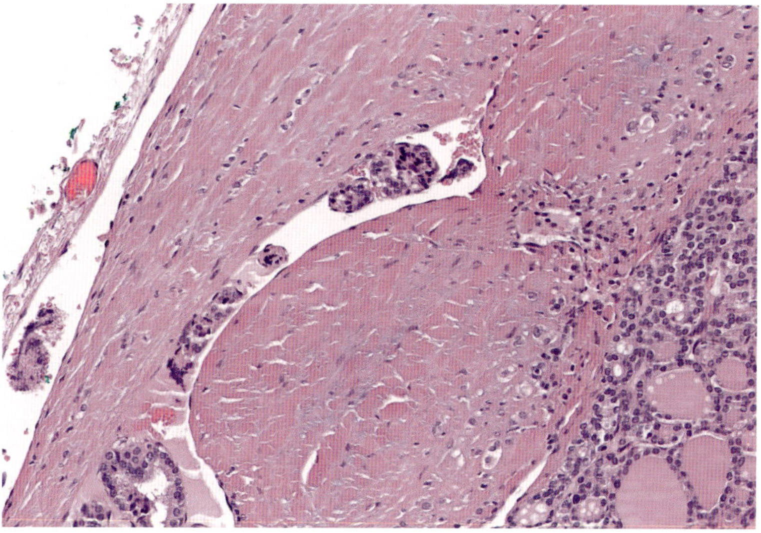

그림 2-21. 피막형성 혈관침습 소포암. x200.

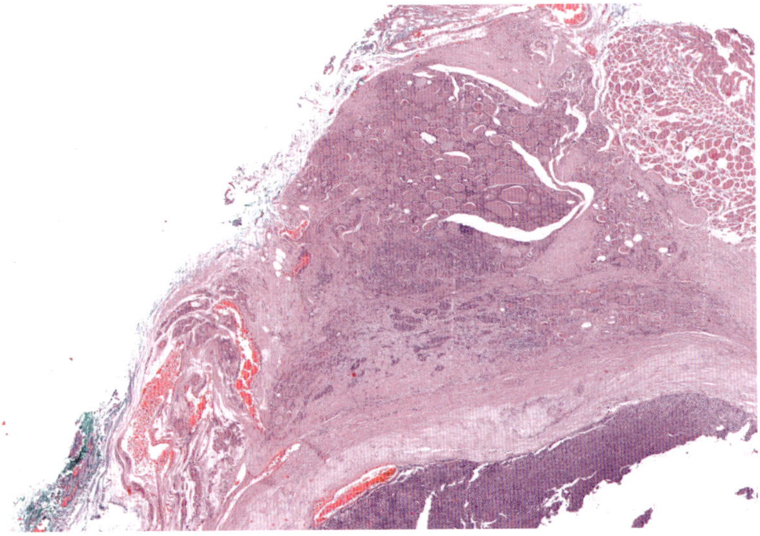

그림 2-22. 광범위침습 소포암. x20.

습(encapsulated angioinvasive) 소포암, 피막 없이 갑상선 바깥조직으로 침습하는 광범위침습(widely invasive) 소포암으로 나눈다.

광범위침습 소포암은 미세침습 소포암보다 예후가 불량하며, 혈관침습 소포암은 혈관침습이 4개 이상으로 많은 경우가 혈관침습이 그 이하인 혈관침습 소포암에 비해 예후가 불량하다.

미세침습 소포암은 엽절제술로 치료가 가능한 경우가 많으며, 광범위침습 소포암은 갑상선전절제술이 필요하며 국소재발 혹은 원격전이를 예방하기 위해 위험도분류(risk stratification)를 통하여 필요한 경우 방사성요오드 치료를 시행하여야 한다.

소포암의 30~50%에서 *RAS* 변이가 발견된다고 알려져 있으며, 드물지만 *PAX8-PPARG*, *CRE-B3L2-PPARG* 융합 및 *PIK3CA* 및 *TERT promoter* 변이도 간혹 발견된다.

다. 호산성갑상선암

호산성갑상선암(oncocytic thyroid carcinoma)은 이전에 휘르틀레세포암(Hürthle cell cancer)으로 소포암으로 분류되었으나, 현재는 소포암에 속하지 않는다. 호산성세포는 미토콘드리아가 많아서 호산성염색이 짙게 되는 세포질을 가지고 유두암의 핵모양을 가지지 않은 형태이다. 이 호산성세포가 암세포의 75% 이상을 구성하고 있으면서 혈관 및 피막침범이 있으면 호산성갑상선암으로 진단할 수 있다. 호산성갑상선암도 소포암과 동일하게 미세침습(minimally invasive) 호산성갑상선암, 피막침습여부와 상관없이 혈관을 침습하는 피막형성 혈관침습(encapsulated angioinvasive) 호산성갑상선암, 피막 없이 갑상선 바깥조직으로 침습하는 광범위침습(widely invasive) 호산성갑상선암으로 분류한다. 호산성갑상선암은 호산성저분화갑상선암(oncocytic poorly differentiated thyroid carcinoma)과 구분하기 위해 분열활성도(mitotic activity) 및 괴사에 대한 평가도 필요하다. 호산성갑상선암은 소포암보다 방사성요오드 섭취능이 낮고 재발이 잘 발생하며 예후가 불량하므로, 소포암보다 적극적인 치료적 접근이 필요하다.

라. 고위험소포세포유래갑상선암

고위험소포유래갑상선암(follicular-derived thyroid carcinoma, high-grade)은 분화고위험갑상선암(differentiated high-grade thyroid carcinoma)과 저분화갑상선암(poorly differentiated thyroid carcinoma)으로 구분한다.

분화고위험갑상선암은 갑상선소포세포에서 유래한 유두암 혹은 소포암이 가지는 세포 특징과 구조적 특성이 있는 경우이며, 아래 두 가지 가운데 한 가지 특성을 동반하여야 한다. 즉 ① 분열지수

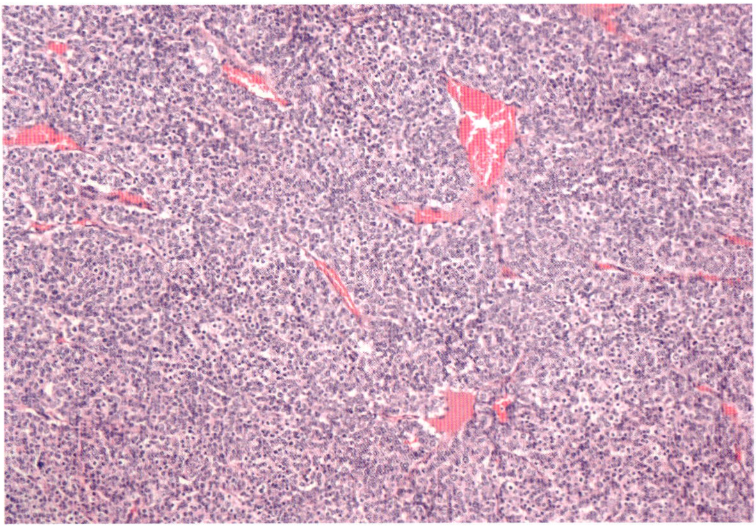

그림 2-23. 고위험소포세포유래갑상선암. x100.

(mitotic index) ≥ 5/2mm^2, ② 괴사(necrosis), 고형(solid)의 성장형태를 보이는 경우이더라도 유두암의 핵모양을 가지고 있으면 분화고위험 갑상선암으로 분류할 수 있다. 저분화갑상선암은 2006년에 발표된 Turin 등의 제안에 따르면 고형/기둥형/섬형(solid/trabecular/insular) 성장형태를 보이며 아래 세 가지 가운데 한 가지 특성을 동반하여야 한다. ① 분열지수 (mitotic index) ≥3/2mm^2, ② 괴사, ③ 곱슬형핵 (convoluted nuclei: 유두암에서 특징적으로 관찰되는 것보다 더 작고 검은 핵이며, 변연부가 불규칙한 것).

고위험소포유래갑상선암은 갑상선암 가운데 발생빈도는 낮은 편이나, 반 이상에서 방사성요오드 섭취가 없으며 예후가 불량하여 적극적인 치료가 요구된다.

표 2-3. 고위험소포유래갑상선암의 병리학적 진단기준

	PDTC(Turin criteria)	DHGTC
Growth pattern	Required: solid/trabecular/insular	Papillary, follicular, solid*
Nuclear Cytology	Required: no features of PTC	Any
Other features: tumor necrosis, mitosis and convoluted nuclei	Minimum requirement: one of the fol- lowing three features: Mitotic count ≥ 3/2mm^2 Tumor necrosis Convoluted nuclei	Minimum requirement: one of the following two features: Mitotic count ≥ 5/2mm^2 Tumor necrosis
Anaplastic features	Absent	Absent

PTC: papillary thyroid cancer, PDTC: poorly differentiated thyroid carcinoma, DHGTC: differentiated high-grade thyroid carcinoma. *Tumors with solid growth and PTC nuclear features are classified as high-grade differentiated thyroid carcinoma. (Overview of the 2022 WHO Classification of Thyroid Neoplasms. Endocrine Pathology. 2022;33(1):27-63. 인용.)

마. 그 외의 갑상선암

역형성갑상선암(anaplastic thyroid cancer)은 유래한 세포를 확인하기 어려운 분화도가 매우 낮은 갑상선암으로 진행이 빠르며 예후가 극히 불량하다. 2022 WHO 분류에서는 갑상선평편세포암(squamous cell carcinoma of the thyroid)이 역형성암의 한 가지 형태로 포함되었다. 갑상선수질암(medullary thyroid cancer)은 칼시토닌을 분비하는 갑상선소포곁C세포(parafollicular C cell)에서 유래하며, 악성으로 변형된 세포도 칼시토닌을 생산하여 혈청 칼시토닌이 수질암의 종양표지자 역할을 한다. 역형성갑상선암과 갑상선수질암은 방사성요오드 치료 대상이 되지 않는다. 이 외에도 드물게 발생하는 갑상선암이 있으나 발생빈도가 매우 낮으며 방사성요오드 치료 대상이 되지 않는다.

참고문헌

1. 중앙암등록본부. 2019년 국가암등록통계, https://ncc.re.kr/cancerStatsView.ncc?bbsnum=578&searchKey=to3. tal&searchValue=&pageNum=1. 2021년 12월 29일.
2. Hyuna Sung, Jacques Ferlay, Rebecca L Siegel, Mathieu Laversanne, Isabelle

Soerjomataram, Ahmedin Jemal, Freddie Bray. Global Cancer Statistics 2020: GLOBOCAN Estimates of Incidence and Mortality Worldwide for 36 Cancers in 185 Countries. CA Cancer J Clin. 2021 May;71(3):209-249. doi: 10.3322/caac.21660. Epub 2021 Feb 4.
3. Jina Kim, Jessica E Gosnell, Sanziana A Roman. Geographic influences in the global rise of thyroid cancer. Nat Rev Endocrinol. 2020 Jan;16(1):17-29. doi: 10.1038/s41574-019-0263-x. Epub 2019 Oct 15.
4. C Durante 1, N Haddy, E Baudin, S Leboulleux, D Hartl, J P Travagli, B Caillou, M Ricard, J D Lumbroso, F De Vathaire, M Schlumberger. Long-term outcome of 444 patients with distant metastases from papillary and follicular thyroid carcinoma: benefits and limits of radioiodine therapy. J Clin Endocrinol Metab. 2006 Aug;91(8):2892-9. doi: 10.1210/jc.2005-2838. Epub 2006 May 9.
5. American Society of Clinical Oncology (ASCO). Cancer Net, Thyroid cancer. https://www.cancer.net/cancer-types/thyroid-cancer.
6. Bryan R Haugen, Erik K Alexander, Keith C Bible, Gerard M Doherty, Susan J Mandel, Yuri E Nikiforov, Furio Pacini, Gregory W Randolph, Anna M Sawka, Martin Schlumberger, Kathryn G Schuff, Steven I Sherman, Julie Ann Sosa, David L Steward. R Michael Tuttle. Leonard Wartofsky. 2015 American Thyroid Association Management Guidelines for Adult Patients with Thyroid Nodules and Differentiated Thyroid Cancer: The American Thyroid Association Guidelines Task Force on Thyroid Nodules and Differentiated Thyroid Cancer. Thyroid. 2016 Jan;26(1):1-133. doi: 10.1089/thy.2015.0020.
7. WHO Classification of Tumours Editorial Board. Endocrine and neuroendocrine tumours [Internet]. Lyon: International Agency for Research on Cancer; 2022 https://tumourclassification.iarc.who.int/chapters/36.
8. Chan Kwon Jung, Andrey Bychkov, Kennichi Kakudo. Update from the 2022 World Health Organization Classification of Thyroid Tumors: A Standardized Diagnostic Approach. Endocrinology and Metabolism 2022;37(5):703-718. DOI: https://doi.org/10.3803/EnM.2022.1553.
9. Yanhua Bai, Kennichi Kakudo, Chan Kwon Jung. Updates in the Pathologic Classification of Thyroid Neoplasms: A Review of the World Health Organization Classification. Endocrinology and Metabolism 2020;35(4):696-715. DOI: https://doi.org/10.3803/EnM.2020.807.
10. Braverman, Lewis E. Werner & Ingbar's The Thyroid: A Fundamental and Clinical Text. Wolters Kluwer/LWW, 11th Edition. 2020.
11. Zubair W Baloch, Sylvia L Asa, Justine A Barletta, Ronald A Ghossein, C Christofer Juhlin, Chan Kwon Jung, Virginia A LiVolsi, Mauro G Papotti, Manuel Sobrinho-Simões, Giovanni Tallini, Ozgur Mete. Overview of the 2022 WHO Classification of Thyroid Neoplasms. Endocr Pathol. 2022 Mar;33(1):27-63. doi: 10.1007/s12022-022-09707-3. Epub 2022 Mar 14.
12. S Filetti, C Durante, D Hartl, S Leboulleux, L D Locati, K Newbold, M G Papotti, A Berruti, ESMO Guidelines Committee. Electronic address: clinicalguidelines@esmo.org. Thyroid cancer: ESMO Clinical Practice Guidelines for diagnosis, treatment and follow-up. Ann Oncol. 2019 Dec 1;30(12):1856-1883. doi: 10.1093/annonc/mdz400.
13. Brierley JD, Gospodarowicz MK, Wittekind C. UICC, TNM classification of malignant tumors. 8th edition, Oxford, John Wiley & Sons Inc. 2016, (https://www.pathologyoutlines.com/topic/thyroidstaging.html).

* 병리조직영상을 제공해 주신 경북대학교 의과대학 병리학교실 한만훈 교수님과 김미선 교수님께 감사드립니다.

제 3 장

분화갑상선암의 치료와 예후

1. 분화갑상선암의 치료

다른 악성종양에서의 치료 목표와 같이 갑상선암에서도 환자의 생존율을 높이고 삶의 질을 향상시키는 것이 치료의 목표이다. 갑상선암의 일부는 성장이 매우 느리며, 평생 임상적으로 문제를 발생시키지 않을 수 있으므로, 모든 갑상선암 환자에게 동일하게 적용하지 않고 좀 더 유연한 진단 및 치료적 접근법을 적용함으로써 과잉진단 및 과잉치료에 의한 환자의 불편감을 줄이고 비용효과 측면에서도 유리한 결과를 달성할 수 있다. 아래 내용은 갑상선암의 일반적인 치료방침을 기술한 것이며, 모든 갑상선암에서 일률적인 치료방법을 적용하는 것보다 환자의 특성을 고려하여 개별화된 치료적 접근법이 더 유용할 수 있다는 점을 항상 생각하여야 한다.

최근에는 갑상선에 결절이 발견되어도 영상검사의 소견에 따라 세포 및 조직학적 검사를 미루거나, 세포 혹은 조직학적 검사를 통해 분화갑상선암으로 진단되더라도 수술을 포함한 적극적인 치료를 미루는 적극적 감시(active surveillance)가 추천되기도 한다. 분화갑상선암에 대한 초기치료는 암종 부위를 포함한 갑상선절제술과 방사성요오드 치료로 구성된다. 초기치료의 기본 목표는 치료 관련 부작용과 불필요한 치료를 최소화하면서 환자의 생존율[전반적 생존율(overall survival) 및 질병특이 생존율(disease specific survival)]은 향상시키고, 질병의 잔존이나 재발의 위험도는 낮추는 것이다. 또한 초기치료 후에는 초기치료 중에 얻어진 자료를 바탕으로 환자의 정확한 병기를 파악하고 재발위험도를 예측할 수 있어야 한다.

가. 적극적 감시

작은 크기의 갑상선유두암(papillary thyroid microcarcinoma; 미세갑상선유두암)은 성장이 느리고 장기적인 예후도 매우 양호한 것이 알려지고, 이러한 갑상선암의 적극적 진단과 고식적 수술적처치 방법에 따른 사회·경제적 부담에 대한 자료가 축적되었다. 1993년 일본 고베의 군마병원(Kuma hospital)에서 예후가 양호할 것으로 예측되는 1cm보다 작은 미세갑상선유두암을 수술하지 않고 관찰하는 방식의 진료를 시도하였고, 2001년까지 경과관찰 중 임상적으로 진행하는 환자의 빈도가 높지 않음을 2004년에 학계에 보고하였다. 이러한 배경에서 2000년대 초부터 전 세계적으로 미세갑상선유두암이 발견되었을 때 수술을 시행하지 않고 초음파를 포함한 영상검사로 종양의 성장 혹은 전이발생 여부를 확인하는 방식의 임상진료법이 시도되기 시작하였다. 이러한 추적 연구에 의해 적극적 감시의 임상적 유용성이 확인되고 있어, 미세갑상선유두암에서 적극적 감사가 점차적으로 더욱 널리 이용되는 경향을 보이고 있으며 다양한 기관에서 많은 임상가에 의해 적극적 감사 적용이 확대되고 있다. 2022년 8월에 발표된 미국의 NCCN(National Comprehensive Cancer Network) 권고안(version 3.2022)도 갑상선유두암의 크기가 1cm 미만이고 림프절전이가 없으면 수술을 시행하지 않고 적극적 감시로 경과를 관찰하는 것을 적용 가능한 진료 방법의 하나로 추천하고 있다.

하지만 긴세포형 변형(tall cell variant)처럼 예후가 나쁜 조직형을 보이거나, 영상검사에서 갑상선암 병소가 기관, 식도 혹은 신경을 침범한 것으로 발견되거나, 갑상선 후방의 피막에 근접하거나, 림프절 혹은 원격전이가 의심되면 적극적 감시를 시행하지 않아야 한다. 또한 환자가 적극적 감시를 원하지 않거나 의사가 초음파 추적관찰에 경험이 부족하거나 자신이 없을 때에도 적극적 감시를 시행하는 것을 권하지 않는다.

적극적 감시는 1cm보다 작은 갑상선유두암을 대상으로 시작되었으나 최근에는 2cm 이하의 갑상선유두암에도 적용하고자 하는 시도가 이루어지고 있다. 갑상선유두암에 적극적 감시를 적용할 때는 종양의 크기 외에 환자의 나이도 고려할 필요가 있다. 젊은 연령의 환자는 노령의 환자에 비해 종양의 성장가능성이 높고, 림프절전이 발생 가능성도 높다고 알려져 있어, 40세 이하의 환자에게 적극적 감시를 적용할 경우 적극적 감시에 따른 나이와 상관된 위험성을 상세하게 설명하고 환자의 동의를 얻는 것이 필요하다.

적극적 감시를 시행하는 경우 주기적으로 영상검사를 시행하여 종양의 성장여부와 전이발생 여부에 대한 평가가 필요하다. 영상검사의 시행 간격은 첫 1~2년간은 6개월 간격으로 초음파검사가 권고되고 그 이후에는 매년 한 번의 초음파검사가 권고된다. 추적관찰 중에 영상검사에서 종양의 성장이 관찰되거나(종양길이 3mm 이상 증가, 혹은 종양체적이 75% 증가), 갑상선피막 침범, 혹은 새로운 전이병소가 발생하면 종양의 진행으로 판정하여 수술적 처치로 전환하는 것을 고려하는 것이 권고된다.

보고에 따르면 5년의 경과관찰에서 종양의 성장은 14.2%~15.9%에서 발생되고, 림프절전이는 1.3%~1.4%에서 발생된다. 그런데 흥미로운 것은 5.5%~5.6%에서는 종양이 줄어드는 소견이 보인다는 점이다. 현재 종양의 성장이나 전이의 발생을 예측할 수 있게 해주는 새로운 위험인자(암유전자변이 등)를 찾기 위한 노력이 지속되고 있는데, 이러한 연구는 적극적 감시의 대상이 되는 미세갑상선유두암 환자를 선정하는 데 도움을 줄 것으로 생각된다.

적극적 감시는 수술적치료에 비하여 초기에는 경제적 부담이 낮으나 시간이 경과함에 따라 수술적치료 때보다 경제적 부담이 늘어나는 단점이 있다. 우리나라에서는 암질환의 중증 등록기간이 5년으로 제한되어 있어 이 기간 동안에는 진료비 경감 혜택이 있지만, 적극적 감시의 시행으로 5년이 경과할 경우 경감 혜택이 사라지기 때문이다. 따라서 이러한 점을 환자에게 미리 설명하는 것이 좋다. 이 외에 적극적 감시에 대한 의료진의 부정적 시각도 극복이 필요한 부분이다. 최근에는 고주파 삭제술 등을 이용한 갑상선암의 비수술적 제거 시도도 등장하고 있다.

나. 수술적 치료

갑상선유두암의 크기가 1cm를 넘어서거나 림프절전이가 동반되면 갑상선절제술을 시행하는 것이 권고되며, 갑상선소포암도 수술이 권고된다. 갑상선암의 수술적 치료는 갑상선에 발생한 원발암과 갑상선 주위의 림프절전이를 포함한 암조직을 외과적 방법으로 완전히 혹은 최대한으로 제거하는 것이 목표이다. 수술 후 잔존하는 림프절전이가 갑상선암의 지속 혹은 재발의 가장 흔한 원인으로 알려져 있으므로 수술 전에 림프절전이 여부에 대한 정확한 평가가 필요하다. 갑상선절제술에는 갑상선 한쪽엽만 제거하는 엽절제술(lobectomy)과, 약 1g의 갑상선조직만을 남기고 눈에 보이는 모든 갑상선을 제거하는 갑상선근전절제술(near total thyroidectomy), 육안적으로 보이는 모든 갑상선조직을 제거하는 갑상선전절제술(total thyroidectomy)이 있다. 엽절제술은 저위험군 혹은 중간위험군에 한정하여서 적용하는 것이 일반적이다.

2022년 NCCN(National Comprehensive Cancer Network) 권고안(version 3.2022)에서는 유두암의 경우 원격전이나 갑상선외 침범이 있을 경우, 종양의 크기가 4cm보다 큰 경우, 측경부(lateral neck) 림프절전이가 있거나 육안으로 관찰되는 중앙 림프절전이가 있을 경우, 암조직의 분화도가 낮을 경우(poorly differentiated), 반대편 갑상선엽에도 결절이 있거나 과거 방사선피폭의 병력이 있을 경우 갑상선전절제술을 권한다. 하지만 방사선피폭병력이 없으면서 원격전이가 없거나, 측경부 림프절전이가 없으면서 4cm 미만 크기의 종양이 갑상선외로 침범하지 않았다면 갑상선전절제술보다는 엽절제술의 시행을 더 권고하고 있다. 소포암의 경우는 4cm 이상이거나 외부로 침범한 흔적이 보이는 경우 갑상선전절제술을 권하고 림프절의 침범이 관찰된 경부 구획만 제거하는 수술법을 권하고 있다.

갑상선절제술 시행 시 경부림프절 제거를 함께 시행할 필요가 있는 경우가 있는데, 특히 수술 전 시행된 영상검사 혹은 조직학적 검사에서 림프절전이가 확인된 경우(임상적 림프절전이)에는 림프절절제술이 필수적이다. 임상적 림프절전이가 없는 유두암 환자의 경우에도 원발암의 병기가 높은 경우에는 예방적으로 중앙경부 림프절절제술을 시행할 수 있다. 소포암에서는 예방적 중앙경부 림프절절제술이 필요한 경우가 드물지만, 유두암에서는 예방적 중앙경부 림프절절제술이 빈번히 시행된다. 이는 유두암은 림프계를 통한 전이가 주로 발생한다는 점, 소포암은 혈행을 통한 전이가 많다는 특징에 근거를 두고 있다. 적절한 수술적 치료는 갑상선암의 향후 예후에 영향을 끼치는 가장 중요한 치료 변수이며, 재발과 전이를 최소화시키는 데도 필수적이다.

수술 이후 추가적으로 시행하는 방사성요오드 치료 및 TSH 억제치료가 갑상선암의 재발 빈도를 감소시키는 것으로 알려져 있다. 수술 후 방사성요오드 치료가 계획된 경우 갑상선암 수술 시 정상 갑상선조직을 가능한 한 많이 제거하여야 방사성요오드 치료효과를 최대로 높일 수 있다. 하지만 정상 갑상선조직을 모두 제거하는 갑상선전절제술은 수술 합병증의 발생을 높일 수 있으며, 이를 줄이기 위해서는 갑상선전절제술을 시행하는 외과의사의 많은 수술시행 경험이 필수적이다. 수술을 통해 정상 갑상선조직이 최소화된 상태에서 방사성요오드가 투여되면 방사성요오드 치료효과가 최대한으로 높아진다.

과거에 비해 최근에는 갑상선암 수술 방식에 엽절제술(lobectomy)의 빈도가 높아지고 있는 반면, 완성 갑상선절제술(completion thyroidectomy)의 시행은 점차 감소하고 있다. 이는 갑상선암 치료 관련 권고안에서 엽절제술의 적응증이 넓어지고 완성 갑상선절제술의 적응증이 좁아지는 경향에 따른 것으로 생각된다.

다. 방사성요오드 치료

갑상선암은 수술 후 재발률과 사망률을 줄이기 위해 방사성요오드 치료가 시행될 수 있다. 방사성요오드 치료는 갑상선암이 가진 생물학적 특성인 요오드 섭취능을 이용한 치료기법이다. 갑상선암 치료에 이용되는 방사성요오드는 I-131로 종양사멸효과를 나타내는 베타선 (beta-ray, β-ray)을 방출한다.

갑상선암은 예후가 매우 양호하여 방사성요오드 치료를 포함한 갑상선암 수술 이후에 추가적으로 시행되는 치료법이 갑상선암의 재발을 감소시키거나 갑상선암 환자의 생존율을 높이는 효과를 가지는지를 과학적으로 증명하기 어려웠다. 하지만 오하이오 주립대학의 Ernest L. Mazzaferri 교수가 많은 수의 갑상선암 환자를 장기간 추적관찰한 임상연구를 통해 갑상선절제술 후 방사성요오드 치료가 갑상선암 환자의 재발률과 사망률을 감소시킨다는 것을 과학적으로 증명하였다. 이후 많은 연구자들이 시행한 후속 임상연구에 의해 수술 후 방사성요오드 치료의 재발률 감소 및 사망률 감소 효과가 재확인되어 현재 분화갑상선암 주된 치료법의 하나로 방사성요오드 치료가 광범위하게 이용되고 있다. 방사성요오드 치료에 대한 내용은 이후에 자세히 다루고자 한다.

라. TSH 억제요법

분화갑상선암 세포는 TSH에 의해 활성이 증가한다. 따라서 갑상선호르몬을 투여하여 TSH를 억제하면 분화갑상선암의 재발률을 감소시키고 암의 성장을 느리게 할 수 있어 갑상선수술 후 갑상선호르몬(주로 T4 제제)을 투여하게 된다. 하지만 TSH가 억제될 정도로 갑상선호르몬을 투여하게 되면 심장, 뼈 등을 포함한 다양한 장기의 대사에 영향을 주어 부작용을 발생시킬 수 있다. 따라서 갑상선암의 재발의 줄이고 잔존종양의 진행을 느리게 하면서도 부작용을 최소화시킬 수 있는 적절한 양의 갑상선호르몬을 투여하여야 한다. 갑상선암 환자에서 TSH 억제 강도는 수술 및 방사성요오드 치료 후 잔존암/재발암 위험도평가 결과에 따라 차등 적용하는데, 평가된 위험도에 기반하여 권고되는 목표 수준의 혈청 TSH 값을 얻는 데 적당한 갑상선호르몬 용량을 투여하여야 한다.

마. 국소적 치료법 및 전신적 치료법

잔존 분화갑상선암 혹은 재발된 분화갑상선암을 수술적으로 제거할 수 없는 상황에서 방사성요오드 섭취능이 미약하거나 없을 경우 먼저 외부방사선치료, 고주파삭제술(radiofrequency ablation), 에탄올주입술(ethanol injection), 열삭제술(thermablation) 및 냉동치료술(cryotherapy) 등의 국소적 치료법을 시행할 수 있다. 하지만 병소의 위치가 국소적 치료법을 적용하기 어렵거나 병소의 개수가 너무 많아 국소적 치료법의 시행이 불가능하면, 표적치료제를 이용한 전신치료를 시도할 수 있다.

표적치료제로는 키나아제 억제제가 주로 이용되고 있는데, 부작용의 발생빈도가 매우 높고 부작용의 심각도도 비교적 높은 편이라, 잔존 혹은 전이병소의 진행이 느리거나 증상이 동반되지 않을 경우에는 표적치료제의 사용을 시작하지 않는다. 표적치료제 치료에 대한 내용은 이후에 자세히 다루고자 한다.

2. 분화갑상선암의 예후

가. 분화갑상선암 병기

국제암억제연맹(Union for International Cancer Control: UICC)은 갑상선암의 사망률에 기반하여 원발암, 림프절전이 및 원격전이에 따라 갑상선암 병기 분류에 대한 기준을 제시하였다.

원발암의 특징에 따라 T(tumor) 병기를 구분하고, 림프절전이에 따라 N(node) 병기를 나누고, 원격전이 여부에 따라 M(metastasis) 병기를 분류한 후 마지막으로 환자의 나이를 고려하여 최종적인 병기를 정하게 된다. 수술 후 얻게 되는 분화갑상선암의 병기는 환자의 치료 방향 결정과 예후를 예측하는 데 유용한 정보를 제공한다.

표 3-1. 분화 갑상선암의 TNM 병기 분류체계

T – primary tumor	
TX	Primary tumor cannot be assessed
T0	No evidence of primary tumor
T1	Tumor 2cm or less in greatest dimension, limited to the thyroid
T1a	Tumor ≤1cm in greatest dimension, limited to the thyroid
T1b	Tumor >1cm but ≤2cm in greatest dimension, limited to the thyroid
T2	Tumor >2cm but ≤4cm in greatest dimension, limited to the thyroid
T3	Tumor >4cm in greatest dimension, limited to the thyroid or with gross extrathyroidal extension invading only strap muscles (sternohyoid, sternothyroid or omohyoid muscles)
T3a	Tumor >4cm in greatest dimension, limited to the thyroid
T3b	Tumor of any size with gross extrathyroidal extension invading strap muscles (sternohyoid, sternothyroid or omohyoid muscles)
T4a	Tumor extends beyond the thyroid capsule and invades any of the

	following: subcutaneous soft tissues, larynx, trachea, esophagus, recurrent laryngeal nerve
T4b	Tumor invades prevertebral fascia or encasing the carotid artery or mediastinal vessels from a tumour of any size

N — regional lymph nodes

NX	Regional lymph nodes cannot be assessed
N0	No evidence of locoregional lymph node metastasis
N1	Regional lymph node metastasis
N1a	Metastasis to level VI (pretracheal, paratracheal and prelaryngeal/ Delphian lymph nodes) or upper/superior mediastinum
N1b	Metastasis in other unilateral, bilateral or contralateral cervical compartments (levels I, II, III, IV or V) or retropharyngeal

M — distant metastasis

M0	No distant metastasis
M	Distant metastasis

Stage <55 years

I	Any T	Any N	M0
II	Any T	Any N	M1

Stage ≥55 years

I	T1a/b	N0/NX	M0
	T2	N0/NX	M0
II	T1a/b	N1a/b	M0
	T2	N1a/b	M0
	T3a/b	Any N	M0
III	T4a	Any N	M0
IVa	T4b	Any N	M0
IVb	Any T	Any N	M1

The pT and pN categories correspond to the T and N categories.
pN0 histological examination of a selective neck dissection specimen will ordinarily include 6 or more lymph nodes. If the lymph nodes are negative, but the number ordinarily examined is not met, classify as pN0.
(Thyroid cancer: ESMO Clinical Practice Guidelines for diagnosis, treatment and follow-up. Ann Oncol. 2019 Dec 1;30(12):1856-1883. 인용)

나. 분화갑상선암 수술 후 초기 위험도분류

분화갑상선암은 수술을 시행한 후 바로 얻을 수 있는 임상 자료를 기반으로 잔존암 혹은 재발암 발생에 대한 초기 위험도분류 (initial risk stratification)를 시행할 수 있다. 잔존암/재발암의 위험 정도에 따라 저위험(≤5%), 중위험(6~20%) 고위험(>20%)으로 구분한다.

표 3-2. 분화 갑상선암의 수술 후 잔존암 혹은 재발암 발생 위험도 분류(유럽암학회)[a]

Level of risk [ERR]	Histology	Definition	ERR
Low (≤5%)	NIFTP	Non-invasive follicular thyroid neoplasm with papillary-like nuclear features, formerly referred to as 'non-invasive encapsulated follicular-variant PTC'	<1%
	PTC	With all of the following: • No macroscopic tumor-tissue remnants after resection • No locoregional invasion or local metastases • Clinical N0 or pathological N1 disease (<5 micrometastases, each measuring <0.2cm[b]) • No distant metastases • No RAI-avid metastatic foci outside the thyroid bed on first post-treatment whole-body RAI scan (if ^{131}I is given) • No vascular invasion • Non-aggressive histology[c] *BRAF*^{V600E}-mutated PTCs can be assigned to the low-risk category only if the tumor is<1cm	1%-6%[d]
	FTC[e]	Intrathyroidal, well-differentiated FTC with capsular invasion and minimal (<4 foci) or no vascular invasion	2%–3%
Intermediate (6%–20%)	PTC	With at least one of the following:	
		• Microscopic invasion of perithyroidal soft tissues	3%–8%
		• Tumor-related symptoms	9%
		• Intrathyroidal tumor measuring <4cm, *BRAF*^{V600E}-mutated (if known)	10%
		• Aggressive histologyc	≈15%
		• Vascular invasion	15%–30%
		• Multifocal papillary microcarcinoma with ETE and known *BRAF*^{V600E} mutation	20%
		• Clinical N1 or pathological N1 disease (>5 involved lymph nodes, each measuring <3cm)	20%
		• RAI-avid metastatic foci in the neck on the first post-treatment whole-body RAI scan	–
	FTC[e]	With at least one of the following:	
		• Clinical N1 or pathological N1 disease (>5 involved lymph nodes, each measuring <3cm)	20%
		• RAI-avid metastatic foci in the neck on the first post-treatment whole-body RAI scan	–

Level of risk [ERR]	Histology	Definition	ERR
High (>20%)	PTC	With at least one of the following:	
		• Gross ETE (macroscopic invasion of perithyroidal soft tissues)	30%–40%
		• Pathological N1 disease: one or more nodal metastases measuring >3cm	30%
		• Extranodal extension	40%
		• Concomitant $BRAF^{V600E}$ and TERT mutations[f]	>40%
		• Postoperative serum Tg suggestive of distant metastases	Virtually 100%
		• Incomplete tumor resection	100%
		• Distant metastases	100%
	FTC[e]	With at least one of the following:	
		• Widely invasive or extensive vascular invasion (>4 foci)	30%–55%
		• Postoperative serum Tg suggestive of distant metastases	Virtually 100%
		• Incomplete tumor resection	100%
		• Distant metastases	100%

[a]Based on the 2015 ATA risk stratification staging system.
[b]All tumor sizes refer to largest diameter.
[c]Aggressive histologies: tall cell variant, hobnail variant, columnar cell carcinoma, squamous differentiation, diffuse sclerosing variant, solid/trabecular variant.
[d]If the tumor is >4cm, the ERR increases to 8%–10%, but the tumor is nevertheless classified as low-risk.
[e]Formerly considered a type of FTC, Hürthle cell carcinoma has distinct clinical, biological and genetic features that justify its recognition as a distinct type of DTC by the WHO. Some authors consider it a more aggressive form of DTC. When associated with extensive vascular and/or capsular invasion, the recurrence risk should be classified as high. For minimally invasive Hürthle cell carcinoma, robust data are lacking on the true risk of recurrence.
[f]The $BRAF^{V600E}$ mutation is associated with aggressive histologic features, lymph node metastases and ETE, but its relative contribution to the risk of recur- rence is not well-defined. Co-existing $BRAF^{V600E}$ and *TERT* mutations act synergically to increase the risk of recurrence.
^{131}I: iodine-131, ATA: American Thyroid Association, DTC: differentiated thyroid cancer, ERR: estimated risk of recurrence, ETE: extrathyroidal extension, FTC: follicular thyroid cancer, NIFTP: non-invasive follicular thyroid neoplasm with papillary-like nuclear features, PTC: papillary thyroid cancer, RAI: radioactive iodine, Tg: thyroglobulin, WHO: World Health Organization.
* NIFTP는 2022 WHO 분류에 의하면 갑상선암으로부터 제외되었음.
(Thyroid cancer: ESMO Clinical Practice Guidelines for diagnosis, treatment and follow-up. Ann Oncol. 2019 Dec 1;30(12):1856-1883. 인용)

다. 갑상선암의 동적 위험도분류

초기 위험도분류는 수술 후 바로 얻을 수 있는 위험도분류이며, 방사성요오드 치료 등을 시행한 후 추적관찰 과정에서 추가적인 영상검사 및 혈청학적 검사결과를 바탕으로 위험도를 재평가하여 동적 위험도분류(dynamic risk stratification)을 시행한다. 동적 위험도분류는 완전반응(excellent response), 생화학적 불완전반응(biochemical incomplete response), 구조적불완전반응(structural incomplete response), 불명확반응(indeterminate response)으로 분류한다.

대한갑상선학회는 갑상선암의 동적 위험도분류를 미국갑상선학회에서 제시된 권고안을 참조하여 다음과 같이 기술하고 있다.

- **완전반응(Excellent response)**
  임상적, 생화학적(TSH-억제 Tg <0.2ng/mL 혹은 TSH-자극 Tg <1ng/mL), 구조적으로 질환의 증거가 없는 경우
- **생화학적 불완전반응(Biochemical incomplete response)**
  질환의 구조적인 증거는 없으나 갑상선글로불린 수치가 비정상(TSH-억제 Tg ≥1ng/mL 혹은 TSH-자극 Tg ≥10ng/mL)이거나 갑상선글로불린항체 수치가 상승하는 경우
- **구조적 불완전반응(Structural incomplete response)**
  국소적인 병변 혹은 전신전이가 지속되거나 새로 확인된 경우
- **불명확반응(Indeterminate response)**
  비특이적인 생화학적(0.2≤TSH-억제 Tg <1ng/mL, 1≤TSH-자극 Tg <10ng/mL, 혹은 갑상선글로불린항체가 검출되나 안정적이거나 감소 추세) 혹은 구조적인 결과로 양성 혹은 악성을 확실히 분류하기 힘든 경우. 질환의 구조적인 증거 없이 갑상선글로불린항체 수치가 유지되거나 감소하는 경우 등이 이에 해당함

유럽암학회에서는 갑상선암의 수술적용 방법에 따라 갑상선글로불린의 값을 차등하여 갑상선암의 동적 위험도분류를 더욱 세분화하여 기술하고 있다.

표 3-3. 분화갑상선암의 치료 후 동적 위험도분류(유럽암학회)

Responses to treatment	Treatments		
	TT+RRA	TT alone	Lobectomy
Excellent	Negative imaging and Undetectable TgAb and Tg<0.2ng/mL or stimTg<1ng/mL	Negative imaging and Undetectable TgAb and Tg<0.2ng/mL	Negative imaging and Undetectable TgAb and Stable Tg levels
Biochemical incomplete	Negative imaging and Tg≥1ng/mL or stimTg ≥10ng/mL or rising TgAb levels	Negative imaging and Tg>5ng/mL or rising Tg values with similar TSH levels or rising TgAb levels	Negative imaging and Rising Tg values with similar TSH levels or rising TgAb levels
Structural incomplete	Imaging evidence of disease (regardless of Tg or TgAb levels)	Imaging evidence of disease (regardless of Tg or TgAb levels)	Imaging evidence of disease (regardless of Tg or TgAb levels)
Indeterminate	Nonspecific imaging findings or Faint uptake in thyroid bed on RAI scanning or Tg 0.2–1ng/mL or stimTg 1–10ng/mL or TgAb stable or declining in patient with no imaging evidence of disease	Nonspecific imaging findings or Tg 0.2–5ng/mL or TgAb levels stable or declining in the absence of structural or functional disease	Nonspecific imaging findings

DTC: differentiated thyroid cancer, RAI: radioactive iodine, RRA: radioactive iodine remnant ablation, stimTg: TSH-stimulated serum thyroglobulin, Tg: thyroglobulin, TgAb: anti-serum thyroglobulin antibody, TSH: thyroid-stimulating hormone, TT: total thyroidectomy. (Thyroid cancer: ESMO Clinical Practice Guidelines for diagnosis, treatment and follow-up. Ann Oncol. 2019 Dec 1;30(12):1856-1883. 인용)

갑상선암에서 수술 및 방사성요오드 치료 후 위험도분류 시에는 동적 위험도분류를 주로 이용한다. 이와 관련해서는 대한갑상선학회의 권고안 혹은 유럽암학회의 권고안을 참고할 수 있는데, 대한갑상선학회에서는 다음과 같이 추적관찰을 시행하도록 권하고 있다.

- **완전반응(Excellent response)**
  경과 추적 검사의 강도와 빈도, TSH 억제 정도를 완화할 수 있다.
- **생화학적 불완전반응(Biochemical incomplete response)**
  혈청 갑상선글로불린 농도가 안정적이거나 감소하는 경우에는 TSH 억제를 계속하며 경과관찰을 지속하면 된다. 혈청 갑상선글로불린이나 갑상선글로불린항체가 증가되는 경우에는 즉각 추가적인 영상검사나 치료를 시행할 수 있다.
- **구조적 불완전반응(Structural incomplete response)**
  병변의 크기, 위치, 성장 속도, 방사성요오드 섭취 여부, F-18 FDG(fluorodeoxyglucose) 섭취 정도 및 병변의 특이한 병리 소견 등의 다양한 임상 및 병리적 요소에 따라 추가적인 치료 또는 지속적인 경과관찰 등의 방침이 결정된다.
- **불명확반응(Indeterminate response)**
  비특이적인 병변에 대한 적절한 영상검사와 혈청 갑상선글로불린을 주기적으로 검사하며 경과관찰한다. 비특이적인 소견이 시간 경과에 따라 더욱 의심스럽게 변하거나 혈청 갑상선글로불린 또는 갑상선글로불린항체가 점차 증가되는 경우에는 추가적인 영상검사나 조직검사로 확인한다.

또한 대한갑상선학회는 갑상선암의 상태에 따라 TSH 억제요법의 정도를 차등하여 시행하는 것을 다음과 같이 권고하고 있다.

가. 구조적 불완전반응을 보이는 환자에서 특별한 금기사항이 없는 한 혈청 TSH 농도는 계속 0.1mIU/L 미만으로 유지한다. (권고수준 1)
나. 생화학적 불완전반응을 보이는 환자에서는 혈청 TSH은 초기 재발 위험도, 혈청 갑상선글로불린 수치와 그 변화 추이, TSH 억제 치료의 위험도를 고려하여 0.1~0.5mIU/L로 유지한다. (권고수준 3)
다. 초기에 고위험군이었으나, 치료에 완전반응(임상적, 생화학적으로 무병상태) 또는 불명확 반응을 보이는 경우, 수술 후 5년 동안 혈청 TSH 농도를 0.1~0.5mIU/L 로 유지한 후 TSH 억제 정도를 완화하고 재발 여부에 대한 지속적인 감시를 시행한다. (권고수준 3)
라. 치료에 완전반응(임상적, 생화학적으로 무병상태) 또는 불명확 반응을 보이면서, 재발의 위험도가 낮은 환자에서는 TSH 농도를 0.5~2mIU/L로 유지한다. (권고수준 1)

마. 방사성요오드 잔여갑상선제거술 또는 보조치료를 시행받지 않은 환자에서 치료에 완전 또는 불명확 반응을 보이면서 경부 초음파 및 TSH-억제 갑상선글로불린이 음성이고, 혈청 갑상선글로불린 또는 갑상선글로불린항체가 증가되지 않으면, 혈청 TSH 농도를 0.5~2mIU/L로 유지한다. (권고수준 3)

TSH 억제요법 정도는 환자가 가진 기저질환에 대한 고려가 필요한데, TSH 억제요법으로 인한 불현성 갑상선중독증(subclinical thyrotoxicosis)은 허혈성 심장질환(ischemic heart disease), 심방세동(atrial fibrillation), 완경(menopause) 후 골다공증의 위험성을 높이는 것으로 알려져 있다. 따라서 환자마다 TSH 억제요법의 이득과 위해를 함께 고려하여, 개별 환자에게 가장 적절한 TSH 값을 목표로 하여 갑상선호르몬 용량을 조절하는 것이 필요하다.

미국갑상선학회에서는 환자의 동적 위험도분류와 나이, 완경, 기저질환 등을 함께 고려한 목표 TSH 값을 권하고 있다.

표 3-4. 장기간에 걸친 갑상선호르몬 치료 시 권고 TSH 목표 값

Increasing Risk of TSH Suppression	Dynamic Risk Stratification			
	Excellent	Indeterminate	Biochemical Incomplete**	Structural Incomplete
No Known Risk				
Menopause				
Tachycardia				
Osteopenia				
Age>60				
Osteoporosis				
Atrial Fibrillation				

No Suppression, TSH target 0.5*~2.0 mIU/L

Mild Suppression, TSH target 0.1~0.5* mIU/L

Moderate to Complete Suppression, TSH target <0.1 mIU/L

TSH: thyroid stimulating hormone.
* 0.5mIU/L represents the lower limit of the reference range of the TSH assay which can be 0.2~0.5mIU/L depending on the specific assay.
** TSH target for the patients with a biochemical incomplete response can be quite different based on original ATA (American Thyroid Association) risk, thyroglobulin level and thyroglobulin trend over time and risk of TSH suppression. (The American Thyroid Association Guidelines Task Force on Thyroid Nodules and Differentiated Thyroid Cancer. Thyroid. 2016 Jan;26(1):1-133. 인용)

라. 분화갑상선암의 조직형에 따른 예후

분화갑상선암의 조직형에 따라서도 예후에 큰 차이가 있어 암조직의 병리적 소견을 바탕으로 환자의 예후를 예측할 수 있다. 유두암과 소포암은 예후가 양호하며, 고위험분화갑상선암은 예후가 상대적으로 불량하고, 호산성갑상선암은 그 중간 정도이다. 예후는 분화도와 반비례하는데, 분열활성도가 높거나 괴사가 존재하는 분화갑상선암은 그 예후가 불량하다.

표 3-5. 갑상선소포세포 유래 갑상선암의 조직형과 분화도에 따른 예후

<table>
<tr><th>조직형</th><th>분화도(성장형태)</th><th>등급(분열활성도 및 괴사)</th><th>상대적 예후</th></tr>
<tr><td>유두암</td><td rowspan="4">양호
(유두형, 소포형)</td><td rowspan="3">저</td><td rowspan="2">양호</td></tr>
<tr><td>소포암</td></tr>
<tr><td>호산성암</td><td>중간</td></tr>
<tr><td>분화고위험암</td><td rowspan="2">고</td><td rowspan="2">불량</td></tr>
<tr><td>저분화암</td><td>불량
(고형/기둥형/섬형)</td></tr>
</table>

* 갑상선암의 조직소견이 하나로 정하기 어려운 다양한 분화도 부분이 있거나 여러 가지 등급으로 분류될 수 있는 부분이 혼재되어 있는 경우, 가장 높은 등급과 가장 낮은 분화도를 기준으로 하여 분류하여야 한다. (Overview of the 2022 WHO Classification of Thyroid Neoplasms. Endocrine Pathology. 2022;33(1):27-63. 인용.)

참고문헌

1. Braverman, Lewis E. Werner & Ingbar's The Thyroid: A Fundamental and Clinical Text. Wolters Kluwer/LWW, 11th Edition. 2020.
2. Bryan R Haugen, Erik K Alexander, Keith C Bible, Gerard M Doherty, Susan J Mandel, Yuri E Nikiforov, Furio Pacini, Gregory W Randolph, Anna M Sawka, Martin Schlumberger, Kathryn G Schuff, Steven I Sherman, Julie Ann Sosa, David L Steward. R Michael Tuttle. Leonard Wartofsky. 2015 American Thyroid Association Management Guidelines for Adult Patients with Thyroid Nodules and Differentiated Thyroid Cancer: The American Thyroid Association Guidelines Task Force on Thyroid Nodules and Differentiated Thyroid Cancer. Thyroid. 2016 Jan;26(1):1-133. doi: 10.1089/thy.2015.0020.
3. Byeong-Cheol Ahn. Chapter 15. Adjuvant treatment in thyroid cancer. Radioiodine therapy. The essentials of head & neck oncology; Thyroid cancer, vol6, 2020, The Korean Society for Head and Neck Oncology.
4. 이가희, 이은경, 강호철, 고윤우, 김선욱, 김인주, 나동규, 남기현, 박소연, 박진우, 배상균, 백승국, 백정환, 이병주, 정기욱, 정유석, 천기정, 김원배, 정재훈, 노영수. 2016년 대한갑상선학회 갑상선결절 및 암 진료 권고안 개정안. Int J Thyroidol. 2016; 9(2): 59-126.
5. Yasuhiro Ito, Akira Miyauchi, Minoru Kihara, Takuya Higashiyama, Kaoru Kobayashi, Akihiro Miya. Patient age is significantly related to the progression of papillary microcarcinoma of the thyroid under observation. Thyroid. 2014 Jan;24(1):27-34. doi: 10.1089/thy.2013.0367.
6. Se Jin Cho, Chong Hyun Suh, Jung Hwan Baek, Sae Rom Chung, Young Jun Choi, Ki-Wook Chung, Young Kee Shong, Jeong Hyun Lee. Active Surveillance for Small Papillary Thyroid Cancer: A Systematic Review and Meta-Analysis. Thyroid. 2019 Oct;29(10):1399-1408. doi: 10.1089/thy.2019.0159.
7. Hughes DT, Reyes-Gastelum D, Ward KC, Hamilton AS, Haymart MR. Barriers to the Use of Active Surveillance for Thyroid Cancer: Results of a Physician Survey. Ann Surg. 2022 Jul 1;276(1):e40-e47. doi: 10.1097/SLA.0000000000004417. Epub 2020 Oct 16.
8. Akira Miyauchi, Takumi Kudo, Yasuhiro Ito, Hitomi Oda, Hisanori Sasai, Takuya Higashiyama, Mitsuhiro Fukushima, Hiroo Masuoka, Minoru Kihara, Akihiro Miya. Estimation of the lifetime probability of disease progression of papillary microcarcinoma of the thyroid during active surveillance. Surgery. 2018 Jan;163(1):48-52. doi: 10.1016/j.surg.2017.03.028. Epub 2017 Nov 2.
9. Allen Ho, Amanda J Bastien, Wendy L Sacks. Thyroid Cancer Active Surveillance: The Devil You Know or The Devil You Don't. Thyroid. 2022 Nov;32(11):1279-1280. doi: 10.1089/thy.2022.0541. Epub 2022 Nov 4.
10. Eun Kyung Lee, Jae Hoon Moon, Yul Hwangbo, Chang Hwan Ryu, Sun Wook Cho, June Young Choi, Eun-Jae Chung, Woo-Jin Jeong, Yuh-Seog Jung, Junsun Ryu, Su-Jin Kim, Min Joo Kim, Yeo Koon Kim, Chang Yoon Lee, Ji Ye Lee, Hyeong Won Yu, Jeong Hun Hah, Kyu Eun Lee, You Jin Lee, Sue K Park, Do Joon Park, Ji-Hoon Kim, Young Joo Park. Progression of Low-Risk Papillary Thyroid Microcarcinoma During Active Surveillance: Interim Analysis of a Multicenter Prospective Cohort Study of Active Surveillance on Papillary Thyroid Microcarcinoma in Korea. Thyroid. 2022 Nov;32(11):1328-1336. doi: 10.1089/thy.2021.0614.
11. 송수연. 갑상선암 '적극 감시'로 과잉진료 막는다?…"제도 뒷받침 필요", 2021년 10월 30일. 청년의사. (http://www.docdocdoc.co.kr/news/articleView.html?idxno=2016094)

12. Ernest L Mazzaferri, Sissy M Jhiang. Long-term impact of initial surgical and medical therapy on papillary and follicular thyroid cancer. Am J Med. 1994 Nov;97(5):418-28. doi: 10.1016/0002-9343(94)90321-2.
13. S Filetti, C Durante, D Hartl, S Leboulleux, L D Locati, K Newbold, M G Papotti, A Berruti, ESMO Guidelines Committee. Electronic address: clinicalguidelines@esmo.org. Thyroid cancer: ESMO Clinical Practice Guidelines for diagnosis, treatment and follow-up. Ann Oncol. 2019 Dec 1;30(12):1856-1883. doi: 10.1093/annonc/mdz400.
14. Brierley JD, Gospodarowicz MK, Wittekind C. UICC, TNM classification of malignant tumors. 8th edition, Oxford, John Wiley & Sons Inc. 2016, https://www.pathologyoutlines.com/topic/thyroidstaging.html)
15. The essentials of head & ncek oncology; Thyroid cancer, vol6, 2020, The Korean Society for Head and Neck Oncology.
16. Robert I. Haddad, Lindsay Bischoff, Douglas Ball, Victor Bernet, Erik Blomain, Naifa Lamki Busaidy, Michael Campbell, Paxton Dickson, Quan-Yang Duh, Hormoz Ehya, Whitney S. Goldner, Theresa Guo, Megan Haymart, Shelby Holt, Jason P. Hunt, Andrei Iagaru, Fouad Kandeel, Dominick M. Lamonica, Susan Mandel, Stephanie Markovina, Bryan McIver, Christopher D. Raeburn, Rod Rezaee, John A. Ridge, Mara Y. Roth, Randall P. Scheri, Jatin P. Shah, Jennifer A. Sipos, Rebecca Sippel, Cord Sturgeon, Thomas N. Wang, Lori J. Wirth, Richard J. Wong, Michael Yeh, Carly J. Cassara, Susan Darlow. NCCN CLINICAL PRACTICE GUIDELINES IN ONCOLOGY: Thyroid Carcinoma, Version 2.2022. J Natl Compr Canc Netw. 2022;20(8):925–951 doi: 10.6004/jnccn.2022.0040.
17. Yasuhiro Ito, Takashi Uruno, Keiichi Nakano, Yuuki Takamura, Akihiro Miya, Kaoru Kobayashi, Tamotsu Yokozawa, Fumio Matsuzuka, Seiji Kuma, Kanji Kuma, Akira Miyauchi. An Observation Trial Without Surgical Treatment in Patients with Papillary Microcarcinoma of the Thyroid. Thyroid. 2003 Apr;13(4):381-7. doi: 10.1089/105072503321669875.

제 4 장

갑상선의 역사와 해부

1. 갑상선의 역사

목의 앞부분이 비대하게 되어 육안으로 관찰되는 갑상선비대증 (갑상선종, goiter)은 흔히 발견되는 질환으로 기원전 수천 년 전부터 동·서양을 막론하고 기술되어 왔다. 의학의 아버지로 지칭되는 히포크라테스(460-337 BC)도 struma란 표현으로 갑상선비대증을 기술한 바가 있으며, 그 영향으로 유럽의 일부 국가는 현재도 갑상선비대증을 struma로 표현하고 있다. 히포크라테스는 갑상선을 스폰지 같은 구조를 가진 혈관이 많은 조직이라고 표현하였다.

초기 문명사회에서부터 갑상선질환은 다양하게 기술돼 왔으며, 기원전 1600년 중국의 기록에는 해면이나 해초를 태운 재료를 갑상선비대증 치료에 이용하였다고 나와 있다. 그리스·로마시대, 비잔틴시대, 중세시대의 문헌에도 갑상선질환이 기술되어 왔으나 현재 사용되는 갑상선(thyroid gland)이란 명칭은 1656년 Thomas Wharton이 저술한 『Adenographia』에서 처음으로 기술되었다. 여기서 갑상선이란 갑상연골(thyroid cartilage)에 인접해 있는 선(腺; gland)이라는 뜻이다. 또 '갑상'이란 말의 어원은 갑상연골이 그리스어로 문(θύρα thyra; door)처럼 생긴 방패(θυρεός thyreos)와 비슷한 모양을 가진 데서 유래하였다. 해부학적으로 갑상선의 존재가 알려진 이후에도 갑상선의 생물학적 기능은 19세기까지 명확히 밝혀지지 않았다.

갑상선과 가장 특징적으로 관련되는 원소인 요오드는 원자번호가 53번이며 해초류에 다량으로 존재한다. 요오드는 프랑스 화학자인 Bernard Courtois가 처음으로 분리하였고, 프랑스 화학자이자 물리학자인 Joseph Louis Gay-Lussac이 요오드로 명명하였다. Jean Gillaume Auguste Lugol이 요오드를 세균감염 치료에 활용하는 것이 임상가들 사이에 알려진 이후 요오드는 임상 진료현장에서 의학적으로 널리 사용되었다.

방사성요오드는 갑상선 관련 기초연구 및 임상연구에 다양하게 적용되었다. 1937년 I-128이 실험동물을 이용한 갑상선의 생리연구에 이용되었으며, 1938년에는 I-131이 생산되어 진단 목적 임상진료에 사용되었다. 1941년에는 I-130과 I-131이 혼합된 방사성요오드가 갑상선기능항진증 치료에 사용되었고, 1942년에는 방사성요오드가 전이성 갑상선암 치료에도 사용되었다. 갑상선 질환에 대한 I-131의 치료 효과가 밝혀지면서 1951년 미국 식품의약안전청(U.S. Food and Drug Administration; US FDA)은 I-131의 인체사용을 승인하였다. 방사성요오드는 현재까지도 갑상선질환의 진단 및 치료에 널리 사용되고 있다. 한국에서도 비교적 빠른 시기인 1959년부터 방사성요오드를 이용한 갑상선질환의 진단과 치료가 이루어지기 시작했다.

갑상선의 생리와 갑상선질환 병리에 요오드가 중요하다는 것이 잘 알려졌고 요오드가 정상갑상선의 기능과 갑상선질환을 치료하거나 예방하는 데 도움이 된다는 것이 명백히 확인되었지만 1990년대 중반까지도 갑상선이 어떻게 요오드를 처리하는지에 대한 생리학적 원리는 규명되지 않고 있었다. 갑상선과 요오드를 이어 주는 가장 중요한 생물학적 연결고리는 나트륨요오드공동수송체(sodium iodide symporter: NIS) 단백인데, 갑상선소포세포의 가장 특징적인 생물학적 특성인 높은 요오드 섭취능을 이 NIS 단백이 발휘하게 한다. NIS 유전자는 1996년 Nancy Carrasco 등이 쥐 갑상선소포세포에서 최초로 클로닝하였고, 같은 해 Sissy M. Jhiang 등이 인간세포에서 동일한 기능을 가지는 NIS 유전자를 클로닝하였다. 흥미롭게도 Carrasco 박사는 갑상선암환자에 대한 방사성요오드 치료를 처음 시행했던 Samuel M. Seidlin이 근무한 뉴욕의 메모리얼병원과 관련된 Albert Einstein 의과대학에서 연구를 하였고, Sissy M. Jhiang 박사는 갑상선암의 방사성요오드 치료가 갑상선암 환자의 생존율 향상과 재발률 감소에 도움이 된다는 것을 대단위 임상연구를 통해 증명한 Ernest L. Mazzaferri 교수와 오하이오 주립대학에서 함께 연구하였다는 이력이 있다.

2. 갑상선의 발생

갑상선은 임신 22일에 발생이 시작되며, 임신 29일에 갑상선글로불린의 생산능력을 가지게 된다. 임신 49일 정도가 지나면 기관(trachea) 앞쪽에 두 개의 엽이 협부로 연결되어 나비 모양의 형태를 만들고 현미경적으로는 소포(follicle)의 형성이 시작된다. 요오드 섭취능이나 갑상선호르몬 생산은 임신 11주경에 이루어지게 되는데,

임신기간 동안 지속적으로 갑상선의 크기가 증가하게 된다.

갑상선은 원시인두(prospective pharynx; primitive pharynx) 중앙부에서 앞창자(foregut)의 내배엽(endoderm)세포가 갑상선게실(thyroid diverticulum)을 생성함으로써 발생이 시작되는데, 이 세포들은 갑상선특이전사인자인 NKX2-1(TTF-1), FOXE1(TTF-2), PAX-8 등이 발현한다. 이후 이 세포덩어리는 아래쪽으로 이동하면서 갑상선 소포곁C세포(parafollicular C cell)의 기원이 되는 아가미기관끝소체(ultimobronchial body)와 합쳐진다. 갑상선조직은 소포세포로 둘러싸인 소포로 이루어지며, 소포세포는 TSH 수용체(thyroid stimulating hormone receptor; TSH receptor), NIS, 갑상선글로불린 등의 갑상선특이단백을 발현하여 갑상선호르몬을 생산하게 된다.

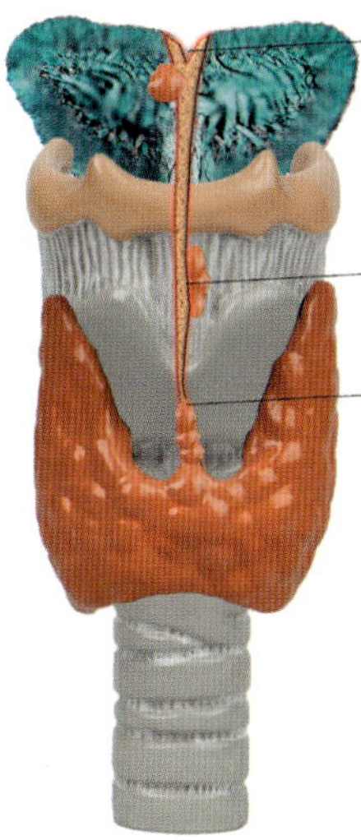

그림 4-1. 갑상선은 혀 아래쪽 원시인두(primitive pharynx)에서 발생하여 아래쪽으로 이동하여 갑상연골 아래에 최종적으로 위치하게 된다. 간혹 갑상선조직이 갑상선이 이동경로에 잔류하여 혀갑상선(lingual thyroid), 갑상설관(thyroglossal duct), 혹은 갑상설관낭(thyroglossal duct cyst)을 만들기도 한다. 갑상선 발생 시 이동이상은 전경부 중앙을 포함한 다양한 부위에 이소성갑상선(heterotopic thyroid)을 만들기도 한다. (갑상샘 핵의학. 고려의학, 2014 인용)

3. 갑상선의 해부

갑상선은 전체적으로 나비 모양을 보이는 혈류공급이 풍부한 내분비기관으로 경추 5번에서 흉추 1번 높이에서 인두와 기관의 앞쪽에 위치한다. 원추형의 양쪽 엽(lobe)이 윤상연골(cricoid cartilage)의 1cm 아래쪽에 위치하는 협부(isthmus)를 통하여 좌우로 연결된다. 약 절반에서는 협부 위쪽에 태생기 갑상설관(thyroglossal duct)의 아래쪽이 남아 추체엽(pyramidal lobe)으로 존재하는데, 주로 협부의 왼쪽에서 발견된다. 성별이나 연령에 따라 차이가 있으나, 일반적으로 갑상선엽 하극으로부터 상극까지의 높이는 4~5cm이고, 두께와 너비는 중간 부분에서 모두 1.5~2.5cm 정도이며, 갑상선 전체의 무게는 15~20g정도이다. 여성은 생리주기나 임신 여부에 따라 갑상선 크기에 변화가 발생한다.

갑상선은 섬유성조직인 갑상선진피막(thyroid true capsule)에 싸여 있으나, 협부 부근에서는 진피막이 존재하지 않는 경우도 빈번하다. 갑상선진피막은 베리 인대(Berry ligament, suspensory ligament of the

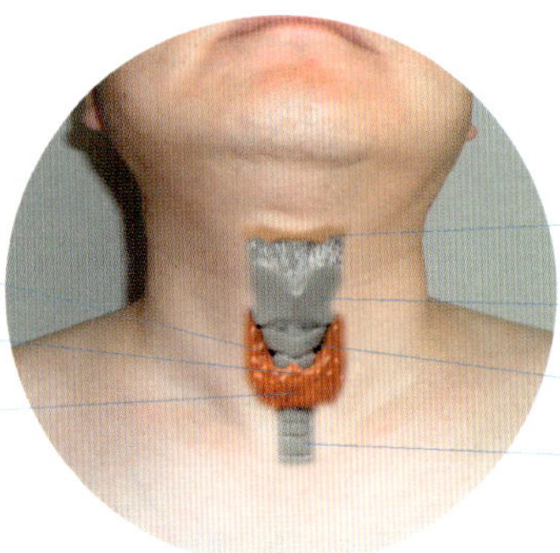

그림 4-2. 갑상선은 기관과 인두 앞쪽에 자리 잡고 있으며, 원추형의 양쪽 엽(lobe)과 이를 연결하고 있는 협부 (isthmus)로 구성되어 전체적으로 나비 모양을 보인다. 협부 위쪽에 추체엽(pyramidal lobe)이 발견될 수 있다. (갑상샘 핵의학. 고려의학, 2014 인용)

thyroid gland)로 연결되는데, 이 인대는 갑상선을 윤상연골 혹은 기관연골에 부착시키는 역할을 하여, 갑상선이 후두 및 기관과 함께 움직이게 하는 역할을 한다.

갑상선은 인체의 다양한 장기들 중에서도 혈류가 특히 많은 장기 가운데 하나로, 갑상선조직 1g당 약 5~6mL/min의 혈류량을 받는다. 외경동맥(external carotid artery)에서 기원한 상갑상선동맥(superior thyroidal artery)이 갑상선 양엽의 상극으로 혈류를 공급한다. 또한 쇄골하동맥(subclavian artery)에서 기원한 하갑상선동맥(inferior thyroidal artery)이 양엽의 하극으로 혈류를 공급한다. 일부에서는 맨아래갑상선동맥(thyroid ima artery)이 무명동맥(innominate artery)으로부터 분지해 나와 갑상선으로 혈류를 공급하기도 한다. 갑상선으로 유입된 혈액은 상갑상선정맥(superior thyroid vein)과 중갑상선정맥(middle thyroid vein)은 내경정맥(internal jugular vein)으로, 하갑상선정맥(inferior thyroid vein)은 왼쪽 팔머리정맥(left bracheocephalic vein)으로 연결된다.

갑상선에는 자율신경계(autonomic nervous system)가 분포하며, 미주신경(vagus nerve)에서 부교감신경(parasympathetic nerve)이, 경신경절(cervical ganglion)에서 교감신경(sympathetic nerve)이 나와 혈관을 따라 갑상선 내부로 들어간다. 미주신경에서 분지되어 나오는 반회후두신경(recurrent laryngeal nerve)은 갑상선기능에 영향을 미치지 않으나 갑상선과 기관 사이를 지나가는데, 기관의 감각과 성대를 포함한 후두의 운동을 지배한다. 반회후두신경은 다양한 형태의 주행 경로를 가지고 있어 갑상선암 치료에 이용되는 갑상선절제술이나 고주파절제술과 같은 갑상선시술 시 손상이 발생할 수 있으므로 주의가 필요하다.

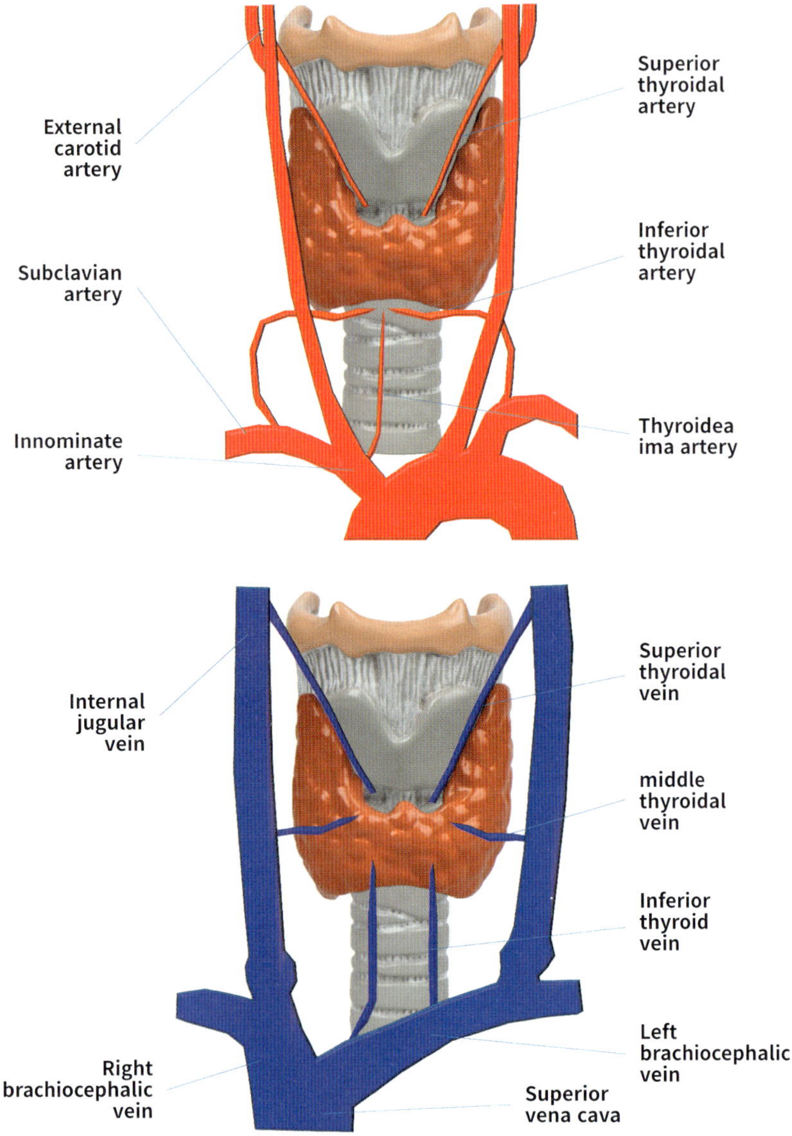

그림 4-3. 갑상선은 상·하 갑상선동맥(superior, inferior thyroidal artery)에서 주로 혈류를 공급받으며, 드물게 맨아래갑상선동맥(thyroid ima artery)이 일부 혈액을 공급하기도 한다. 갑상선에 공급된 혈액은 상·중·하갑상선정맥(superior, middle, inferior thyroid vein)을 통해 순환기계로 돌아간다. (갑상샘 핵의학. 고려의학, 2014 인용)

갑상선 주위로는 림프계가 발달하여 많은 림프절이 있는데, 이는 양측의 경정맥을 따라 존재하는 림프관으로 연결되어 있다. 갑상선 유두암은 림프절전이가 비교적 흔하므로 수술 전에 갑상선 주위뿐만 아니라 양측 경정맥 주위에 존재하는 림프절에 대한 평가가 필요하다. 위치에 따라 경부의 림프절은 6개(혹은 7개) 구획으로 나누어 분류할 수 있다. 갑상선암의 림프절전이는 중앙경부림프절구에 가장 흔히 발생하므로 이 구획에 대해서는 더욱 세심한 평가가 필요하다.

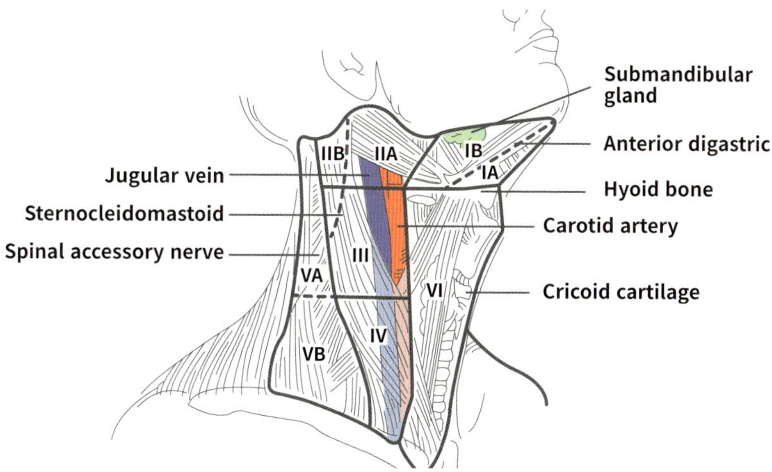

그림 4-4. 경부 림프절 구획과 경계. 구획 VI은 갑상선과 그 주위 림프절을 포함하고 있다. 위쪽으로는 설골(hyoid bone)로 경계가 지워지며, 아래로는 무명동맥(innominate artery)으로 경계가 지워지며, 측면으로는 경동맥초(carotid sheath)로 경계가 지워진다. 구획 II, III, IV의 림프절은 경정맥을 따라 양쪽으로 존재하며, 앞쪽으로는 구획 VI이 존재하고, 측면으로는 흉쇄유돌근(sternocleidomastoid muscle)의 후면이 경계가 된다. 구획 III의 림프절은 위쪽으로는 설골에 의해 경계가 되며 아래로는 윤상연골(cricoid cartilage)이 경계가 된다. 구획 III 위쪽으로는 구획 II가 있고, 구획 III 아래로는 구획 IV가 있다. 구획 I 림프절은 턱끝밑림프절(submental lymph nodes)과 턱밑림프절(submandibular lymph nodes)을 포함하는데, 아래쪽으로는 설골, 뒤쪽으로는 악하선 (submandibular salivary gland)의 가장 뒤쪽이 경계가 된다. 구획 V의 림프절은 뒷목삼각(posterior triangle of neck)에 존재하며, 흉쇄유돌근(sternocleidomastoid muscle)의 바깥쪽이 측면 경계가 된다. 구획 I, 구획 II 및 구획 V는 그림과 같이 2개의 부분으로 구분된다. 구획 VI의 아래쪽 경계는 흉골상 절흔(suprasternal notch)이다. 또 무명동맥(innominate artery) 위쪽에 존재하는 기관지 앞 혹은 양엽 및 상종격동 림프절도 구획 VI 림프절로 분류되나, 간혹 구역 VII로 분류되기도 한다. (The American Thyroid Association Guidelines Task Force on Thyroid Nodules and Differentiated Thyroid Cancer. Thyroid. 2016 Jan;26(1):1-133. 인용)

표 4-1. 경부림프절 구획과 구획의 경계선

Levels	Nodes	Boundaries			
		Superior	Inferior	Anterior (medial)	Posterior (lateral)
IA Submental group	Submental nodes	Symphysis of mandible	Body of hyoid	Anterior belly of contralateral digastric muscle	Anterior belly of ipsilateral digastric muscle
IB Submandibular group	Submandibular nodes	Body of mandible	Posterior belly of digastric muscle	Anterior belly of digastric muscle	Stylohyoid muscle
IIA Upper Jugular group	Nodes around upper portions of Internal jugular vein and accessory nerve	Skull base	Horizontal plane defined by the inferior border of hyoid bone	Stylohyoid muscle	Vertical plane defined by the spinal accessory nerve
IIB Upper Jugular group		Skull base	Horizontal plane defined by the inferior border of hyoid bone	Vertical plane defined by the spinal accessory nerve	Lateral border of the sternocleidomastoid muscle
III Mid Jugular group	Nodes around mid portions of Internal jugular vein	Horizontal plane defined by the inferior border of hyoid bone	Horizontal plane defined by the inferior border of cricoid cartilage	Lateral border of the sternohyoid muscle	Lateral border of the sternocleidomastoid muscle or sensory branches of the cervical plexus
IV Lower Jugular group	Nodes around lower third of internal jugular vein	Horizontal plane defined by the inferior border of cricoid cartilage	Clavicle	Lateral border of the sternohyoid muscle	Lateral border of the sternocleidomastoid muscle or sensory branches of the cervical plexus
VA Posterior triangle group	Nodes around lower part of Accessory nerve and transverse cervical vessels	Apex of the convergence of sternocleidomastoid and trapezius muscles	Horizontal plane defined by the inferior border of cricoid cartilage	Lateral border of the sternocleidomastoid muscle or sensory branches of the cervical plexus	Anterior border of the trapezius muscle
VB Posterior triangle group		Horizontal plane defined by the inferior border of cricoid cartilage	Clavicle	Lateral border of the sternocleidomastoid muscle or sensory branches of the cervical plexus	Anterior border of the trapezius muscle

Levels	Nodes	Boundaries			
		Superior	Inferior	Anterior (medial)	Posterior (lateral)
VI Central or anterior group	Nodes surrounding midline visceral structures of neck	Hyoid bone	Suprasternal	Common carotid artery	Common carotid artery

* Pretracheal and paratracheal superior mediastinal lymph nodes above the level of the innominate artery are sometimes referred as level VII. (Neck dissections: radical to conservative. World J Surg Oncol. 2005 Apr 18;3(1):21. The American Thyroid Association Guidelines Task Force on Thyroid Nodules and Differentiated Thyroid Cancer. Thyroid. 2016 Jan;26(1):1-133. 인용)

4. 갑상선의 조직

갑상선의 기능 단위는 50~300um 크기의 갑상선소포(follicle)이며, 소포들이 모여 갑상선소엽(lobule)을 형성하게 된다. 소포의 내부에 콜로이드가 들어 있고, 바깥쪽은 모세혈관으로 둘러싸여 있다. 이러한 조직형태로 인하여 초음파가 반사될 수 있는 면이 많아 초음파영상에서 높은 영상신호(hyperechoic signal)를 보인다. 콜로이드에는 갑상선호르몬 합성에 이용되는 갑상선글로불린이 포함되어 있으며, 소포를 둘러싸는 소포세포는 갑상선 기능상태에 따라 크기와 모양이 편평상태에서 원주형(column)까지 변화될 수 있다. 소포와 소포 사이에 칼슘대사에 중요한 칼시토닌(calcitonin)을 분비하는 갑상선소포곁 C세포(parafollicular C cell)가 존재한다.

소포세포는 극성이 있어 첨부와 기저부가 있으며 분포하는 단백에 차이가 있다. 기저막(basement membrane) 쪽인 기저부는 TSH 수용체 및 NIS 단백이 세포막에 존재하며, 소포강(follicular cavity) 쪽인 첨부에는 펜드린(pendrin)과 갑상선과산화효소(thyroid peroxidase) 같은 단백이 분포한다. 이러한 단백분포 차이는 효율적인 갑상선호르몬 합성을 가능하게 한다. 즉 기저부 세포막에는 TSH 수용체가 존재

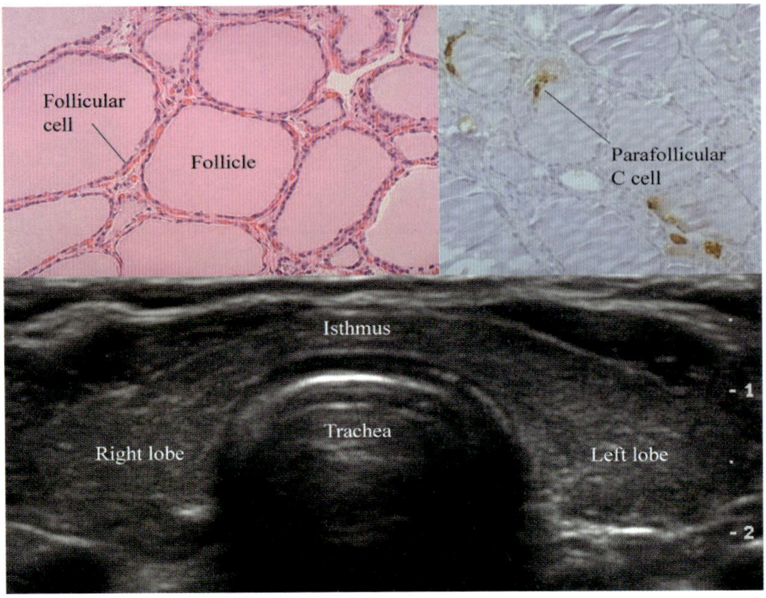

그림 4-5. 갑상선조직의 광학 현미경적 구조. 갑상선은 콜로이드를 포함한 소포(follicle)로 구성되며, 소포는 갑상선호르몬을 생산하는 소포세포로 둘러싸여 있다. 소포세포 외에도 칼시토닌(calcitonin)을 생산하는 갑상선소포곁C세포(parafollicular C cell)가 존재한다. 초음파영상에서 갑상선은 영상신호가 높게(hyperechoic) 나타난다. (갑상샘 핵의학. 고려의학, 2014 인용)

하여 혈액을 통하여 전해 오는 갑상선호르몬 생산과 관련된 조절신호를 쉽게 전달받을 수 있고, 기저부 세포막에 존재하는 NIS는 갑상선호르몬 합성에 필수 구성요소인 요오드를 혈액으로부터 효율적으로 소포세포 내로 유입시킬 수 있게 한다. 첨부에는 펜드린과 갑상선과산화효소가 위치하는데, 펜드린은 소포세포 내로 유입된 요오드가 소포강 내로 이동하게 하고 갑상선과산화효소는 요오드를 산화시켜 갑상선글로불린에 결합하게 한다.

소포 내 콜로이드에 존재하는 갑상선글로불린에 결합되어 있는 갑상선호르몬은 외부에서 전해 오는 신호에 따라 소포세포 내에서 갑상선글로불린에서 분리되어 혈액 내로 분비된다. 소포세포 내에서 갑상선글로불린으로부터 분리되는 요오드는 다시 갑상선호르몬 합성에 사용된다.

참고문헌

1. Sevasti Konstantinidou, Eirini Konstantinidou. The thyroid gland in ancient Greece: a historical perspective, Hormones (2018) 17:287–291. https://doi.org/10.1007/s42000-018-0039-z.
2. Jihyun Ahn, Historical perspectives of the treatment of thyroid diseases. Korean J Med Hist. 2008 Jun. 17:99-110.
3. Braverman, Lewis E. Werner & Ingbar's The Thyroid: A Fundamental and Clinical Text. Wolters Kluwer/LWW, 11th Edition. 2020.
4. G Dai, O Levy, N Carrasco. Cloning and characterization of the thyroid iodide transporter. Nature. 1996 Feb 1;379(6564):458-60. doi: 10.1038/379458a0.
5. P A Smanik, Q Liu, T L Furminger, K Ryu, S Xing, E L Mazzaferri, S M Jhiang. Cloning of the human sodium lodide symporter. Biochem Biophys Res Commun. 1996 Sep 13;226(2):339-45. doi: 10.1006/bbrc.1996.1358.
6. 갑상샘 핵의학, 고려의학, 안병철, 2014.
7. The Korean Society for Head and Neck Oncology. The essentials of head & neck oncology; Thyroid cancer, vol6, 2020.
8. Bryan R Haugen, Erik K Alexander, Keith C Bible, Gerard M Doherty, Susan J Mandel, Yuri E Nikiforov, Furio Pacini, Gregory W Randolph, Anna M Sawka, Martin Schlumberger, Kathryn G Schuff, Steven I Sherman, Julie Ann Sosa, David L Steward. R Michael Tuttle. Leonard Wartofsky. 2015 American Thyroid Association Management Guidelines for Adult Patients with Thyroid Nodules and Differentiated Thyroid Cancer: The American Thyroid Association Guidelines Task Force on Thyroid Nodules and Differentiated Thyroid Cancer. Thyroid. 2016 Jan;26(1):1-133. doi: 10.1089/thy.2015.0020.
9. K Harish. Neck dissections: radical to conservative. World J Surg Oncol. 2005 Apr 18;3(1):21. doi: 10.1186/1477-7819-3-21.

제 5 장

갑상선의 요오드대사

갑상선호르몬의 생산, 저장, 분비 기능을 위한 갑상선의 기본 단위는 소포이며, 갑상선호르몬이 결합되어 있는 갑상선글로불린은 소포 내에 콜로이드 형태로 존재한다. 갑상선호르몬은 다양한 장기의 에너지 및 탄수화물 대사에 관여하는 호르몬으로 거의 모든 세포에 영향을 주므로, 세포와 장기 및 개체가 정상적인 대사 상태로 유지되기 위해서는 적절한 갑상선호르몬 체내 농도가 필요하다. 또한 뼈, 심장, 간, 뇌, 지방, 뇌하수체의 갑상선호르몬 수용체 발현량에는 차이가 있어, 갑상선호르몬은 각각의 장기에 따라 상이한 효과를 발휘한다. 뇌하수체(pituitary gland) 전엽에서 생산·분비되는 펩타이드 호르몬인 TSH는 갑상선호르몬의 생산 및 분비를 조절한다. 갑상선호르몬 생산에는 요오드가 꼭 필요하므로 갑상선소포세포는 요오드를 섭취하는 능력이 필요한데, 갑상선소포세포의 기저부 세포막에 존재하는 나트륨요오드공동수송체(sodium iodide symporter: NIS)가 그 역할을 한다.

요오드는 김, 미역, 다시마와 같은 해산물과 우유, 달걀, 생선 등과 같은 다양한 식재료와 소금에 주로 존재한다. 요오드 대부분은 음식물에 포함되어 섭취된 후 십이지장에서 체내로 흡수된다. 혈액을 통해 갑상선으로 전달된 요오드는 갑상선소포세포 내로 능동적으로 섭취되어 갑상선과산화효소에 의해 유기화된 후 갑상선호르몬 합성에 사용된다.

갑상선소포세포의 요오드 섭취 능력은 매우 우수하여 갑상선소포세포 내의 요오드 농도는 혈액에 비해 30배 정도 높다. 갑상선기능항진증(hyperthyroidism)과 같이 갑상선호르몬 생산이 증가되는 경우 갑상선 내 요오드 섭취가 더욱 증가하여 갑상선소포세포의 요오드 농도가 혈액에 비해 250배까지 높아진다. 이와는 반대로, 갑상선호르몬을 복용하여 시상하부에서 TRH(TSH releasing hormone) 생산을 억제하고 뇌하수체 전엽에서 TSH 생산을 억제하면 갑상선소포세포 내로의 요오드 섭취는 감소하게 된다. 아급성 갑상선염(subacute thyroiditis)과 같이 일시적으로 갑상선소포세포의 기능이 낮아지게 되어도 소포세포의 요오드 섭취 정도는 현저하게 감소하게 된다. 현재 갑상선중독증상을 보이는 갑상선기능항진증과 아급성 갑상선염의 감별진단에 갑상선소포세포의 요오드 섭취능을 확인할 수 있는 생물학적 핵의학검사법인 방사성요오드 섭취능검사가 임상에서 널리 활용되고 있는데, 이 또한 이러한 생리병태학적 현상을 이용한 것이다.

혈액 내에 존재하는 요오드는 침샘과 위점막에서 일부 구강 및 위장 내로도 분비되나, 거의 대부분은 소장에서 재흡수가 된다. 과량으로 섭취되어 소장에서 흡수된 요오드는 비뇨기계통을 통해 소변 속에 포함되어 체외로 배설되게 된다.

1. 갑상선소포세포의 요오드대사

요오드가 갑상선소포세포에 능동적으로 섭취되는 과정을 포획(trapping)이라 부른다. 갑상선소포세포는 극성을 가지고 있어 기저막과 접해 있는 기저부와 소포강과 접해 있는 첨부가 있는데, 갑상선소포세포의 기저부 세포막(basal membrane)에 있는 NIS가 요오드를 소포세포 내로 이동시키는 기능을 가진다. NIS는 세포막에서 기능을 발휘하는 전해질수송체로, 두 개의 나트륨 이온과 한 개의 요오드 이온을 세포외액(extracellular fluid)으로부터 세포질로 이동시키는 역할을 한다. 갑상선소포세포 내로 포획된 요오드는 갑상선소포세포의 첨부세포막(apical membrane)에 존재하는 과산화수소(hydrogen peroxide) 및 갑상선과산화효소(thyroid peroxidase)에 의해 산화된다. 갑상선과산화효소 발현 증진에 관련된 전사인자로는 TTF-1, TTF-2, PAX-8 등이 있으며, 이 전사인자들은 갑상선특이단백인 TSH 수용체, 갑상선글로불린 및 NIS 발현에도 관여하여 갑상선호르몬 생산과정 전반에 영향을 미친다.

산화된 요오드는 갑상선글로불린의 티로신기에 결합하여 유기화되는데, 한 개의 갑상선글로불린에 대략 70개 가량의 티로신이 존재하며, 티로신에는 한 개 혹은 두 개의 요오드가 결합한다. 티로신에 요오드 한 개가 결합한 일요오드티로신(monoiodotyrosine, MIT)과 티로신에 두 개의 요오드가 결합한 이요오드티로신(diiodotyrosine, DIT)이 있다. 일요오드티로신과 이요오드티로신이 결합하면 활성이 높은 갑상선호르몬 T3(triiodothyronine: 삼요오드티로닌)가 만들어지며, 두 개의 이요오드티로신이 결합하면 활성도가 상대적으로 낮은 갑상선호르몬 T4(thyroxine: 티록신)가 생산된다.

갑상선호르몬은 갑상선글로불린에 부착되어 소포강 내 콜로이드 상태로 존재하므로, 갑상선으로부터 혈액 내로 분비되기 위해서는 갑상선글로불린에서 분리되고 갑상선소포세포를 통과하여야 한다. 갑상선호르몬이 혈액 내로 분비되기 위해서는 먼저 소포강과 접해 있는 갑상선소포세포의 첨부 세포막에서 위족(pseudopod)을 만들어 갑상선글로불린을 포함한 콜로이드를 소포세포 내로 이입(endocytosis)한다. 이 과정을 통해 생성된 콜로이드를 포함한 세포질 내의 엔도솜(endosome)은 리소좀(lysosome)과 융합되게 된다. 리소좀 내의 가수분해효소는 콜로이드 내의 갑상선글로불린에 붙어 있던 갑상선호르몬을 가수분해(hydrolysis)를 통해 분리한다. 분리된 갑상선호르몬은 기저부 세포막을 통해 세포외액으로 방출된 후 혈액 내로 들어가게 된다. 갑상선에서 갑상선호르몬이 분비될 때는 활성이 높은 T3보다 활성이 낮은 T4가 10배가량 많이 방출된다.

2. 갑상선암세포의 요오드대사

갑상선소포세포에서 유래한 분화갑상선암세포는 악성세포로 변화되어도 NIS, 갑상선과산화효소, 갑상선글로불린 등과 같은 갑상선특이단백이 발현되어 갑상선소포세포와 유사하게 요오드를 세포 내로 섭취하고 유기화를 일으킬 수 있다. 하지만 악성세포로 변화되는 과정에서 역할을 하는 암유전자가 갑상선특이단백 발현을 억제하여 요오드의 섭취능은 감소하고 암세포에 섭취된 요오드가 세포 외로 누출될 수도 있다. 분화갑상선암 가운데 분화도가 잘 유지된 갑상선

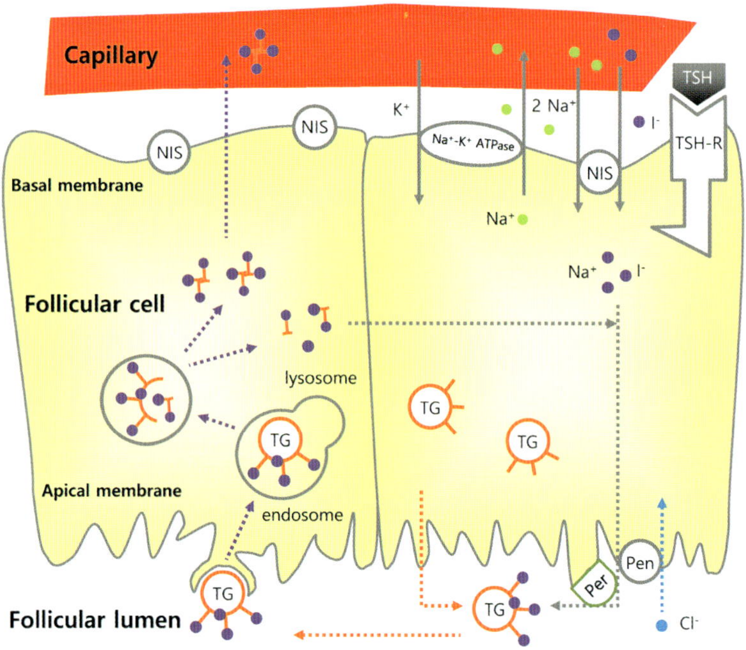

그림 5-1. 갑상선소포세포 내의 요오드 섭취, 산화, 유기화 및 갑상선호르몬 분비. TSH-R; TSH receptor, NIS; sodium iodide symporter, TG; thyroglobulin, Pen; pendrin, Per; thyroid peroxidase (갑상샘 핵의학, 고려의학, 2014, 인용)

암은 요오드대사와 관련된 단백의 발현억제가 크지 않아 효과적으로 암세포 내 요오드 섭취 및 축적이 가능하나, 분화도가 낮은 갑상선암은 요오드 섭취능이 미미하게 된다. 갑상선소포세포의 생물학적 특성을 거의 완전히 소실한 역형성갑상선암과 갑상선소포곁C세포에서 유래한 갑상선수질암은 의미 있는 요오드 섭취능이 없다.

3. 갑상선암의 유전자변이와 요오드대사

다수의 분화갑상선암에는 유전자변이가 존재하며, 이러한 유전자변이들은 다양한 신호전달경로를 통하여 갑상선특이단백의 발현을 저하시켜 갑상선암세포의 요오드대사 능력을 저하시킨다. 뿐만 아니라 갑상선특이단백이 발현되어도 세포 내에서 적절한 기능 발휘에 제한을 보인다.

분화갑상선암에서 요오드섭취능 저하와 관련하여 가장 잘 알려진 세포 내 변화는 MAPK(mitogen-activated protein kinase) 신호전단경로의 활성화이다. 갑상선암 가운데 가장 발생률이 높은 갑상선유두암은 70~80%가량에서 MAPK 신호전달경로 활성화와 관련된 *RAF*, *RAS*, *RET/PTC* 혹은 *TRK* 변이가 관찰된다. 이러한 변이는 갑상선암의 진행을 촉진할 뿐만 아니라 갑상선암세포가 갑상선소포세포에 비해 요오드 대사능력을 떨어뜨리게 한다. *BRAF* 변이는 갑상선암에서 가장 흔히 발견되는 변이로, *BRAF* 변이가 존재하는 종양은 *BRAF* 변이가 없는 종양에 비해 병리적 특징이 불량하며 치료에 반응이 낮아 임상적 예후가 나쁘다. *RAS*, *RET/PTC* 혹은 *TRK* 변이 역시 MAPK 신호전단경로를 활성화시켜 갑상선특이단백의 발현을 저하시킨다. 갑상선암세포에서 PI3K/AKT 신호전달경로 활성도 증가가 관찰되기도 하는데, 이러한 활성도 증가는 세포분열 및 종양형성에 중요한 역할을 하며, 갑상선암세포의 요오드 대사능력을 떨어뜨린다. 이 외에도 다양한 신호전달경로가 갑상선암세포의 요오드 대사능력에 영향을 미친다.

가. MAPK 신호전달경로

MAPK는 세포 외 신호를 세포 내로 전달하여 유전자 발현에 영향을 미친다. 분화갑상선암에서는 *BRAF*, *RAS* 변이, *RET/PTC* 재배열 또는 *TRK* 변이가 흔히 관찰된다. 이러한 유전자변이는 MAPK 신호

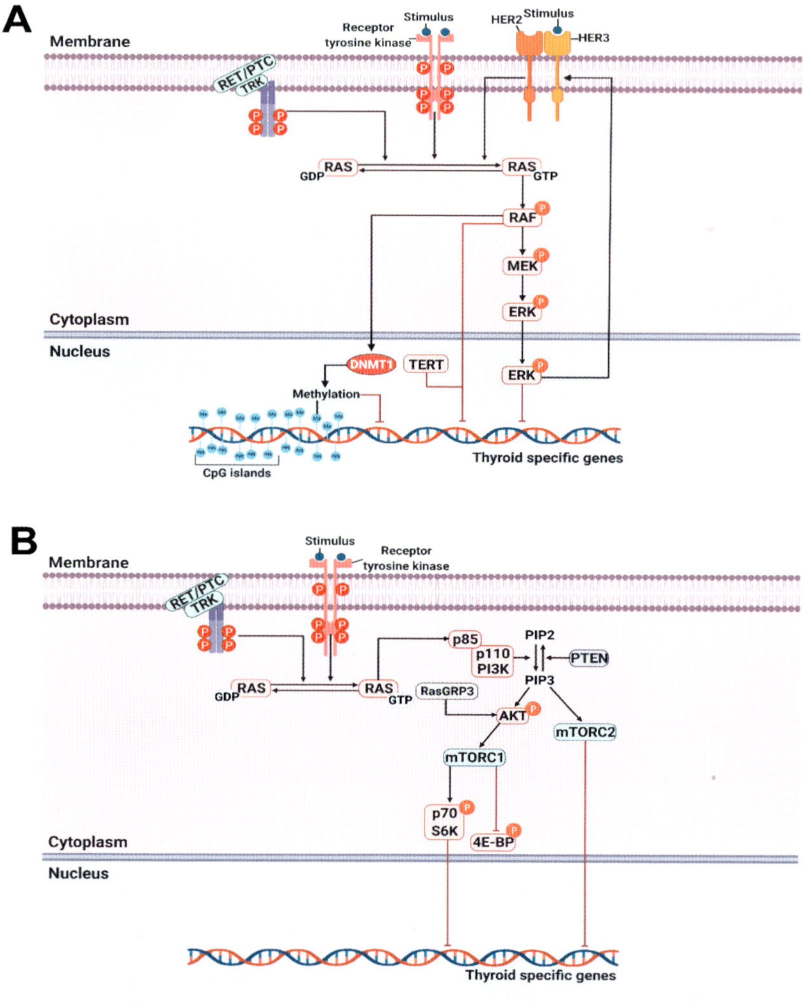

그림 5-2. 갑상선암에서 방사성요오드 축적에 관여하는 나트륨요오드공동수송체(NIS)를 포함한 갑상선특이유전자의 발현 관련 분자기전. (A) Mitogen-activated protein kinase (MAPK) 신호전달경로. (B) Phosphoinositide 3-kinase (PI3K)/Akt 신호전달경로. 4E-BP: 4E-binding protein, DNMT1: DNA methyltransferase 1, mTORC1: mTOR complex 1, mTORC2: mTOR complex 2, P: phosphorylation, PTEN: phosphatase and tensin homolog, TERT: telomerase reverse transcriptase. Image was created with BioRender.com. (Molecular mechanisms of radioactive iodine refractoriness in differentiated thyroid cancer: Impaired NIS expression owing to altered signaling pathway activity and intracellular localization of NIS. Theranostics. 2021 Apr 15;11(13):6251-6277. 인용)

전달을 활성화시키는데, 이는 암세포분열로 종양 성장을 빨라지게 하고 환자의 생존율을 낮추어 예후를 불량하게 한다. 뿐만 아니라 분화갑상선암의 분화도를 낮추어 갑상선암세포가 자신이 유래한 갑상선 소포세포의 생물학적 특성 발현을 저하시킨다. MAPK 신호전달경로의 활성화는 갑상선특이단백의 발현을 저하시키므로, MAPK 신호전달경로를 억제하면 갑상선암세포의 분화도를 높여 갑상선특이단백의 발현을 높인다. 2022년 현재까지 임상에서 일상적으로 이용되고 있지는 않지만, MAPK 신호전달경로 억제가 갑상선암의 방사성요오드 섭취를 높여 치료효과를 상승시킬 수 있을 것으로 예측되고 있다.

나. PI3K/Akt 신호전달경로

PI3K/Akt 신호전달 활성도 증가는 MAPK 신호전달경로와 함께 암세포 세포 분열과 종양 성장에 중요한 역할을 한다. 갑상선암에서 흔히 동반되는 *BRAF*, *RAS* 변이, *RET/PTC* 재배열 또는 *TRK* 변이가 PI3K/Akt 신호전달경로 활성도를 높여 갑상선암세포의 분열을 빠르게 하며 MAPK 신호전달경로과 유사하게 갑상선암의 분화도를 낮추어 갑상선암세포의 갑상선특이단백 발현을 저하시킨다. 또한 PI3K/Akt 신호전달경로를 억제하면 갑상선암세포의 분화도를 높여 갑상선특이단백의 발현을 높인다. 분화갑상선암에서 활성화되어 있는 PI3K/Akt 신호전달경로를 억제하거나, PI3K/Akt 신호를 하류로 전달하는 신호전달 단백인 mTOR(serine-threonine protein kinase mechanistic target of rapamycin)을 억제하면 갑상선암의 방사성요오드 섭취를 높여 치료효과를 상승시킬 수 있을 것으로 예측되고 있으나 현재까지 임상에 적용되고 있지는 않다.

다. Notch 신호전달경로

Notch는 세포 분화, 증식 및 생존을 조절하는 세포막 수용체이며 세포 유형에 따라 발암성 또는 종양 억제 효과를 나타낸다. Notch 수용체는 네 가지 종류(Notch1~4)가 있으며, 리간드와 결합하여 활성화되면 세포 내 도메인(intracellular domain) 단편이 떨어져 나가 핵으로 이동하여 유전자 발현을 조절한다.

Notch 신호전달경로가 갑상선암의 분화와 관계가 있는 것으로 보고된 바 있는데, Notch1, Notch3 및 Hes1을 포함한 Notch 신호전달경로가 활성화되면 갑상선암세포에서 갑상선암의 특이단백인 NIS 및 갑상선과산화효소(thyroid peroxidase)의 발현이 영향을 받는다. 포도주에 다량 포함되어 있는 resveratrol은 Notch1을 활성화시키고, 이를 통하여 NIS 발현과 갑상선특이전사인자의 발현을 회복시킬 수 있다. 또한 Notch3 활성화가 억제되면 갑상선암의 탈분화 소견이 생기고, Notch3의 세포 내 도메인이 세포 내에 많아지면 핵 내로 이동하여 갑상선암세포에서 갑상선특이단백의 발현을 증가시킨다. 이와 반대로 siRNA로 Notch3 발현을 억제시키면 갑상선특이단백 발현이 줄어들게 된다.

라. TGF-β/Smad 신호전달경로

TGF-β 신호전달경로는 갑상선암을 포함한 여러 암에서 세포의 증식, 분화, 사멸 및 생존과 같은 세포 기능을 조절한다. TGF-β는 TGF-β1, TGF-β2 및 TGF-β3의 세 가지 형태를 갖는 분비 단백질이다. TGF-β는 세포막에 존재하는 II형 수용체에 결합하고, 이어서 I형 수용체와 복합체를 형성한다. 이 복합체는 Smad2 및 Smad3의

인산화를 일으키고 이는 Smad4와 결합하여 핵 내로 이동하여 유전자 발현에 영향을 준다. TGF-β 신호전달경로의 활성화와 반대 역할을 하는 Smad6 및 Smad7도 존재한다.

갑상선암에서 가장 흔히 발견되는 종양유전자인 *BRAF* 변이는 TGF-β 자가분비루프(autocrine loop) 기전을 통해 MAPK 신호전달경로와 관련하지 않고 독립적 갑상선암세포의 NIS 발현을 감소시킨다. 또한 TGF-β 발현이 높은 환자의 갑상선암은 갑상선암의 갑상선 외 확장(extrathyroidal extension), 림프절전이와 상관이 있다. NOX4(NADPH oxidase 4) 발현이 NIS 발현을 감소시키는 것으로 알려져 있는데, 이는 TGF-β/Smad 신호전달경로를 통하여 이루어진다.

FoxP3(Forkhead transcription factor 3)와 REGγ가 갑상선암의 분화와 상관성이 있는 것으로 예상되고 있으며, 이 역시 TGF-β 신호전달경로를 통하여 작동하는 것으로 생각되고 있다.

마. Platelet-derived growth factor receptor-*α*

갑상선암세포에서 PDGFR*α*(Platelet-derived growth factor receptor-*α*) 발현이 증가되어 있으며, 갑상선유두암의 PDGFR 촉진자의 단일뉴클레오티드다형태(single nucleotide polymorphism)는 고위험군과 연관성이 있다. 또한 갑상선유두암에서 PDGFR*α*와 TTF-1 발현 사이에는 역상관관계가 있으며, PDGFR*α* 활성화는 TTF-1을 핵 내에서 세포질로 이동시켜 TTF-1에 의한 전사를 억제한다. TTF-1이 갑상선특이유전자의 발현과 관련성이 있어 PDGFR*α*의 억제가 갑상선암의 방사성요오드 치료효과를 개선시킬 수 있음을 예측하게 한다.

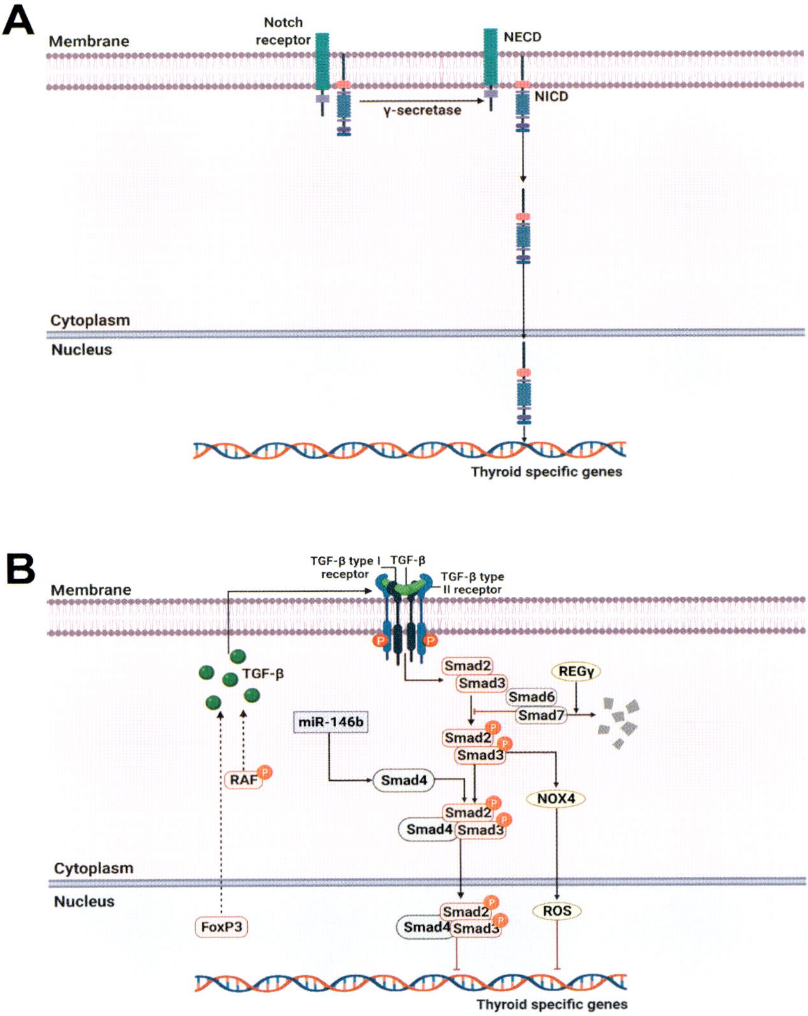

그림 5-3. 갑상선암에서 방사성요오드 축적에 관여하는 나트륨요오드공동수송체(NIS)를 포함한 갑상선 특이유전자의 발현 관련 분자기전. (A) Notch 신호전달경로. (B) TGF-*β*/Smad 신호전달경로. (C) NF-κB 신호전달경로. (D) Wnt/*β*-catenin 신호전달경로. DNMT1: DNA methyltransferase 1, FoxP3: forkhead transcription factor 3, HIF1-*α*: hypoxia-inducible factor-*α*, IκB: Inhibitory κB, LRP5/6: low-density lipoprotein receptor-related protein 5/6, NECD: Notch extracellular domain, NCD:

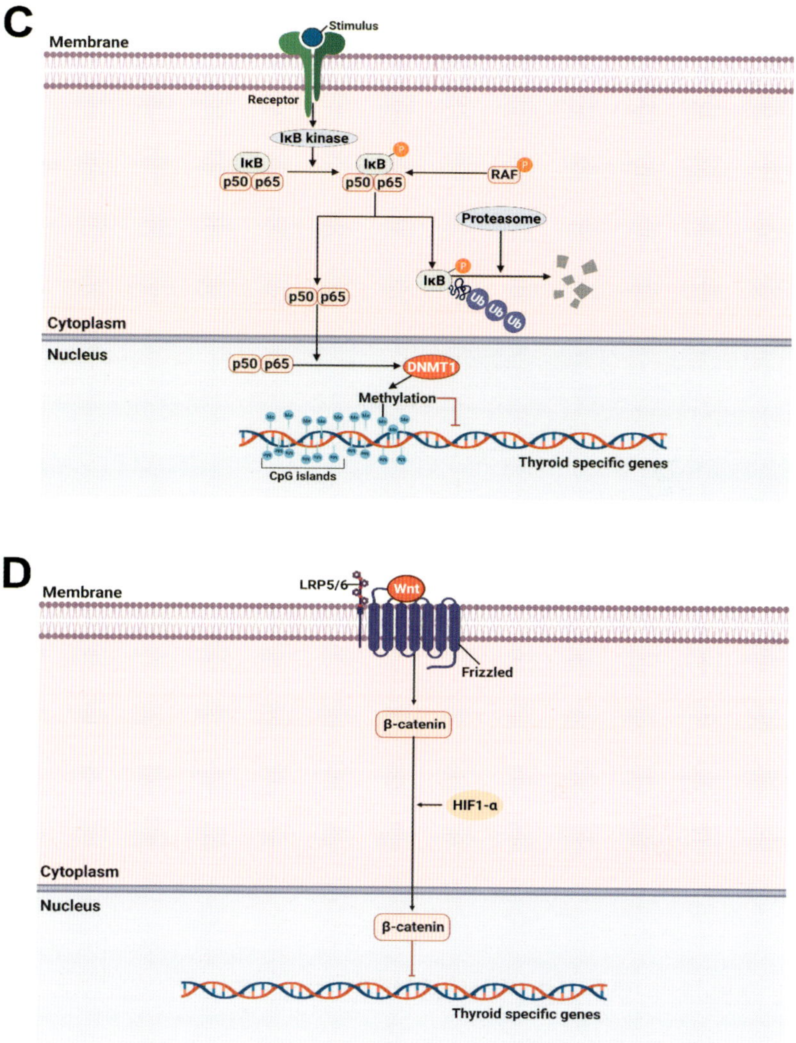

Notch intracellular domain, NOX4: NADPH oxidase 4, P: phosphorylation, ROS: reactive oxygen species, Ub: ubiquitination. Image was created with BioRender.com. (Molecular mechanisms of radioactive iodine refractoriness in differentiated thyroid cancer: Impaired NIS expression owing to altered signaling pathway activity and intracellular localization of NIS. Theranostics. 2021 Apr 15;11(13):6251-6277. 인용)

바. NF-κB 신호전달경로

NF-κB(nuclear factor kappa-light-chain-enhancer of activated B cells) 신호전달경로는 종양 발생과 관련된 염증 반응의 조절에서 중추적인 역할을 한다. 대부분의 NF-κB는 IκB(inhibitory κB)에 의해 세포질에서 격리되어 비활성화를 유지한다. 다양한 자극에 의해 IκB가 분해되면 NF-κB가 활성화되어 핵으로 이동하게 된다.

NF-κB의 활성화는 갑상선암의 증식 및 성장에 영향을 주고, NF-κB 억제는 갑상선암의 방사선 치료 효과를 높인다고 알려져 있다. *BRAF* 변이는 NF-κB 신호전달경로를 통해 DNMT1(DNA methyltransferase 1) 발현을 증가시키고, 이는 NIS 촉진자의 메틸화를 통해 NIS 발현을 억제한다고 알려져 있다. 그러나 NF-κB 억제가 갑상선특이단백 발현을 높이지는 못하고, 방사성요오드 섭취도 높이지 못한다고 보고되었다.

그림 5-4. 갑상선암에서 방사성요오드 축적에 관여하는 나트륨요오드공동수송체(NIS)를 포함한 갑상선특이유전자의 발현 관련 분자기전. 4E-BP: 4E-binding protein, Ac: acetylation, BRD4: bromodomain-containing protein, DNMT1: DNA methyltransferase 1, ERRγ: estrogen-related receptor γ, FoxP3: forkhead transcription factor 3, HDAC: histone deacetylase, HMGB1: high mobility group box 1, IκB: inhibitory κB, LXRβ: liver X receptor β, TERT: telomerase reverse transcriptase, TSHR: TSH receptor, miR: microRNA, mTORC1: mTOR complex 1, mTORC2: mTOR complex 2, P: phosphorylation, NECD: Notch extracellular domain, NICD: Notch intracellular domain, NOX4: NADPH oxidase 4, P: phosphorylation, PBF: pituitary tumor-transforming gene 1 (PTTG1)-binding factor, PTEN: phosphatase and tensin homolog, RAR: retinoic acid receptor, PPARγ: peroxisome proliferator-activated receptor γ, ROS: reactive oxygen species, RAR: retinoic acid receptor, RXR: retinoid X receptor, TERT: telomerase reverse transcriptase, Ub: ubiquitination. Image was created with BioRender.com. (Molecular mechanisms of radioactive iodine refractoriness in differentiated thyroid cancer: Impaired sodium iodide symporter (NIS) expression owing to altered signaling pathway activity and intracellular localization of NIS. Theranostics. 2021 Apr 15;11(13):6251-6277. 인용)

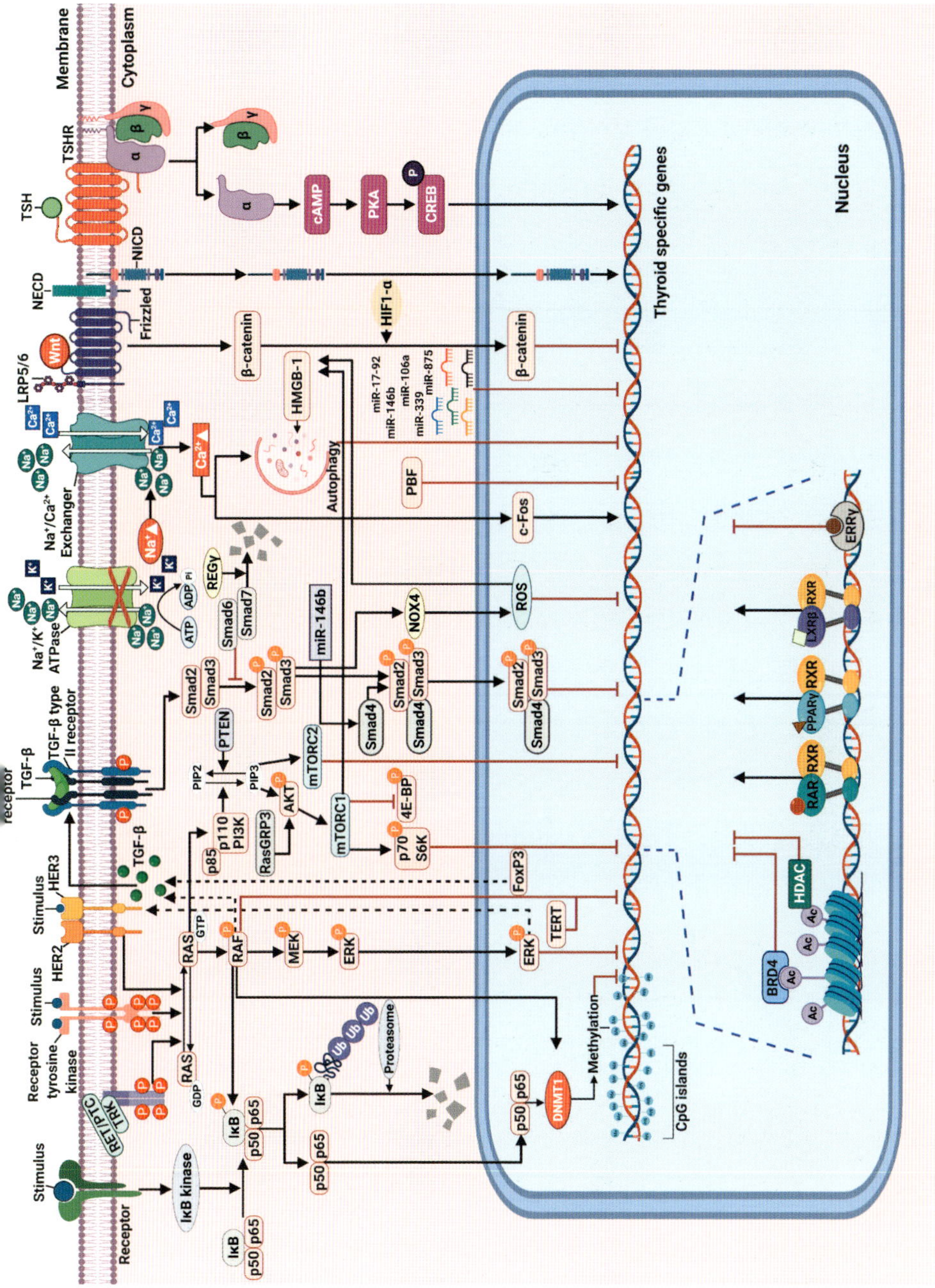

Membrane
Cytoplasm
Nucleus
TSH
TSHR
cAMP
PKA
CREB
NECD
NICD
Frizzled
LRP5/6
Wnt
β-catenin
HIF1-α
HMGB-1
Autophagy
miR-17-92
miR-146b
miR-106a
miR-339
miR-875
PBF
c-Fos
Na⁺/Ca²⁺ Exchanger
Na⁺/K⁺ ATPase
ATP
ADP
REGγ
Smad6
Smad7
Smad2
Smad3
Smad4
miR-146b
NOX4
ROS
TGF-β
TGF-β type II receptor
PTEN
PIP2
PIP3
p85
p110
PI3K
AKT
RasGRP3
mTORC1
mTORC2
4E-BP
p70 S6K
FoxP3
TERT
HER2
HER3
Stimulus
RAS
GTP
GDP
RAF
MEK
ERK
Receptor tyrosine kinase
RET/PTC
TRK
Receptor
IκB kinase
IκB
p50
p65
Ub
Proteasome
DNMT1
Methylation
CpG islands
Thyroid specific genes
BRD4
Ac
HDAC
RAR
RXR
PPARγ
LXRβ
ERRγ

사. Wnt/β-catenin 신호전달경로

Wnt/β-catenin 신호전달경로는 세포 성장과 증식에 중요한 역할을 하며, 지속적인 Wnt/β-catenin 활성화가 암 발생과 관련이 있다고 알려져 있다. Wnt 리간드가 Frizzled 수용체와 결합하면, β-catenin이 활성화되어 세포질에서 핵 내로 이동되어 유전자의 발현을 일으킨다.

다양한 유전자변이가 Wnt/β-catenin 신호전달경로를 통하여 갑상선암의 진행과 관련이 있는 것으로 보고되어 있으며, 갑상선암의 *RET/PTC* 변이도 Wnt/β-catenin 신호전달경로를 활성화시키는 것으로 밝혀졌다.

β-catenin과 PAX-8의 상호작용이 NIS 유전자 발현에 대한 전사활성을 증가시키지만, 핵 내의 비정상적인 β-catenin은 갑상선암의 분화도를 저해하며, 갑상선소포암 세포에서 HIF1-α에 의해 유도된 β-catenin은 NIS의 세포막 이동을 저해하여 세포질 내에 머물게 한다. 이는 소포암세포의 요오드 섭취 감소를 일으켜 방사성요오드 치료효과를 감소시키는데, β-catenin의 억제로 방사성요오드 치료효과를 회복시킬 수 있다.

이 외에도 다양한 종류의 유전자변이가 갑상선암세포의 유전자 발현에 영향을 주고, 갑상선특이단백의 세포 내 이동에도 관여하여 방사성요오드 섭취능에 영향을 준다. 현재도 많은 연구자들에 의해 갑상선암세포에서 갑상선특이단백의 발현에 영향을 주는 기전이 새롭게 밝혀지고 있다.

4. 유전자변이 표적 갑상선암 요오드대사 개선

분화갑상선암의 치료법 중 수술적 처치 다음으로 방사성요오드 치료가 널리 이용되고 있으며, 임상적 치료 효과도 높다. 하지만 갑상선암은 유전자변이 등으로 인해 요오드대사 능력이 감소되어 방사성요오드 치료 효과가 감소된다. 갑상선암의 요오드 섭취능을 상승시키기 위한 여러 약물중재(pharmacologic intervention)가 시행되고 있으며, 최근에는 유전자변이에 의해 활성화된 신호전달경로를 억제하여 갑상선암을 재분화하고자 하는 연구와 임상시험이 시도되고 있다. 갑상선암의 재분화에 대하여서는 이후에 자세히 다루고자 한다.

참고문헌

1. 안병철. 갑상샘 핵의학, 2014, 고려의학.
2. Ji Min Oh, Byeong-Cheol Ahn. Molecular mechanisms of radioactive iodine refractoriness in differentiated thyroid cancer: Impaired sodium iodide symporter (NIS) expression owing to altered signaling pathway activity and intracellular localization of NIS. Theranostics. 2021 Apr 15;11(13):6251-6277. doi: 10.7150/thno.57689. eCollection 2021.
3. Zhang W, Liu HT. MAPK signal pathways in the regulation of cell proliferation in mammalian cells. Cell Res. 2002; 12: 9-18.
4. Zaballos MA, Santisteban P. Key signaling pathways in thyroid cancer. J Endocrinol. 2017; 235: R43-R61.
5. Frattini M, Ferrario C, Bressan P, Balestra D, De Cecco L, Mondellini P, et al. Alternative mutations of BRAF, RET and NTRK1 are associated with similar but distinct gene expression patterns in papillary thyroid cancer. Oncogene. 2004; 23: 7436-40.
6. Soares P, Trovisco V, Rocha AS, Lima J, Castro P, Preto A, et al. BRAF mutations and RET/PTC rearrangements are alternative events in the etiopathogenesis of PTC. Oncogene. 2003; 22: 4578-80.
7. Kimura ET, Nikiforova MN, Zhu Z, Knauf JA, Nikiforov YE, Fagin JA. High prevalence of BRAF mutations in thyroid cancer: genetic evidence for constitutive activation of the RET/PTC-RAS-BRAF signaling pathway in papillary thyroid carcinoma. Cancer Res. 2003; 63: 1454-7.
8. Xing M. BRAF mutation in papillary thyroid cancer: pathogenic role, molecular bases, and clinical implications. Endocr Rev. 2007; 28: 742-62.
9. Lee JH, Lee ES, Kim YS. Clinicopathologic significance of BRAF V600E mutation in

papillary carcinomas of the thyroid: a meta-analysis. Cancer. 2007; 110: 38-46.
10. Xing M, Westra WH, Tufano RP, Cohen Y, Rosenbaum E, Rhoden KJ, et al. BRAF mutation predicts a poorer clinical prognosis for papillary thyroid cancer. J Clin Endocrinol Metab. 2005; 90: 6373-9.
11. Ricarte-Filho JC, Ryder M, Chitale DA, Rivera M, Heguy A, Ladanyi M, et al. Mutational profile of advanced primary and metastatic radioactive iodine-refractory thyroid cancers reveals distinct pathogenetic roles for BRAF, PIK3CA, and AKT1. Cancer Res. 2009; 69: 4885-93.
12. Riesco-Eizaguirre G, Gutierrez-Martinez P, Garcia-Cabezas MA, Nistal M, Santisteban P. The oncogene BRAF V600E is associated with a high risk of recurrence and less differentiated papillary thyroid carcinoma due to the impairment of Na+/I- targeting to the membrane. Endocr Relat Cancer. 2006; 13: 257-69.
13. Mian C, Barollo S, Pennelli G, Pavan N, Rugge M, Pelizzo MR, et al. Molecular characteristics in papillary thyroid cancers (PTCs) with no 131I uptake. Clin Endocrinol (Oxf). 2008; 68: 108-16.
14. Durante C, Puxeddu E, Ferretti E, Morisi R, Moretti S, Bruno R, et al. BRAF mutations in papillary thyroid carcinomas inhibit genes involved in iodine metabolism. J Clin Endocrinol Metab. 2007; 92: 2840-3.
15. Xing M. BRAF mutation in thyroid cancer. Endocr Relat Cancer. 2005; 12: 245-62.
16. Henderson YC, Shellenberger TD, Williams MD, El-Naggar AK, Fredrick MJ, Cieply KM, et al. High rate of BRAF and RET/PTC dual mutations associated with recurrent papillary thyroid carcinoma. Clin Cancer Res. 2009; 15: 485-91.
17. Mitsutake N, Knauf JA, Mitsutake S, Mesa C, Jr., Zhang L, Fagin JA. Conditional BRAFV600E expression induces DNA synthesis, apoptosis, dedifferentiation, and chromosomal instability in thyroid PCCL3 cells. Cancer Res. 2005; 65: 2465-73.
18. Kleiman DA, Buitrago D, Crowley MJ, Beninato T, Veach AJ, Zanzonico PB, et al. Thyroid stimulating hormone increases iodine uptake by thyroid cancer cells during BRAF silencing. J Surg Res. 2013; 182: 85-93.
19. Liu D, Hu S, Hou P, Jiang D, Condouris S, Xing M. Suppression of BRAF/MEK/MAP kinase pathway restores expression of iodide-metabolizing genes in thyroid cells expressing the V600E BRAF mutant. Clin Cancer Res. 2007; 13: 1341-9.
20. Cheng L, Jin Y, Liu M, Ruan M, Chen L. HER inhibitor promotes BRAF/MEK inhibitor-induced redifferentiation in papillary thyroid cancer harboring BRAFV600E. Oncotarget. 2017; 8: 19843-54.
21. Chakravarty D, Santos E, Ryder M, Knauf JA, Liao XH, West BL, et al. Small-molecule MAPK inhibitors restore radioiodine incorporation in mouse thyroid cancers with conditional BRAF activation. J Clin Invest. 2011; 121: 4700-11.
22. Crispo F, Notarangelo T, Pietrafesa M, Lettini G, Storto G, Sgambato A, et al. BRAF Inhibitors in Thyroid Cancer: Clinical Impact, Mechanisms of Resistance and Future Perspectives. Cancers (Basel). 2019; 11.
23. Ofir Dovrat T, Sokol E, Frampton G, Shachar E, Pelles S, Geva R, et al. Unusually long-term responses to vemurafenib in BRAF V600E mutated colon and thyroid cancers followed by the development of rare RAS activating mutations. Cancer Biol Ther. 2018; 19: 871-4.
24. Montero-Conde C, Ruiz-Llorente S, Dominguez JM, Knauf JA, Viale A, Sherman EJ, et al. Relief of feedback inhibition of HER3 transcription by RAF and MEK inhibitors attenuates their antitumor effects in BRAF-mutant thyroid carcinomas. Cancer

Discov. 2013; 3: 520-33.
25. Song H, Zhang J, Ning L, Zhang H, Chen D, Jiao X, et al. The MEK1/2 Inhibitor AZD6244 Sensitizes BRAF-Mutant Thyroid Cancer to Vemurafenib. Med Sci Monit. 2018; 24: 3002-10.
26. Zhang H, Chen D. Synergistic inhibition of MEK/ERK and BRAF V600E with PD98059 and PLX4032 induces sodium/iodide symporter (NIS) expression and radioiodine uptake in BRAF mutated papillary thyroid cancer cells. Thyroid Res. 2018; 11: 13.
27. Pomerance M, Abdullah HB, Kamerji S, Correze C, Blondeau JP. Thyroid-stimulating hormone and cyclic AMP activate p38 mitogen-activated protein kinase cascade. Involvement of protein kinase A, rac1, and reactive oxygen species. J Biol Chem. 2000; 275: 40539-46.
28. Pomerance M, Carapau D, Chantoux F, Mockey M, Correze C, Francon J, et al. CCAAT/enhancer-binding protein-homologous protein expression and transcriptional activity are regulated by 3',5'-cyclic adenosine monophosphate in thyroid cells. Mol Endocrinol. 2003; 17: 2283-94.
29. Kogai T, Liu YY, Mody K, Shamsian DV, Brent GA. Regulation of sodium iodide symporter gene expression by Rac1/p38beta mitogen-activated protein kinase signaling pathway in MCF-7 breast cancer cells. J Biol Chem. 2012; 287: 3292-300.
30. Heasman SJ, Ridley AJ. Mammalian Rho GTPases: new insights into their functions from in vivo studies. Nat Rev Mol Cell Biol. 2008; 9: 690-701.
31. Faria M, Felix D, Domingues R, Bugalho MJ, Matos P, Silva AL. Antagonistic effects of RAC1 and tumor-related RAC1b on NIS expression in thyroid. J Mol Endocrinol. 2019; 63: 309-20.
32. Ana Sastre-Peronal, Pilar Santisteban. Role of the Wnt Pathway in Thyroid Cancer. Front Endocrinol (Lausanne). 2012 Feb 29;3:31. doi: 10.3389/fendo.2012.00031. eCollection 2012.
33. Zhou C, Licciulli S, Avila JL, Cho M, Troutman S, Jiang P, et al. The Rac1 splice form Rac1b promotes K-ras-induced lung tumorigenesis. Oncogene. 2013; 32: 903-9.
34. Faria M, Capinha L, Simoes-Pereira J, Bugalho MJ, Silva AL. Extending the Impact of RAC1b Overexpression to Follicular Thyroid Carcinomas. Int J Endocrinol. 2016; 2016: 1972367.
35. Silva AL, Carmo F, Bugalho MJ. RAC1b overexpression in papillary thyroid carcinoma: a role to unravel. Eur J Endocrinol. 2013; 168: 795-804.
36. Liu R, Xing M. TERT promoter mutations in thyroid cancer. Endocr Relat Cancer. 2016; 23: R143-55.
37. Liu X, Bishop J, Shan Y, Pai S, Liu D, Murugan AK, et al. Highly prevalent TERT promoter mutations in aggressive thyroid cancers. Endocr Relat Cancer. 2013; 20: 603-10.
38. Xing M, Liu R, Liu X, Murugan AK, Zhu G, Zeiger MA, et al. BRAF V600E and TERT promoter mutations cooperatively identify the most aggressive papillary thyroid cancer with highest recurrence. J Clin Oncol. 2014; 32: 2718-26.
39. Liu R, Bishop J, Zhu G, Zhang T, Ladenson PW, Xing M. Mortality Risk Stratification by Combining BRAF V600E and TERT Promoter Mutations in Papillary Thyroid Cancer: Genetic Duet of BRAF and TERT Promoter Mutations in Thyroid Cancer Mortality. JAMA Oncol. 2017; 3: 202-8.
40. Liu J, Liu R, Shen X, Zhu G, Li B, Xing M. The Genetic Duet of BRAF V600E and TERT Promoter Mutations Robustly Predicts Loss of Radioiodine Avidity in Recurrent Papillary Thyroid Cancer. J Nucl Med. 2020; 61: 177-82.

41. Fuziwara CS, Saito KC, Leoni SG, Waitzberg AFL, Kimura ET. The Highly Expressed FAM83F Protein in Papillary Thyroid Cancer Exerts a Pro-Oncogenic Role in Thyroid Follicular Cells. Front Endocrinol (Lausanne). 2019; 10: 134.
42. Knauf JA, Kuroda H, Basu S, Fagin JA. RET/PTC-induced dedifferentiation of thyroid cells is mediated through Y1062 signaling through SHC-RAS-MAP kinase. Oncogene. 2003; 22: 4406-12.
43. Vadysirisack DD, Venkateswaran A, Zhang Z, Jhiang SM. MEK signaling modulates sodium iodide symporter at multiple levels and in a paradoxical manner. Endocr Relat Cancer. 2007; 14: 421-32.
44. Ruan M, Liu M, Dong Q, Chen L. Iodide- and glucose-handling gene expression regulated by sorafenib or cabozantinib in papillary thyroid cancer. J Clin Endocrinol Metab. 2015; 100: 1771-9.
45. Fenton MS, Marion KM, Salem AK, Hogen R, Naeim F, Hershman JM. Sunitinib inhibits MEK/ERK and SAPK/JNK pathways and increases sodium/iodide symporter expression in papillary thyroid cancer. Thyroid. 2010; 20: 965-74.
46. Ishii N, Harada N, Joseph EW, Ohara K, Miura T, Sakamoto H, et al. Enhanced inhibition of ERK signaling by a novel allosteric MEK inhibitor, CH5126766, that suppresses feedback reactivation of RAF activity. Cancer Res. 2013; 73: 4050-60.
47. Nagarajah J, Le M, Knauf JA, Ferrandino G, Montero-Conde C, Pillarsetty N, et al. Sustained ERK inhibition maximizes responses of BrafV600E thyroid cancers to radioiodine. J Clin Invest. 2016; 126: 4119-24.
48. Oh JM, Kalimuthu S, Gangadaran P, Baek SH, Zhu L, Lee HW, et al. Reverting iodine avidity of radioactive-iodine refractory thyroid cancer with a new tyrosine kinase inhibitor (K905-0266) excavated by high-throughput NIS (sodium iodide symporter) enhancer screening platform using dual reporter gene system. Oncotarget. 2018; 9: 7075-87.
49. Omur O, Baran Y. An update on molecular biology of thyroid cancers. Crit Rev Oncol Hematol. 2014; 90: 233-52.
50. Zakarija M, McKenzie JM. Variations in the culture medium for FRTL5 cells: effects on growth and iodide uptake. Endocrinology. 1989; 125: 1253-9.
51. Saji M, Kohn LD. Insulin and insulin-like growth factor-I inhibit thyrotropin-increased iodide transport in serum-depleted FRTL-5 rat thyroid cells: modulation of adenosine 3',5'-monophosphate signal action. Endocrinology. 1991; 128: 1136-43.
52. Garcia B, Santisteban P. PI3K is involved in the IGF-I inhibition of TSH-induced sodium/iodide symporter gene expression. Mol Endocrinol. 2002; 16: 342-52.
53. Kogai T, Sajid-Crockett S, Newmarch LS, Liu YY, Brent GA. Phosphoinositide-3-kinase inhibition induces sodium/iodide symporter expression in rat thyroid cells and human papillary thyroid cancer cells. J Endocrinol. 2008; 199: 243-52.
54. Song J, Qiu W, Deng X, Qiu Z, Fan Y, Yang Z. A somatic mutation of RasGRP3 decreases Na(+)/I(-) symporter expression in metastases of radioactive iodine-refractory thyroid cancer by stimulating the Akt signaling pathway. Am J Cancer Res. 2018; 8: 1847-55.
55. de Souza EC, Padron AS, Braga WM, de Andrade BM, Vaisman M, Nasciutti LE, et al. MTOR downregulates iodide uptake in thyrocytes. J Endocrinol. 2010; 206: 113-20.
56. Plantinga TS, Heinhuis B, Gerrits D, Netea MG, Joosten LA, Hermus AR, et al. mTOR Inhibition promotes TTF1-dependent redifferentiation and restores iodine uptake in thyroid carcinoma cell lines. J Clin Endocrinol Metab. 2014; 99: E1368-75.

57. Tavares C, Coelho MJ, Melo M, da Rocha AG, Pestana A, Batista R, et al. pmTOR is a marker of aggressiveness in papillary thyroid carcinomas. Surgery. 2016; 160: 1582-90.
58. Tavares C, Eloy C, Melo M, Gaspar da Rocha A, Pestana A, Batista R, et al. mTOR Pathway in Papillary Thyroid Carcinoma: Different Contributions of mTORC1 and mTORC2 Complexes for Tumor Behavior and SLC5A5 mRNA Expression. Int J Mol Sci. 2018; 19.
59. Cheng W, Liu R, Zhu G, Wang H, Xing M. Robust Thyroid Gene Expression and Radioiodine Uptake Induced by Simultaneous Suppression of BRAF V600E and Histone Deacetylase in Thyroid Cancer Cells. J Clin Endocrinol Metab. 2016; 101: 962-71.
60. Oh JM, Baek SH, Gangadaran P, Hong CM, Rajendran RL, Lee HW, et al. A Novel Tyrosine Kinase Inhibitor Can Augment Radioactive Iodine Uptake Through Endogenous Sodium/Iodide Symporter Expression in Anaplastic Thyroid Cancer. Thyroid. 2020; 30: 501-18.
61. Liu J, Liu Y, Lin Y, Liang J. Radioactive Iodine-Refractory Differentiated Thyroid Cancer and Redifferentiation Therapy. Endocrinol Metab (Seoul). 2019; 34: 215-25.
62. Ferretti E, Tosi E, Po A, Scipioni A, Morisi R, Espinola MS, et al. Notch signaling is involved in expression of thyrocyte differentiation markers and is down-regulated in thyroid tumors. J Clin Endocrinol Metab. 2008; 93: 4080-7.
63. Yu XM, Jaskula-Sztul R, Ahmed K, Harrison AD, Kunnimalaiyaan M, Chen H. Resveratrol induces differentiation markers expression in anaplastic thyroid carcinoma via activation of Notch1 signaling and suppresses cell growth. Mol Cancer Ther. 2013; 12: 1276-87.
64. Carre A, Rachdi L, Tron E, Richard B, Castanet M, Schlumberger M, et al. Hes1 is required for appropriate morphogenesis and differentiation during mouse thyroid gland development. PLoS One. 2011; 6: e16752.
65. Somnay YR, Yu XM, Lloyd RV, Leverson G, Aburjania Z, Jang S, et al. Notch3 expression correlates with thyroid cancer differentiation, induces apoptosis, and predicts disease prognosis. Cancer. 2017; 123: 769-82.
66. Jakowlew SB. Transforming growth factor-beta in cancer and metastasis. Cancer Metastasis Rev. 2006; 25: 435-57.
67. Pisarev MA, Thomasz L, Juvenal GJ. Role of transforming growth factor beta in the regulation of thyroid function and growth. Thyroid. 2009; 19: 881-92.
68. Nicolussi A, D'Inzeo S, Santulli M, Colletta G, Coppa A. TGF-beta control of rat thyroid follicular cells differentiation. Mol Cell Endocrinol. 2003; 207: 1-11.
69. Grubeck-Loebenstein B, Buchan G, Sadeghi R, Kissonerghis M, Londei M, Turner M, et al. Transforming growth factor beta regulates thyroid growth. Role in the pathogenesis of nontoxic goiter. J Clin Invest. 1989; 83: 764-70.
70. Kawaguchi A, Ikeda M, Endo T, Kogai T, Miyazaki A, Onaya T. Transforming growth factor-beta1 suppresses thyrotropin-induced Na+/I- symporter messenger RNA and protein levels in FRTL-5 rat thyroid cells. Thyroid. 1997; 7: 789-94.
71. Azouzi N, Cailloux J, Cazarin JM, Knauf JA, Cracchiolo J, Al Ghuzlan A, et al. NADPH Oxidase NOX4 Is a Critical Mediator of BRAF(V600E)-Induced Downregulation of the Sodium/Iodide Symporter in Papillary Thyroid Carcinomas. Antioxid Redox Signal. 2017; 26: 864-77.
72. Niu J, Jiang C, Li C, Liu L, Li K, Jian Z, et al. Foxp3 expression in melanoma cells as a possible mechanism of resistance to immune destruction. Cancer Immunol Immunother. 2011; 60: 1109-18.

73. Hinz S, Pagerols-Raluy L, Oberg HH, Ammerpohl O, Grussel S, Sipos B, et al. Foxp3 expression in pancreatic carcinoma cells as a novel mechanism of immune evasion in cancer. Cancer Res. 2007; 67: 8344-50.
74. Ugolini C, Elisei R, Proietti A, Pelliccioni S, Lupi C, Borrelli N, et al. FoxP3 expression in papillary thyroid carcinoma: a possible resistance biomarker to iodine 131 treatment. Thyroid. 2014; 24: 339-46.
75. Ma S, Wang Q, Ma X, Wu L, Guo F, Ji H, et al. FoxP3 in papillary thyroid carcinoma induces NIS repression through activation of the TGF-beta1/Smad signaling pathway. Tumour Biol. 2016; 37: 989-98.
76. Jiao C, Li L, Zhang P, Zhang L, Li K, Fang R, et al. REGgamma ablation impedes dedifferentiation of anaplastic thyroid carcinoma and accentuates radio-therapeutic response by regulating the Smad7-TGF-beta pathway. Cell Death Differ. 2020; 27: 497-508.
77. Lopez-Campistrous A, Adewuyi EE, Benesch MGK, Ko YM, Lai R, Thiesen A, et al. PDGFRalpha Regulates Follicular Cell Differentiation Driving Treatment Resistance and Disease Recurrence in Papillary Thyroid Cancer. EBioMedicine. 2016; 12: 86-97.
78. Karin M. NF-kappaB as a critical link between inflammation and cancer. Cold Spring Harb Perspect Biol. 2009; 1: a000141.
79. Park MH, Hong JT. Roles of NF-kappaB in Cancer and Inflammatory Diseases and Their Therapeutic Approaches. Cells. 2016; 5.
80. Reale C, Iervolino A, Scudiero I, Ferravante A, D'Andrea LE, Mazzone P, et al. NF-kappaB Essential Modulator (NEMO) Is Critical for Thyroid Function. J Biol Chem. 2016; 291: 5765-73.
81. Velez ML, Costamagna E, Kimura ET, Fozzatti L, Pellizas CG, Montesinos MM, et al. Bacterial lipopolysaccharide stimulates the thyrotropin-dependent thyroglobulin gene expression at the transcriptional level by involving the transcription factors thyroid transcription factor-1 and paired box domain transcription factor 8. Endocrinology. 2006; 147: 3260-75.
82. Nazar M, Nicola JP, Velez ML, Pellizas CG, Masini-Repiso AM. Thyroid peroxidase gene expression is induced by lipopolysaccharide involving nuclear factor (NF)-kappaB p65 subunit phosphorylation. Endocrinology. 2012; 153: 6114-25.
83. Faria M, Domingues R, Paixao F, Bugalho MJ, Matos P, Silva AL. TNFalpha-mediated activation of NF-kappaB downregulates sodium-iodide symporter expression in thyroid cells. PLoS One. 2020; 15: e0228794.
84. Visconti R, Cerutti J, Battista S, Fedele M, Trapasso F, Zeki K, et al. Expression of the neoplastic phenotype by human thyroid carcinoma cell lines requires NFkappaB p65 protein expression. Oncogene. 1997; 15: 1987-94.
85. Pacifico F, Mauro C, Barone C, Crescenzi E, Mellone S, Monaco M, et al. Oncogenic and anti-apoptotic activity of NF-kappa B in human thyroid carcinomas. J Biol Chem. 2004; 279: 54610-9.
86. Mitsiades CS, McMillin D, Kotoula V, Poulaki V, McMullan C, Negri J, et al. Antitumor effects of the proteasome inhibitor bortezomib in medullary and anaplastic thyroid carcinoma cells in vitro. J Clin Endocrinol Metab. 2006; 91: 4013-21.
87. Starenki D, Namba H, Saenko V, Ohtsuru A, Yamashita S. Inhibition of nuclear factor-kappaB cascade potentiates the effect of a combination treatment of anaplastic thyroid cancer cells. J Clin Endocrinol Metab. 2004; 89: 410-8.
88. Meng Z, Lou S, Tan J, Xu K, Jia Q, Zheng W. Nuclear factor-kappa B inhibition can

enhance apoptosis of differentiated thyroid cancer cells induced by 131I. PLoS One. 2012; 7: e33597.
89. Chen F, Yin S, Zhu J, Jia L, Zhang H, Yang C, et al. Effects of nuclear factorkappaB on the uptake of 131iodine and apoptosis of thyroid carcinoma cells. Mol Med Rep. 2018; 17: 4959-64.
90. Choi YW, Kim HJ, Kim YH, Park SH, Chwae YJ, Lee J, et al. B-RafV600E inhibits sodium iodide symporter expression via regulation of DNA methyltransferase 1. Exp Mol Med. 2014; 46: e120.
91. Sastre-Perona A, Santisteban P. Wnt-independent role of beta-catenin in thyroid cell proliferation and differentiation. Mol Endocrinol. 2014; 28: 681-95.
92. Garcia-Rostan G, Tallini G, Herrero A, D'Aquila TG, Carcangiu ML, Rimm DL. Frequent mutation and nuclear localization of beta-catenin in anaplastic thyroid carcinoma. Cancer Res. 1999; 59: 1811-5.
93. Garcia-Rostan G, Camp RL, Herrero A, Carcangiu ML, Rimm DL, Tallini G. Beta-catenin dysregulation in thyroid neoplasms: down-regulation, aberrant nuclear expression, and CTNNB1 exon 3 mutations are markers for aggressive tumor phenotypes and poor prognosis. Am J Pathol. 2001; 158: 987-96.
94. Lan L, Basourakos S, Cui D, Zuo X, Deng W, Huo L, et al. Inhibiting beta-catenin expression promotes efficiency of radioiodine treatment in aggressive follicular thyroid cancer cells probably through mediating NIS localization. Oncol Rep. 2017; 37: 426-34.
95. Costamagna E, Garcia B, Santisteban P. The functional interaction between the paired domain transcription factor Pax8 and Smad3 is involved in transforming growth factor-beta repression of the sodium/iodide symporter gene. J Biol Chem. 2004; 279: 3439-46.
96. Riesco-Eizaguirre G, Rodriguez I, De la Vieja A, Costamagna E, Carrasco N, Nistal M, et al. The BRAFV600E oncogene induces transforming growth factor beta secretion leading to sodium iodide symporter repression and increased malignancy in thyroid cancer. Cancer Res. 2009; 69: 8317-25.
97. Kogai T, Endo T, Saito T, Miyazaki A, Kawaguchi A, Onaya T. Regulation by thyroid-stimulating hormone of sodium/iodide symporter gene expression and protein levels in FRTL-5 cells. Endocrinology. 1997; 138: 2227-32.
98. Nicola JP, Nazar M, Mascanfroni ID, Pellizas CG, Masini-Repiso AM. NF-kappaB p65 subunit mediates lipopolysaccharide-induced Na(+)/I(-) symporter gene expression by involving functional interaction with the paired domain transcription factor Pax8. Mol Endocrinol. 2010; 24: 1846-62.
99. Nicola JP, Velez ML, Lucero AM, Fozzatti L, Pellizas CG, Masini-Repiso AM. Functional toll-like receptor 4 conferring lipopolysaccharide responsiveness is expressed in thyroid cells. Endocrinology. 2009; 150: 500-8.
100. Lin Shi, Hao Chen, Yong-Ying Qin, Ting-Qing Gan, Kang-Lai Wei. Clinical and biologic roles of PDGFRA in papillary thyroid cancer: a study based on immunohistochemical and in vitro analyses. Int J Clin Exp Pathol. 2020; 13(5): 1094–1107.

제 6 장

안정요오드와 방사성요오드

1. 안정요오드의 역사

요오드(아이오딘, 옥소)는 원자번호가 53번인 원소로 자연계에서 김, 미역, 다시마와 같은 해초류에 다량으로 존재하는데, 갑상선호르몬을 만드는 데 필수적인 구성요소이다. 갑상선과 요오드의 관련성은 요오드가 발견된 19세기보다 훨씬 이전부터 발견되었다. 고대 중국에서는 기원전 1600년경부터 해면과 해초를 태워 갑상선비대증 치료에 이용한 기록이 있으며, 서양에도 기원 1세기에 같은 방식으로 갑상선질환을 치료한 것이 기록으로 남아 있다.

요오드는 우연히 인류에게 인지되게 되었다. 프랑스 화학자인 Bernard Courtois는 해초류를 태워서 만든 재를 이용하여 화약을 만드는 재료인 초석을 생산하고 있었다. 불순물을 줄인 양질의 초석을 생산하는 과정에 황산을 투여하여야 하는데, 1811년 말 Bernard Courtois가 실수로 너무 많은 양의 황산을 투여하였다. 이 과정에서 요오드가 승화되면서 보랏빛의 요오드 증기가 발생하였고, 그 증기가 응축되면서 결정이 만들어지는 것을 Bernard Courtois가 관찰하였으나 이를 학계에 발표하거나 책으로 저술하지 않았다. 프랑스 화학자이자 물리학자인 Joseph Louis Gay-Lussac이 그 물질이 당시까지 발견되지 않았던 새로운 원소임을 증명하였는데, 그는 요오드 증기가 보이는 보라색을 뜻하는 그리스 언어 'ioeides(Ιώδης)'을 바탕으로 하여 'iode'로 명명하였다. Joseph Louis Gay-Lussac은 요오드의 최초 발견이 Bernard Courtois에 의한 것임을 명확히 기술하여 지금도 요오드의 최초 발견자가 Bernard Courtois라는 점에는 논란의 여지가 없다. 이후 영국의 화학자인 Humphry Davy가 'iode'를 영어식 발음법을 고려하여 'iodin'으로 개칭하였고, 1930년대에 현재의 영어 원소명인 'iodine'으로 최종화되었다.

우리나라에서의 요오드 명칭은 이 원소에 대한 정보가 독일과 일본을 거쳐 도입되면서 정해졌다. 요오드의 독일식 명칭인 Jod가 일본에 전해지면서 일본식 발음에 따라 沃素(요오소)라고 기술되었다. 우리나라에 도입되면서 沃素의 한자의 발음에 따라 옥소라고 명명되었으나, 현재는 요오드라는 명칭으로 널리 사용된다. 대한화학회에서는 1998년 '화합물 명명원칙'을 제정하면서 원소의 우리말 표현을 정하였는데, 요오드의 영어식 발음에 따라 아이오딘으로 명명하였다. 하지만 현재까지도 의학계와 일반사회를 포함한 다양한 영역에서 요오드가 더 널리 통용되고 있다.

19세기 초 유럽의 의사인 William Prout, John Ellison, Jean-Françios Coindet 등은 해면이나 해초류를 태워서 갑상선비대 치료에 사용하고 있었는데, 이들은 요오드를 갑상선비대 치료에 효과를 발휘하는 활성성분으로 생각하고 있었다. Jean-Françios Coindet는 1819년 150명의 갑상선비대증 환자를 대상으로 하루 250mg의 요오드팅크 (iodine tincture)를 투여하여 성공적인 치료효과를 얻었고,

이를 1820년에 학계에 보고하여 갑상선과 요오드의 관련성에 대한 과학적 근거가 생겼다. 또한 요오드가 가진 항균효과가 알려지고, 프랑스 내과의사인 Jean Gillaume Auguste Lugol이 1829년 요오드가 다량 포함된 루골용액(Lugol's solution)을 만들어낸 후 이 용액이 결핵 치료에 유용하다고 주장하면서 임상진료현장에 요오드 용액 이용법이 널리 알려지게 되었다.

1850년대에 프랑스 화학자 Gaspard Adolphe Chatin은 지역별 갑상선비대증 빈도와 해당 지역의 토양, 물, 식품에 포함된 요오드 함량의 상관성을 연구하였다. 해당 연구를 통해 Gaspard Adolphe Chatin은 갑상선비대증과 선천성갑상선기능저하의 발생 빈도가 요오드가 풍부한 지역에서 낮고, 요오드가 부족한 지역에서 높다는 것을 인지하고 이후 요오드 보충이 갑상선비대증을 예방할 수 있다는 것을 확인하였다.

1895년 독일의 생물학자인 Eugen Baumann은 갑상선에 요오드가 존재함을 알아냈고, 그 당시에 갑상선기능저하증 치료에 사용되던 갑상선추출물의 유효성분이 요오드를 포함하고 있을 것이라고 생각하였다. 하지만 Eugen Baumann은 갑상선호르몬을 분리하는데 실패하였고, 그로부터 19년이 지난 후 미국의 화학자인 Edward Calvin Kendall에 의해 갑상선호르몬이 처음 분리되었다.

1900년대 초반 내과 및 외과적 처치 시 소독 목적의 요오드 사용이 확립되었다. 뿐만 아니라 당시에는 매독치료에도 요오드가 지속적으로 사용되었고, 중금속 중독, 협심증, 동맥경화, 혈우병 등에도 요오드가 치료효과를 가진다고 믿었다. 요오드를 주로 연구한 하버드의대의 William Thomas Salter 교수는 1940년 「Endocrine function of iodine」을 집필하였고, 같은 해 하버드대학의 신문에 588개의 참고문헌 리뷰 후 의학과 관련된 요오드 역사를 게재하였는데, 이 가운데는 3기의 매독과 동맥경화치료에 요오드가 획기적인 치료효과를 보인다는 내용도 기술되어 있다.

당시에는 KI(potassium iodide) 형태의 요오드가 다양한 질환에서 좋은 치료 결과를 가져와 만병통치약으로 불렸으며, 작용기전은 모르지만 '잘 모르겠으면 요오드를 사용해라.'라는 말이 회자될 정도였다. 실제로 마비, 운동이상, 피부염, 청력감퇴, 척추만곡, 관절병, 매독, 급성염증, 통풍, 괴사, 화상, 루푸스, 천식, 궤양, 기관지염 등 열거하기 불가능할 정도로 많은 질환 치료와 증상 해소에 요오드가 사용되었다. 이러한 분위기에 편승하여 수많은 요오드 제제가 시장에 출시되었는데, 1956년에는 승인을 획득한 요오드 함유 제품이 전 세계적으로 1700개 이상이 있었다고 한다.

갑상선 관련 연구업적으로는 유일하게 노벨상을 수상한 스위스 외과의사 Emil Theodore Kocher는 1909년 노벨상 수상 이후 요오드 섭취로 인한 갑상선기능항진증을 경험하게 된다. 전 세계적으로 유명한 노벨상 수상 의사인 Emil Theodore Kocher가 요오드기피증(iodophobia)을 가지게 되자 갑상선질환에 대한 요오드 사용에 큰 변화가 일어나게 되었다. 그 당시에는 1835년 Robert James Graves와 1840년 Karl Adolph Von Basedow에 의해 보고된 갑상선기능항진증의 치료에 요오드가 사용되고 있었는데, 요오드기피증을 가진 Emil Theodore Kocher가 갑상선기능항진증에 요오드 사용을 반대하는 입장을 견지함으로써 일부에서 갑상선기능항진증 치료에 요오드 사용 없이 수술만을 시행하는 배타적 치료법을 권고하는 의료진들이 나타나게 되었다.

1920년경 미국의 병리학자 David Marine은 10세에서 18세 사이의 갑상선비대증이 없는 여학생을 두 군으로 나누어, 한 군은 요오드를 보충해 주고, 다른 군은 요오드 보충을 하지 않고 2년 6개월간 관찰하였다. 결과적으로 요오드 보충을 시행한 군에서는 갑상선비대가 0.2%에서 발생하였으나, 요오드 보충이 없었던 대조군에서는 22%에서 갑상선비대가 발생하였다. 이 결과를 바탕으로 갑상선비대증의 빈도가 높은 스위스에서도 여학생을 대상으로 하여 요오드 보충이 갑상선비대증을 감소시킬 수 있는지를 연구하였는데, 요오드가 갑상선비대증의 빈도를 감소시키는 효과가 재확인되었다. 이러한 임상연구 결과를 바탕으로 하여 스위스 모든 주에서 요오드 보충이 권고되었다.

1914년 미국의 화학자 Edward Calvin Kendall은 메이요클리닉에서 갑상선호르몬을 분리하여 thyroxin(thyro-oxy-indol)으로 명명하였는데, 이는 Edward Calvin Kendall이 갑상선호르몬이 3개의 요오드를 포함한 indol 구조(4, 5, 6 trihydro, 4, 5, 6 tri iodo-alpha-oxy-beta indole propionic acid)라고 잘못 이해하여 지어진 이름이다. 이후 1926년 영국의 화학자 Charles Robert Harrington이 갑상선호르몬은 요오드가 결합된 tyrosine 구조라는 것을 알아내고 합성에 성공하였다. 그는 화학적으로 갑상선호르몬의 명칭을 Kendall이 명명한 thyroxin에 아미노산의 명칭에 필요한 e를 추가하여 thyroxine으로 조정하여 받아들였다. 메이요클리닉의 내분비내과 의사인 Henry Stanley Plummer는 1923년 안구돌출 갑상선종환자에게 요오드를 사용하여 효과를 얻을 수 있다는 것을 보고하였고, 갑상선수술 전처치로 요오드를 사용하면 수술의 위험성을 감소시킬 수 있음을 증명하였다. 갑상선기능항진의 수술 전 요오드 전처치법은 현재도 임상에서 이용되는 유용한 방법이다.

Emil Theodore Kocher에 의해 시작된 요오드기피증은 1948년 University of California, Berkeley의 Jan Wolff와 Israel Lyon Chaikoff가 혈청 내 높은 농도의 요오드가 갑상선호르몬 합성을 억제할 수 있다는 Wolff-Chaikoff 효과를 발표하면서 다시 확산되었다. 이는 미국인의 주식인 빵을 만드는 데 사용되던 개량제인 요오드를 제외하는 결과를 가져왔고, 이로 인해 미국 내 요오드 결핍을 경험하는 인구가 증가하게 되었다. 요오드 섭취가 장기간 유지되면 Wolff-Chaikoff 효과로부터 탈출(escape)하는 결과가 나타남이 밝혀져 요오드 섭취에 의한 갑상선기능 저하 발생의 우려는 없어졌다.

현재 요오드는 필수 요소로 적정량의 섭취가 권고되고 있다. 세계보건기구(World Health Organization: WHO)를 포함한 많은 의학 및 영양 관련 전문가 집단은 성인에게 하루 150μg 정도의 요오드 섭취를 권고하고 있으며, 임신 혹은 수유기 여성에게는 이보다 조금 더 높은 하루 250μg 정도의 요오드 섭취를 권고하고 있다.

2. 방사성요오드의 역사

방사성동위원소는 1896년 프랑스 물리학자 Antonique Henri Becquerel이 인광물질을 연구하는 과정에서 우연히 최초로 발견하였는데, 이에 대해 폴란드 출신의 화학자이자 물리학자인 Maria Skłodowska-Curie가 방사능(radioactivity)이란 명칭을 붙였다. Antonique Henri Becquerel과 Maria Skłodowska-Curie는 프랑스 물리학자 Pierre Curie와 같이 방사능물질에 대한 연구 공로를 인정받아 1903년 노벨 물리학상을 받았다. 방사성요오드는 원자로를 개발한 이탈리아 물리학자인 Enrico Fermi가 원자로를 이용하여 안정요오드 I-127에 중성자를 이입하여 방사성요오드 I-128을 생산하면서 탄생하였다.

하지만 의료에 이용되는 방사성요오드를 포함한 다양한 방사성핵종의 생산은 미국의 물리학자 Ernest Orlando Lawrence가 1929년 입자가속기인 사이클로트론 개발을 시작하면서부터 시작되었다. Massachusetts General Hospital(MGH) 갑상선클리닉의 내과의사 Saul Herz는 1937년 Massachusetts Institute of Technology(MIT)로부터 I-128을 공급받았고, 이를 갑상선질환 연구에 사용하기 시작하였다. 하지만 이 방사성요오드는 반감기가 25분으로 비교적 짧아 임상에 적용하기 어려웠다. 1938년 Glenn Seaborg와 John Livingood이 University of California, Berkeley의 사이클로트론을 이용하여 반감기가 8일로 임상에 사용하기 용이한 I-131을 처음으로 생산하였고, 1941년에는 MIT의 사이클로트론 성능 개선으로 I-131 생산이 가능하게 되었다. 이를 기반으로 Saul Hertz는 갑상선기능항진 치료에 I-131 사용을 시도하였는데, 그 결과는 매우 성공적이었다.

뉴욕의 Montefiore Hospital의 내과의사 Samuel M. Seidlin은 I-131을 분화갑상선암 치료에 적용하여 그 당시 치료가 불가능했던 다발성 원격전이를 가진 분화갑상선암 환자를 치료하였다. 이 내용은 대중잡지인 『Life』에도 게재되어 사회적으로 큰 반향을 이끌어냈다. 이를 바탕으로 1940년대에 방사성요오드는 원자칵테일(atomic cocktail)이란 치료법으로 분화갑상선암 치료에 폭넓게 이용되었고, 매우 성공적인 치료 결과를 나타내었다. I-131의 분화갑상선암 치료 효과가 명확해지자 1951년 I-131은 미국 식품의약품안전청으로부터 인체 투여가 가능한 최초의 방사성의약품으로 허가를 받게 된다.

1950년 I-131의 체내분포를 영상화할 수 있는 직선이동형 스캐너(rectilinear scanner)가 Benedict Cassen에 의해 개발되면서 I-131은 갑상선질환의 진단과 치료에 더욱 유용하게 사용되었다.

한편 I-124는 양전자를 방출하는 방사성요오드로 양전자방출단층촬영(positron emission tomography: PET)이 가능하며, 1960년 갑상선암 환자의 임상진료에 사용된 것이 보고된 바 있다. 하지만 I-124의 생산 단가가 너무 높아 현재까지도 임상에 널리 이용되지 못하고 있으며, 임상연구 등을 포함한 극히 제한된 용도에만 사용되고 있다.

한국에서도 비교적 이른 시기에 방사성요오드가 갑상선질환의 진단과 치료에 이용되기 시작하였다. 1959년 서울대학교병원에서는 갑상선질환의 진단에 방사성요오드섭취율검사가 이용되기 시작하였고, 이듬해인 1960년 대구동산기독병원에서는 갑상선기능항진증 치료에 영국으로부터 수입된 I-131이 이용되기 시작하였다.

현재 갑상선암을 포함한 여러 갑상선질환의 진단과 치료에 다양한 방사성요오드가 광범위하게 이용되고 있다.

3. 방사성요오드의 물리적 특성

방사성요오드는 양성자를 53개 가지고 있는 원소이다. 자연계에 주로 존재하는 안정동위원소는 중성자가 74개이며, 질량수는 127

이다. 요오드의 방사성동위원소는 질량수가 108개부터 144개까지가 존재하며, 현재 임상에서 주로 이용되는 방사성요오드는 I-123, I-124, I-125, I-131 등이다.

I-123는 전자포획에 의해 핵변환되며 159keV의 감마선을 방출하고 반감기는 13.2시간이다. 주로 진단적 영상을 위한 목적으로 이용된다. 이는 감마카메라가 140keV의 감마선영상에 적합하므로 I-123는 방사성요오드 가운데 감마카메라 영상을 얻기에는 최적의 방사성요오드이다.

I-124는 4.2일의 반감기로 Te-124로 변화되며 양전자를 방출하는 방사성핵종으로 양전자방출단층촬영에 이용된다. PET 영상이 가능하므로 I-123를 이용한 감마카메라 영상에 비해 우수한 영상을 제공하고 반감기가 길어 방사성요오드 치료용량 결정을 위한 선량계산법에 더 유용하다. 하지만 I-124 생산에 비용이 많이 소요되어 임상에는 제한적으로만 이용된다.

I-125는 60.1일의 반감기로 35keV로 낮은 에너지의 감마선을 방출하여 방사면역검사에 주로 이용되며, Auger 전자도 동시에 방출하므로 근접치료에도 이용될 수 있다. 또한 I-125는 에너지가 낮고 반감기가 길어 동물실험을 통한 자가조직방사선촬영(autoradiography)에도 유용하다.

I-131은 8.1일의 반감기로 364keV를 포함한 다양한 에너지의 감마선과 0.6MeV의 높은 에너지의 베타선을 동시에 방출하여 진단과 치료에 모두 이용될 수 있다. I-131은 갑상선암 치료에 이용되며 베타선으로 암치료가 가능함과 동시에 방출되는 감마선으로 갑상선암의 I-131 축적 여부를 영상으로 확인할 수 있어 영상을 통해 치료효과 예측이 가능하다는 장점이 있다.

표 6-1. 임상적으로 이용되는 방사성요오드 종류

방사성요오드	방출방사선(keV)	반감기	임상적 용도
I-123	감마선: 159	13.2시간	감마카메라 영상
I-124	양전자선: 2140(최대) 감마선: 603, 723, 1690	4.2일	양전자방출단층촬영 영상
I-125	감마선:35	60.1일	방사면역검사, 근접치료
I-131	감마선: 364, 637 베타선: 608, 806	8.1일	감마카메라 영상, 방사성핵종 치료

4. 방사성요오드와 환경

원자력사고가 발생하면 환경으로 방사성요오드가 방출되어 환경오염을 일으킬 수 있다. 또한 사람이 환경에 누출된 방사성요오드에 노출되면 건강상의 문제점이 발생할 수 있다. 주로 환경에 존재하는 방사성요오드는 위장관계 혹은 호흡기계 등을 통하여 체내로 들어오게 되는데, 이는 최종적으로 갑상선에 높은 농도로 집적하게 되어 갑상선의 방사선피폭을 높이므로 갑상선암을 포함한 갑상선 질환을 일으킬 수 있다.

방사성요오드는 원자력발전소 사고 혹은 핵무기 폭발 등으로 자연계로 방출될 수 있다. 그러나 의료용으로 사용되는 방사성요오드는 관련 규정에 따라 철저히 관리되므로 환경에 유의미한 영향을 미칠 정도로 많은 양의 방사성요오드가 자연계로 방출되는 일은 거의 없다.

방사성요오드에 노출되었거나 노출될 가능성이 있는 경우 다량의 안정요오드를 조기에 투여하여 방사성요오드에 의한 갑상선의 위험성을 줄일 수 있다. 대량으로 투여된 안정요오드는 체내의 방사성요오드의 농도를 희석하고, 갑상선에서 발현되는 나트륨요오드공동수송체(sodium iodide symporter: NIS)의 요오드 수송능력을 미리 포화시키고, 또한 대량의 요오드가 Wolff-Chaikoff 효과를 통해 요오드의 유기화를 방해하는 방식으로 방사성요오드에 의한 갑상선의 방사선 피폭을 감소시킨다. 하지만 고용량의 안정요오드 투여는 갑상선기능항진, 갑상선기능저하, 위장관계 부작용, 알르레기 반응, 피부 부작용 등을 발생시킬 수 있으므로 주의를 요한다. 대량의 안정요오드 투여는 방사성요오드 오염구역에서 인구를 소개할 수 없는 경우나 방사성요오드 오염구역에서 활동을 해야만 하는 인원에 제한하여 일시적으로 사용하여야 한다. 또한 안정요오드 투여량은 대상자의 나이와 체중을 고려하여야 하며 방사성요오드 노출 전 혹은 노출 후 4시간 이내에 사용해야 한다. 방사성요오드 노출 24시간 후에 투여된 안정요오드는 갑상선손상 방어효과가 거의 없는 것으로 알려져 있다.

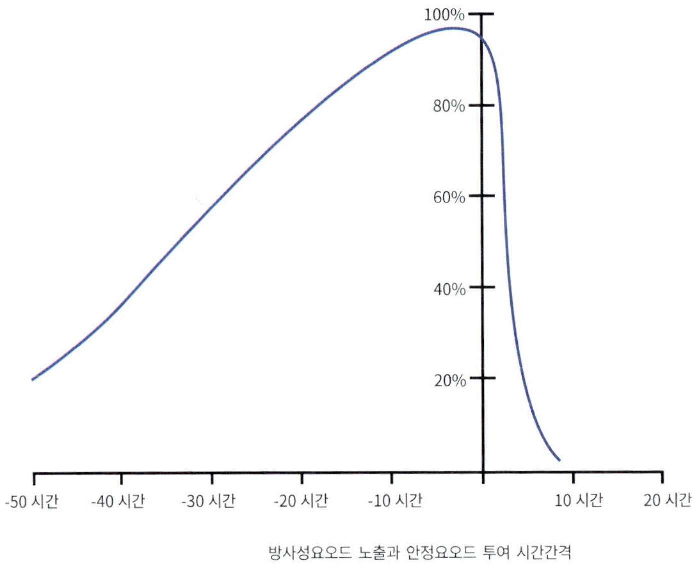

그림 6-1. 시간에 따른 안정요오드의 방사성요오드 갑상선손상 방어효과

표 6-2. 나이에 따른 갑상선손상 방어 목적의 안정요오드 권고 일회 용량(IAEA EPR-Medical, 2005)

나이	iodine(mg)	KI(mg)	KIO_3(mg)
성인	100	130	170
3세~12세	50	65	85
1개월~3세	25	32	42
신생아(~1개월)	12.5	16	21

참고문헌

1. Guy E. Abraham, The history of iodine in medicine. Part I: rom discovery to essentiality. THE ORIGINAL INTERNIST Spring 2006
2. Guy E. Abraham, The history of iodine in medicine. Part II: The Search for and the Discovery of Thyroid Hormones. (https://www.optimox.com/pdfs/IOD15.pdf)
3. Guy E. Abraham, The history of iodine in medicine. Part III: Thyroid fixation and medical iodophobia (https://www.optimox.com/pdfs/IOD16.pdf)
4. 화합물 명명법. 대한화학회. (http://new.kcsnet.or.kr/iupacname)
5. Jan Calissendorff, Henrik Falhammar. Lugol's solution and other iodide preparations: perspectives and research directions in Graves' disease. Endocrine. 2017 Dec;58(3):467-473. doi: 10.1007/s12020-017-1461-8. Epub 2017 Oct 26.
6. John R Paul. William Thomas Salter, 1901-1952. Yale J Biol Med. 1952 Nov; 25(2): 149–150.
7. Harington CR and Barger G. Thyroxine III. Constitution and synthesis of thyroixine. Biochem J. 1927;21(1):169-83. doi:10.1042/bj0210169.
8. J Wolff, I L Chaikoff. Plasma inorganic iodide as a homeostatic regulator of thyroid function. J Biol Chem. 1948 Jun;174(2):555-64.
9. Iodine. Fact sheet for health professionals. National Institutes of Health. Office of Dietary Supplements. https://ods.od.nih.gov/factsheets/Iodine-HealthProfessional/
10. C T Sawin, D V Becker. Radioiodine and the treatment of hyperthyroidism: the early history. 1997 Apr;7(2):163-76. doi:10.1089/thy.1997.7.163.
11. F. Joliot and I. Curie, Artificial Production of a New Kind of Radio-Element. Nature. 1934:133:201-202.
12. S M Seidlin, L D Marinelli, E Oshry. Radioactive iodine therapy; effect on functioning metastases of adenocarcinoma of the thyroid. J Am Med Assoc. 1946 Dec 7;132(14):838-47. doi: 10.1001/jama.1946.02870490016004.
13. V Ralph McCready. Radioiodine - the success story of Nuclear Medicine : 75th Anniversary of the first use of Iodine-131 in humans. Eur J Nucl Med Mol Imaging. 2017 Feb;44(2):179-182. doi: 10.1007/s00259-016-3548-5.
14. Russ Kuker 1, Manuel Sztejnberg, Seza Gulec. I-124 Imaging and Dosimetry. Mol Imaging Radionucl Ther. 2017 Feb 9;26(Suppl 1):66-73. doi: 10.4274/2017.26.suppl.07.
15. 대한핵의학회, 핵의학회 60년사. (https://www.ksnm.or.kr/member/60th.php?main_num=2&sub_num=6)
16. Frequently Asked Questions on Potassium Iodide (KI). *US Food and Drug Adminstration. (https://www.fda.gov/drugs/bioterrorism-and-drug-preparedness/frequently-asked-questions-potassium-iodide-ki#when)*
17. A. T. CAMERON. Designation of Thyroxine. Nature. 1927;119:925.

제 7 장

방사성요오드 치료의 생물학적 원리, 목적, 적응증 및 금기증

2021년 12월 국가암등록본부 자료에 따르면 갑상선암은 한국에서 가장 빈번히 발생되는 악성종양이다. 분화갑상선암이 발생하는 갑상선암의 대다수를 차지하며, 이를 치료하기 위해서는 외과적절제술, 방사성요오드 치료 및 TSH(thyroid stimulating hormone) 억제요법이 이용된다. 방사성요오드 치료는 갑상선소포세포에서 발생된 갑상선암 가운데 방사성요오드 섭취능이 있는 분화갑상선암에만 적용이 가능하며, 방사성요오드 섭취능이 없는 갑상선수질암 및 역형성갑상선암에는 이용되지 않는다.

1. 방사성요오드 치료의 생물학적 원리

분화갑상선암은 암으로 변형이 되었지만 암세포가 유래한 갑상선소포세포가 가진 생물학적인 특성 일부를 유지한다. 그 특성 가운데 갑상선소포세포 유래 암이 가지는 요오드를 선택적으로 축적할 수 있는 생물학적 특성이 방사성요오드가 치료 효과를 가지게 한다. 갑상선암의 방사성요오드 축적정도는 갑상선암세포에서 갑상선특이단백 발현이 잘 유지될수록 높아진다. 여러 연구에서 갑상선암 세포막에 나트륨요오드공동수송체(sodium iodide symporter: NIS) 단백이 발현되고, 갑상선암 세포질내 갑상선특이단백 발현이 높을수록 방사성요오드 치료효과가 높다고 보고되고 있다.

I-131은 원자로에서 생산되며, 해조류에 다량으로 존재하는 안정요오드 I-127과 비교하여 화학적 특성이 동일하나 8.1일의 반감기로 핵변환이 일어나고, 이 핵변환에서 입자선인 베타선(beta-ray, β-ray)을 방출하여 암세포 사멸효과를 일으킨다.

2. 방사성요오드 치료의 목적

분화갑상선암에서 방사성요오드 치료는 갑상선절제술 후 확인된 병리소견과 임상소견을 고려하여 시행되는데, 잔류 정상갑상선조직을 제거하거나(remnant ablation), 잔류가 예상되는 갑상선암을 제거하거나(adjuvant therapy), 잔류가 확인된 갑상선암을 치료(treatment)하기 위해 시행된다.

갑상선절제술 후 일부 존재하는 정상 갑상선조직을 방사성요오드로 완전히 제거하면, 갑상선암의 재발평가에 이용되는 혈청 갑상선글로불린과 방사성요오드 전신스캔의 예민도와 특이도가 높아져 분화갑상선암의 경과관찰에 유리하다. 갑상선절제술 후 중등도 혹은 고위험군은 잔류 갑상선암이 존재할 가능성이 있으며, 향후 재발가능성이 비교적 높다. 이러한 경우 방사성요오드 치료는 잔류 암세포를 파괴하여 향후 재발률을 감소시킨다. 일부 환자의 경우에는 수술로 갑상선암 병소를 모두 제거할 수 없어 일부 암병소가 수술 후에도 잔류하게 되는데, 방사성요오드에서 방출되는 베타선으로 잔류된 갑상선암세포를 파괴할 수 있다.

분화갑상선암에서 방사성요오드 치료는 위의 주된 세 가지 치료목적 이 외에도 방사성요오드 치료 후에 전신영상을 획득하여 이전에 예상하지 못하였던 숨겨진 갑상선암 전이병소를 확인할 수 있다는 장점이 있다.

3. 방사성요오드 치료의 적응증

방사성요오드 치료는 갑상선전절제술을 시행받은 분화갑상선암 환자에게 시행이 가능하다. 수술 후 수술로 제거할 수 없는 잔존암 존재가 확인된 경우는 방사성요오드 치료가 반드시 필요하다. 수술 시 소견, 수술 후 얻어진 조직의 병리소견, 암유전자 발현여부 및 혈청 갑상선글로불린 등을 바탕으로 평가하여 잔류암 존재 가능성이 있거나 재발 가능성이 높은 경우 방사성요오드 치료를 시행하는 것이 권고된다. 갑상선전절제술 후 수술로 제거할 수 없는 다발성 전이병소가 존재하는 분화갑상선암의 경우 방사성요오드 치료가 유일한 완치법이 되는 경우가 적지 않다.

대한갑상선학회에서는 갑상선전절제술을 시행받은 갑상선암 환자의 경우 임상 및 병리소견을 참조하고, 재발 위험에 영향을 미치는 각 환자의 특성, 질병 추적에의 영향, 환자의 선호도를 고려하여 방사성요오드 치료에 대한 의사결정을 하는 것을 다음과 같이 권고하고 있다.

가. 고위험군 분화갑상선암 환자에게 갑상선전절제술 후 방사성요오드 치료를 일률적으로 권고한다. (권고수준 1)
나. 중간위험군 분화갑상선암 환자에게 갑상선전절제술 후 방사성요오드 보조 치료를 고려한다. (권고수준 3)
다. 저위험군 분화갑상선암 환자에서 갑상선절제술 후 방사성요오드 잔여갑상선제거술은 일률적으로는 권고되지 않으나, 재발 위험에 영향을 미치는 각 환자의 특성, 질병 추적에의 영향, 환자의 선호도를 고려하여 의사결정을 한다. (권고수준 3)
  ㄱ. 단일병변이고 갑상선 내에 국한된 미세유두암 환자에서 엽절제술 혹은 갑상선전절제술 후 방사성요오드 잔여갑상선제거술은 일률적으로는 권고하지 않는다. (권고수준 1)
  ㄴ. 다병변 미세유두암 환자에서 갑상선절제술 후 방사성요오드 잔여갑상선제거술은 일률적으로는 권고하지 않으나, 다른 위험인자가 있으면 고려할 수 있다. (권고수준 3)

갑상선암 환자는 수술을 시행 후 병리 조직학적 및 임상적 병기에 따라, 또 재발의 위험에 따라 아래 표와 같이 저위험군, 중간위험군 및 고위험군으로 분류할 수 있으며, 암유전자 발현도 위험군 평가에 사용할 수 있다.

저위험군

- 유두암(아래 항목을 모두 충족하는 경우)
  1) 국소 및 원격전이가 없고
  2) 수술로 육안적 병소가 모두 제거되었으며
  3) 주위조직으로 침윤이 없고
  4) 나쁜 예후를 갖는 조직형(긴세포형 변형, 원주형세포형 변형, 징모양 변형)이 아니며
  5) 방사성요오드 잔여갑상선제거술 이후에 시행한 첫 번째 치료 후 전신스캔에서 갑상선 부위(thyroid bed) 외에는 섭취가 없는 경우
  6) 혈관 침범이 없는 경우
  7) 림프절전이가 없거나 미세 림프절전이(<0.2cm)가 5개 이하인 경우*

- 갑상선 내에 국한된 피막에 둘러싸인 소포 변이종 유두암*
- 갑상선 내에 국한된 소포암의 경우 혈관 침범이 없거나 경미한(4부위 이하) 경우*
- 갑상선 내에 국한된 미세유두암(다발성이거나 *BRAF*^{V600E} 돌연변이 양성 포함됨)*

중간위험군

1) 수술 후 병리조직검사에서 갑상선 주위 연조직으로 현미경적 침윤 소견
2) 첫 번째 방사성요오드 잔여갑상선제거술 후 전신스캔에서 갑상선 부위 이외의 경부 섭취가 있는 경우
3) 원발 종양이 나쁜 예후를 갖는 조직형이거나, 혈관 침범 소견이 있는 경우
4) 임상적으로 림프절전이가 있거나(clinical N1) 3cm 미만 크기의 림프절전이(pathologic N1)가 5개를 초과하거나*,
5) 갑상선 외 침범이 있고 *BRAF*^{V600E} 돌연변이 양성인 다발성 미세유두암*

고위험군

1) 종양이 육안적으로 주위 조직을 침범하였거나
2) 종양을 완전히 제거하지 못하였거나
3) 원격전이가 있거나
4) 수술 후 혈중 갑상선글로불린 농도가 높아서 전이가 의심되거나
5) 경부 림프절전이의 최대 직경이 3cm 이상인 경우*
6) 광범위한 혈관 침범 (4 부위 초과)이 있는 소포암*

*의 항목을 제외한 모든 항목들은 권고수준 1에 해당하며, *은 권고수준 3임.

2022년 1월에 발표된 유럽갑상선학회의 합의문(consensus statement)에서는 갑상선암 수술 후 2주에서 2개월 사이에 초기 위험도분류와 상관없이 경부 초음파 검사와 혈청 갑상선글로불린을 측정하여(갑상선글로불린 측정은 가능하면 수술 후 6주 이후) 방사성요오드 치료 여부 결정에 이용할 것을 권고하고 있다. 초음파 검사 시 림프절에 이상이 보이면 조직검사를 시행하고, 검사결과에서 림프절전이가 확인되거나, 혹은 TSH 자극이 없는 상태에서 갑상선글로불린이 기관별로 정한 값(예를 들어 >2ng/mL)을 초과하는 경우 방사성요오드 치료가 필요할

수 있음을 기술하고 있다.

방사성요오드 치료는 갑상선절제술 후에 시행하는 것이 일반적이나, 드물게는 동반질환 등으로 수술로 갑상선을 제거할 수 없는 환자에 한하여 갑상선을 절제하지 않고도 방사성요오드 치료를 시행한 증례가 보고되기도 한다.

4. 방사성요오드 치료의 금기증

임신과 수유는 방사성요오드 치료의 금기증이므로, 가임기 여성은 불임이 증명된 상태가 아니면 방사성요오드 치료 전 임신 여부에 대한 확인이 반드시 필요하다. 방사성요오드 치료 후에는 6개월 이상의 피임이 필요하며, 모유 수유는 방사성요오드 치료 3~6개월 전에 중지하여야 한다.

다량의 잔류 정상 갑상선조직이 존재하는 경우 방사성요오드 치료는 시행하기 어렵다. 갑상선엽절제술을 시행받은 경우, 완성 갑상선절제술(completion thyroidectomy)을 시행한 후 방사성요오드 치료를 시행하여야 한다.

방사성요오드 치료 시 혹은 치료 후 주위 사람들의 피폭과 환경의 방사능 오염을 최소화하기 위해 안전 수칙을 지켜야 한다. 이러한 수칙을 잘 따를 수 없는 환자도 방사성요오드 치료의 상대적 금기증이 된다.

대량의 요오드에 노출된 경우 일정기간 동안은 방사성요오드 치료를 시행하지 않고 체내 요오드풀이 감소한 이후 방사성요오드 치료를 시행하여야 한다. 요오드를 다량 포함한 CT 조영제를 투여한 경우 2개월 이내에는 방사성요오드 치료를 시행하지 않아야 한다.

표 7-1. 유럽갑상선학회의 방사성요오드 치료 적응증 합의안

Recommendation	Factors to be considered
RAI therapy should be based on initial prognostic indicators for thyroid cancer-related death and recurrence	- ATA risk groups: (1) low; (2) intermediate; (3) high - Post-surgical evaluation: (1) neck ultrasound; (2) thyroglobulin
The use of RAI therapy as adjuvant treatment or treatment of known disease is indicated in the high-risk group	- Overall survival and disease-free survival are improved with RAI - Activities >3700 MBq should be considered
In the intermediate-risk category, RAI therapy may be indicated according to individual risk factors	- The greatest benefit in patients with: (1) advanced age; (2) aggressive histologies; (3) increasing volume of nodal disease; (4) extranodal extension of the tumor; (5) multiple N1; (6) and/or lymph node metastases outside the central neck - Final results of prospective trials expected
In low-risk patients, RAI therapy should be based on individual risk modifiers	- RAI treatment not indicated in PTC < 1cm (unifocal or multifocal) - Abnormal neck ultrasound or high Tg may indicate need for RAI therapy
Recombinant human TSH is preferred for TSH stimulation	- Indicated for all RAI activities - Approved in all risk groups, but metastatic disease
Activities of 1110 MBq are equally effective as higher activities for remnant ablation	- If low-risk patients are referred for thyroid remnant ablation, activity of 1110 MBq should be considered as effective and safer than higher activities
Before RAI therapy diagnostic scan is not routinely required	- RAI low activities before RAI treatment can induce stunning and reduce treatment effectiveness
Before RAI therapy any iodine-containing drug should be avoided	- Low-iodine diet may be advised

RAI: radioactive iodine. ATA: American Thyroid Association. PTC: papillary thyroid carcinoma. 2022 ETA Consensus Statement: What are the indications for post-surgical radioiodine therapy in differentiated thyroid cancer? (Eur Thyroid J. 2022 Jan 1;11(1):e210046. doi: 10.1530/ETJ-21-0046. 인용)

참고문헌

1. Bryan R Haugen, Erik K Alexander, Keith C Bible, Gerard M Doherty, Susan J Mandel, Yuri E Nikiforov, Furio Pacini, Gregory W Randolph, Anna M Sawka, Martin Schlumberger, Kathryn G Schuff, Steven I Sherman, Julie Ann Sosa, David L Steward. R Michael Tuttle. Leonard Wartofsky. 2015 American Thyroid Association Management Guidelines for Adult Patients with Thyroid Nodules and Differentiated Thyroid Cancer: The American Thyroid Association Guidelines Task Force on Thyroid Nodules and Differentiated Thyroid Cancer. Thyroid. 2016 Jan;26(1):1-133. doi: 10.1089/thy.2015.0020.
2. 이가희, 이은경, 강호철, 고윤우, 김선욱, 김인주, 나동규, 남기현, 박소연, 박진우, 배상균, 백승

국, 백정환, 이병주, 정기욱, 정유석, 천기정, 김원배, 정재훈, 노영수. 2016년 대한갑상선학회 갑상선결절 및 암 진료 권고안 개정안. Int J Thyroidol. 2016; 9(2): 59-126.

3. Robert I. Haddad, Lindsay Bischoff, Douglas Ball, Victor Bernet, Erik Blomain, Naifa Lamki Busaidy, Michael Campbell, Paxton Dickson, Quan-Yang Duh, Hormoz Ehya, Whitney S. Goldner, Theresa Guo, Megan Haymart, Shelby Holt, Jason P. Hunt, Andrei Iagaru, Fouad Kandeel, Dominick M. Lamonica, Susan Mandel, Stephanie Markovina, Bryan McIver, Christopher D. Raeburn, Rod Rezaee, John A. Ridge, Mara Y. Roth, Randall P. Scheri, Jatin P. Shah, Jennifer A. Sipos, Rebecca Sippel, Cord Sturgeon, Thomas N. Wang, Lori J. Wirth, Richard J. Wong, Michael Yeh, Carly J. Cassara, Susan Darlow. NCCN CLINICAL PRACTICE GUIDELINES IN ONCOLOGY: Thyroid Carcinoma, Version 2.2022. J Natl Compr Canc Netw. 2022;20(8):925–951 doi: 10.6004/jnccn.2022.0040.
4. Furio Pacini, Dagmar Fuhrer, Rossella Elisei, Daria Handkiewicz-Junak, Sophie Leboulleux, Markus Luster, Martin Schlumberger, Johannes W Smit. 2022 ETA Consensus Statement: What are the indications for post-surgical radioiodine therapy in differentiated thyroid cancer? Eur Thyroid J. 2022 Jan 1;11(1):e210046. doi: 10.1530/ETJ-21-0046.
5. Robert I. Haddad, Lindsay Bischoff, Douglas Ball, Victor Bernet, Erik Blomain, Naifa Lamki Busaidy, Michael Campbell, Paxton Dickson, Quan-Yang Duh, Hormoz Ehya, Whitney S. Goldner, Theresa Guo, Megan Haymart, Shelby Holt, Jason P. Hunt, Andrei Iagaru, Fouad Kandeel, Dominick M. Lamonica, Susan Mandel, Stephanie Markovina, Bryan McIver, Christopher D. Raeburn, Rod Rezaee, John A. Ridge, Mara Y. Roth, Randall P. Scheri, Jatin P. Shah, Jennifer A. Sipos, Rebecca Sippel, Cord Sturgeon, Thomas N. Wang, Lori J. Wirth, Richard J. Wong, Michael Yeh, Carly J. Cassara, Susan Darlow. NCCN CLINICAL PRACTICE GUIDELINES IN ONCOLOGY: Thyroid Carcinoma, Version 2.2022. J N
6. Ahn BC, Lee SW, Lee J. Multistage high-dose I-131 treatment for a nonthyroidectomized patient with metastatic differentiated thyroid cancer.
Clin Nucl Med.
2011 Dec;36(12):e224-7. doi: 10.1097/RLU.0b013e3182335e6a.
7. Grace Yung, Nicholas Forwood, Robert Russo, Kirtan Ganda, Robert Mansberg. I-131 Ablation of an Entire Thyroid Gland in Locally Invasive Differentiated Thyroid Cancer Without Surgery. Clin Nucl Med. 2021 Nov 1;46(11):915-918. doi: 10.1097/RLU.0000000000003686.

제 8 장

방사성요오드 치료 전처치

잔류 정상 갑상선조직 및 갑상선암에 방사성요오드 축적정도가 높을수록 방사성요오드 치료 효과가 높아진다. 체내에 존재하는 안정요오드는 방사성요오드와 경쟁적으로 갑상선조직과 갑상선암에 축적될 수 있으므로 체내 요오드풀(iodine pool)을 최대한 줄이는 것이 필수적이다. 정상 갑상선조직과 분화갑상선암은 갑상선자극호르몬(thyroid stimulating hormone: TSH) 자극 시 방사성요오드 대사와 관련된 갑상선특이단백의 발현이 증가하여 방사성요오드의 섭취 정도가 높아진다. 따라서 방사성요오드 치료를 시행하기 전에 체내 요오드풀을 낮추고 혈청 TSH를 높이는 것이 전처치로 필수적이다. 이 외에도 분화갑상선암에 방사성요오드 섭취를 증가시키거나 섭취된 방사성요오드 배출을 지연시키고자 하는 다양한 전처치도 시도되고 있다.

1. 체내 요오드풀 감소

잔류 정상 갑상선조직 및 분화갑상선암에 방사성요오드 섭취를 높이기 위해서는 체내 요오드풀을 낮추어야 한다. 요오드는 음식물의 형태로 체내로 섭취되는데, 요오드 함유량이 높은 음식재료를 제한하면 체내 요오드풀을 낮출 수 있다. 방사성요오드 치료효과를 얻기 위해서는 24시간 소변요오드배설량이 100μg 이하로 되는 정도의 체내 요오드풀 감소가 필요하다. 다량의 안정요오드에 이미 노출되어 체내 요오드풀이 높은 환자는 방사성요오드 치료를 연기해야 한다.

가. 저요오드 식사

음식재료 가운데 요오드 함유량이 높은 해조류(김, 미역, 다시마 등), 어패류(생선, 조개 등), 달걀 등을 피하고, 조리 시에도 다량의 요오드를 함유한 소금류(천일염 등)와 이를 재료로 하여 만들어진 장류(된장, 고추장 등)를 피하여야 한다. 유제품(우유, 요구르트, 치즈 등)과 적색 식용색소(요오드 함유)가 첨가된 사탕 및 음료 등도 요오드를 다량 포함하고 있어 섭취를 피하여야 한다. 영양제, 비타민제, 건강보조식품 등에도 다량의 요오드가 포함되어 있을 수 있으므로 주의가 필요하며, 이들을 섭취하고자 한다면 미리 요오드 포함 여부를 확인하여야 한다. 방사성요오드 투여 전 1~2주간과 투여 후 1~2일 동안 하루 50μg 이하의 요오드 섭취가 국제적으로는 권고되고 있으나, 한국인의 식사습관에서는 시행에 어려움이 있어 100μg 이하 정도로 완화된 기준을 권고하기도 한다.

나. 과량의 안정요오드 노출 시 대응

고농도의 요오드에 노출되어 체내 요오드풀이 매우 높은 환자는 이를 낮추기 위해 수개월 이상의 기간이 필요할 수 있다. 요오드함량이 높은 방사선조영제를 정맥으로 투여받은 경우 방사성요오드 치료를 2~3개월 연기하여야 한다. 부정맥치료제인 amiodarone의 복약으로 매우 높아진 체내 요오드풀을 충분히 낮추기 위해서는 수개월에서 수년의 기간이 필요할 수도 있으며 혈장교환술(plasma exchange)이 필요할 수 있다.

2. 갑상선자극호르몬 상승

방사성요오드 치료를 위해서는 혈청 TSH를 30mIU/L 이상으로 높이는 것이 권고된다. 이를 위하여 복약 중인 갑상선호르몬 투여를 중지하여 뇌하수체에서 분비되는 내인적 TSH 생산을 높이거나, 유전공학기법으로 개발된 세포주에서 생산된 유전자재조합인간 TSH(recombinant human TSH: rhTSH)를 주사하는 방법이 있다.

가. 갑상선호르몬 중단법

반감기가 긴 갑상선호르몬인 T4(thyroxine, 티록신)를 복약 중인 경우 3주 이상 투약을 중단하거나, 반감기가 짧은 T3(thyronine, 티로닌)로 변경하여 2~4주간 투여한 후 2주간 T3 투여도 중단한다. 체내 갑상선호르몬 감소는 내인적 TSH를 증가시키나, 일시적인 갑상선기능저하증을 발생시킨다. 대표적인 갑상선기능저하증 증상으로는 피로감, 근육통, 체중증가, 변비, 집중력저하, 우울감, 피부건조, 변비 등이 있으며, 이로 인하여 삶의 질이 낮아지고 직장생활에 어려움이 발생할 수 있다. 갑상선기능저하는 수면무호흡증, 우울증 및 심혈관질환 등을 악화시킬 수 있으므로 이에 대한 세심한 주의도 필요하다. 또한 운동기능과 감각기능도 낮아질 수 있어, 운전과 같이 집중이 필요한 신체 활동에도 주의가 필요하다.

나. 유전자재조합인간 TSH 주사법

rhTSH 주사법은 방사성요오드 투여 2일 전부터 24시간 간격으로 rhTSH 0.9mg을 두 차례 근육주사하는 방법이다. 갑상선호르몬 투여를 지속하면서 방사성요오드 치료를 준비할 수 있어, 갑상선기능저하증 발생을 피할 수 있다는 장점이 있다. 또한 갑상선기능저하 시 나타나는 신장기능 감소가 발생하지 않아 잔류 정상 갑상선조직 및 분화갑상선암 조직에 섭취되지 않은 방사성요오드의 체외 배출이 원활하다. 이로 인해 갑상선호르몬 중단법에 비해 정상조직의 방사선 피폭 정도가 낮고, 방사성요오드 치료를 위한 입원기간도 줄일 수 있다는 장점도 있다. 하지만 원격전이가 확인된 환자의 경우에는 종양 전달 방사선량 등을 고려하여 rhTSH 주사법보다 갑상선호르몬 중단법이 더 권고되고 있으며, 현재 미국 식품의약안전청 (U.S. Food and Drug Administration; US FDA)도 원격전이 환자에 대한 rhTSH 사용을 승인하지 않고 있다. 하지만 뇌하수체 질환 등으로 갑상선호르몬 중단에 의해 내인성 TSH 증가가 되지 않는 환자에게는 rhTSH 주사법이 반드시 필요하다.

대한갑상선학회는 갑상선암의 방사성요오드 치료 시 전처치로서의 rhTSH 주사법에 대하여 다음과 같이 일반적 권고를 하고 있다.

가. 저위험군 및 광범위한 림프절 침범이 없는 중간위험군 환자에서 방사성요오드 잔여 갑상선제거술이나 보조치료를 위해 갑상선호르몬 중단 혹은 rhTSH 자극을 모두 이용할 수 있다. (권고수준 1)

나. 원격전이는 없고 광범위한 림프절 침범이 있는 중간위험군 환자에서 방사성요오드 보조치료를 위해 갑상선호르몬 중단 혹은 rhTSH 자극을 모두 이용할 수 있다. (권고수준 3)

다. 질병관련 사망 및 이환의 위험도가 높은 고위험군 환자에서 방사성요오드 보조치료를 위한 전처치로 rhTSH를 권고하기에는 아직 자료가 부족하다. (권고수준 4)

라. 중요한 동반질환으로 인해 갑상선호르몬 중단이 어려운 환자에서는 위험도에 관계없이 rhTSH 사용을 고려한다. 중요한 동반질환은 ㄱ. 갑상선기능저하증으로 급격히 악화되어 심각한 부정적인 결과를 초래할 수 있는 의학 또는 정신의학 상태, 혹은 ㄴ. 갑상선호르몬 중단으로 충분한 내인성 TSH 반응을 일으킬 수 없는 상태를 포함한다. (권고수준 2)

또한 대한갑상선학회는 재발 혹은 전이병소에 대한 방사성요오드 치료 시에는 rhTSH 주사법에 대하여 추가적으로 아래와 같은 권고를 하고 있다.

가. rhTSH를 이용한 방사성요오드 치료는 T4 중단으로 인한 인위적인 갑상선기능저하증이 병존하는 기저질환을 악화시켜 위험을 초래할 수 있는 경우, 뇌하수체질환으로 내인성 TSH를 충분히 올릴 수 없는 경우, 또는 치료의 지연이 심각한 악영향을 일으킬 수 있는 경우 등에서 우선적으로 이용할 수 있다. 이 경우 사용하는 방사성요오드의 용량은 갑상선기능저하증 유발의 경우나 선량평가로 결정된 용량과 동일하거나 더 높은 용량을 이용한다. (권고수준 2)

나. 원격전이가 있어 방사성요오드 치료를 시행하는 모든 환자에서 rhTSH 이용을 일률적으로 권할 만한 충분한 근거는 아직 없다. (권고수준 4)

2022년 1월에 발표된 유럽갑상선학회의 합의문(consensus statement)에서는 원격전이가 있는 환자가 아닌 경우 갑상선호르몬 중단법에 비해 유전자재조합인간 TSH 주사법을 우선으로 권유하고 있다.

3. 기타 처치법

방사성요오드 치료 전처치의 목적은 방사성요오드가 잔류 정상 갑상선조직 및 갑상선암에 더 많이 섭취되고 더 오래 잔류하여, 방사성요오드에 의한 잔류 정상 갑상선조직 및 갑상선암의 사멸능을 높이고자 하는 것이다. 아래와 같은 몇 가지 전처치법이 이 목적을 달성하기 위해 시도되고 있는데 다학제 진료가 가능한 기관에서 몇몇 특별한 상황의 환자를 대상으로 시행할 수 있으나, 일반적으로 사용되기에는 효용성의 객관적 근거가 아직 부족하다.

(1) 고리이뇨제(loop diuretics)와 만니톨(mannitol)은 체내 요오드풀을 낮출 수 있어 갑상선암 조직의 방사성요오드 섭취를 높인다는 연구결과가 있으나 전신 방사선피폭량도 함께 증가할 가능성이 존재한다.

(2) 리튬(lithium)이 잔류 정상 갑상선조직과 갑상선암에서 방사성요오드의 방출을 지연시켜 해당 조직에 방사성요오드가 오래 머물게 하여 방사성요오드의 조직내 잔류시간을 높일 수 있다는 연구결과가 있다. 하지만 리튬 사용 시 부작용 발생에 대한 주의가 필요하며, 리튬 투여로 방사성요오드 치료효과가 유의하게 높아지지 않는다는 연구결과가 많아, 실제 임상에서 이용되는 경우는 거의 없다. 대한갑상선학회에서도 방사성요오드 치료 시 리튬 사용을 '권고수준 4'로 분류하여 리튬 사용을 권고할 만한 근거가 없다고 밝히고 있다.

(3) 갑상선암은 암유전자변이에 의한 MAPK(mitogen-activated protein kinase) 신호전달경로 활성화가 빈발하는데, 이는 나트륨요오드공동수송체(sodium iodide symporter: NIS)를 포함한 갑상선특이단백의 발현을 억제한다. 그러므로 MAPK 신호전달경로의 억제는 갑상

선특이단백 발현을 증진시켜 방사성요오드 섭취를 증가시킬 수 있다. *RET/PTC* 융합 혹은 *NTRK* 융합 변이도 소아갑상선암 환자에서 비교적 흔히 발견되며, 이를 특이적으로 억제하는 약제가 개발되어 있고, 이 약제가 갑상선암의 방사성요오드 섭취를 증가시킨다는 연구결과가 보고되고 있다. 이러한 결과들은 분화갑상선암의 임상적 특징, 세포병리학적 소견, 암유전자변이 종류에 따라 맞춤약물전처치(tailored pharmacologic pretreatment)를 하는 것이 방사성요오드 치료 효과를 증진시키는 데 도움이 될 수 있다는 근거가 되고 있으며, 현재도 활발히 연구되고 있다.

참고문헌

1. R Michael Tuttle. Differentiated thyroid cancer: radioiodine treatment. UpToDate: Wolters Kluwer. [cited 2022 Sep 9]. Available from: https://www.uptodate.com/contents/differentiated-thyroid-cancer-radioiodine-treatment/print
2. 강호철, 김보현, 박원서, 신동엽, 안병철, 오소원, 이국행, 이상아, 정규환. 방사성요오드 치료안내서; 2019 개정판. 대한갑상선학회; 2019. (https://www.thyroid.kr/people/throid_info_2019.pdf)
3. Bryan R Haugen, Erik K Alexander, Keith C Bible, Gerard M Doherty, Susan J Mandel, Yuri E Nikiforov, Furio Pacini, Gregory W Randolph, Anna M Sawka, Martin Schlumberger, Kathryn G Schuff, Steven I Sherman, Julie Ann Sosa, David L Steward. R Michael Tuttle. Leonard Wartofsky. 2015 American Thyroid Association Management Guidelines for Adult Patients with Thyroid Nodules and Differentiated Thyroid Cancer: The American Thyroid Association Guidelines Task Force on Thyroid Nodules and Differentiated Thyroid Cancer. Thyroid. 2016 Jan;26(1):1-133. doi: 10.1089/thy.2015.0020.
4. 이가희, 이은경, 강호철, 고윤우, 김선욱, 김인주, 나동규, 남기현, 박소연, 박진우, 배상균, 백승국, 백정환, 이병주, 정기욱, 정유석, 천기정, 김원배, 정재훈, 노영수. 2016년 대한갑상선학회 갑상선결절 및 암 진료 권고안 개정안. Int J Thyroidol. 2016; 9(2): 59-126.
5. Robert I. Haddad, Lindsay Bischoff, Douglas Ball, Victor Bernet, Erik Blomain, Naifa Lamki Busaidy, Michael Campbell, Paxton Dickson, Quan-Yang Duh, Hormoz Ehya, Whitney S. Goldner, Theresa Guo, Megan Haymart, Shelby Holt, Jason P. Hunt, Andrei Iagaru, Fouad Kandeel, Dominick M. Lamonica, Susan Mandel, Stephanie Markovina, Bryan McIver, Christopher D. Raeburn, Rod Rezaee, John A. Ridge, Mara Y. Roth, Randall P. Scheri, Jatin P. Shah, Jennifer A. Sipos, Rebecca Sippel, Cord Sturgeon, Thomas N. Wang, Lori J. Wirth, Richard J. Wong, Michael Yeh, Carly J. Cassara, Susan Darlow. NCCN CLINICAL PRACTICE GUIDELINES IN ONCOLOGY:

Thyroid Carcinoma, Version 3.2022.
6. Low-iodine diet. ThyCa: Thyroid Cancer. Surviviors' Association, Inc. https://thyca.org/pap-fol/lowiodinediet/
7. LID life community. https://lidlifecommunity.org/
8. Furio Pacini, Dagmar Fuhrer, Rossella Elisei, Daria Handkiewicz-Junak, Sophie Leboulleux, Markus Luster, Martin Schlumberger, Johannes W Smit. 2022 ETA Consensus Statement: What are the indications for post-surgical radioiodine therapy in differentiated thyroid cancer? Eur Thyroid J. 2022 Jan 1;11(1):e210046. doi: 10.1530/ETJ-21-0046.
9. Robert I. Haddad, Lindsay Bischoff, Douglas Ball, Victor Bernet, Erik Blomain, Naifa Lamki Busaidy, Michael Campbell, Paxton Dickson, Quan-Yang Duh, Hormoz Ehya, Whitney S. Goldner, Theresa Guo, Megan Haymart, Shelby Holt, Jason P. Hunt, Andrei Iagaru, Fouad Kandeel, Dominick M. Lamonica, Susan Mandel, Stephanie Markovina, Bryan McIver, Christopher D. Raeburn, Rod Rezaee, John A. Ridge, Mara Y. Roth, Randall P. Scheri, Jatin P. Shah, Jennifer A. Sipos, Rebecca Sippel, Cord Sturgeon, Thomas N. Wang, Lori J. Wirth, Richard J. Wong, Michael Yeh, Carly J. Cassara, Susan Darlow. NCCN CLINICAL PRACTICE GUIDELINES IN ONCOLOGY: Thyroid Carcinoma, Version 2.2022. J Natl Compr Canc Netw. 2022;20(8):925–951 doi: 10.6004/jnccn.2022.0040.

제 9 장

방사성요오드 치료용량

방사성요오드 치료는 잔류 정상 갑상선조직과 갑상선암을 파괴하여 재발률과 사망률을 낮추는 것을 목적으로 한다. 정상 갑상선조직 제거에는 300Gy 이상의 흡수선량이 필요하고, 갑상선암 파괴에는 80Gy 이상의 흡수선량이 필요하다. 방사성요오드 투여량을 높이면 정상 갑상선조직과 갑상선암의 흡수선량 목표를 달성할 수 있지만, 심각한 골수억제를 피하기 위해 혈액 흡수선량이 2Gy 이하가 되도록 하여야 한다. 고용량의 방사성요오드를 투여하면 치료효과가 상승하지만 이로 인한 부작용의 발생빈도 및 심각도가 높아지게 된다. 이와 반대로 저용량의 방사성요오드를 사용하면 부작용의 발생과 심각도는 줄어들지만 잔류 정상 갑상선조직과 갑상선암 제거를 목표로 하는 하는 방사성요오드 치료효과 달성을 보장할 수 없다.

방사성요오드 투여량 결정은 전문가들의 과거 경험을 바탕으로 한 경험적 고정용량법(empirical fixed dose method)과 진단적방사성요오드 스캔 등을 이용하여 갑상선암 및 골수의 흡수선량을 예측하고, 이를 이용하여 개별 환자마다 개인에게 맞는 방사성요오드 투여량을 결정하는 선량계산법(dosimetric method)이 있다. 이론적으로는 선량계산법이 경험적 고정용량법에 비하여 우수한 치료성적과 낮은 부작용을 발생시킬 것으로 예상되지만, 분화갑상선암의 국소 혹은 원격전이 병소에 대한 방사성요오드 치료 시 선량계산법이 경험적 고정용량법에 비해 더 좋은 효과를 나타낸다는 임상연구결과는 아직 없는 상태이다.

이러한 상황에서 방사성요오드 치료 투여량 결정에서 경험적 고용량법과 선량계산법을 통한 용량 결정 중 어느 것을 선택하는 것이 우월한지에 대한 권고가 현재까지 없는 상태이다. 방사성요오드 용량 결정의 편리성으로 인해 현재 대부분의 기관에서 경험적 고정용량법이 사용되고 있으며, 몇몇 제한된 기관에서 소아 혹은 신장기능장애 환자 등의 경우에 선별적으로 선량계산법을 이용한 방사성요오드 용량 결정이 이루어지고 있다.

1. 경험적 고정용량법

경험적 고정용량법은 단순하며 시행하기 편리하여 임상에서 널리 이용되고 있다. 잔류 정상 갑상선조직 제거 혹은 잔류가 예상되는 종양에 대한 보조 치료를 목적으로 하는 경우 30mCi~150mCi의 방사성요오드가 이용되며, 잔류가 확인된 종양에 대한 치료를 목적으로 하는 경우는 ~200mCi까지 이용되고 있다. 하지만 고령 혹은 신장질환이 있는 환자는 전신 및 골수 흡수선량이 높아질 수 있어 방사성요오드 용량을 낮추는 것이 필요할 수 있다. 최근에는 저위험 및 중위험군에서 낮은 용량의 방사성요오드도 높은 용량의 방사성요오드에 필적하는 비교적 좋은 결과가 나타나, 방사성요오드 투여량이 점진적으로 감소하고 있는 추세이다.

표 9-1. 분화갑상선암 수술 후 경험적 고정용량법에 따른 방사성요오드 투여 용량

방사성요오드 투여 목적	방사성요오드 투여 용량
잔류 정상 갑상선조직	
저위험군	30mCi
중간위험군, 고위험군	30 ~ 150mCi
갑상선암	
폐전이	100 ~ 200mCi (*150)
뼈전이	100 ~ 200mCi

*70세 이상 고령에서는 신기능이나 전신상태를 고려하여 방사성요오드 투여량를 줄일 수 있음. 또한 방사성요오드 투여 후 48시간째 전신 방사성요오드 잔류량이 80mCi 혹은 골수 흡수선량이 2Gy 이하가 되도록 계산하여 방사성요오드 투여량을 정할 수 있음.

NCCN(National Comprehensive Cancer Network) 권고안(version 3.2022)에서는 잔류 정상 갑상선조직을 제거(remnant ablation)하기 위해서는 30~50mCi의 방사성요오드를 권고하고, 잔존갑상선암의 가능성이 높아 보조치료(adjuvant therapy)로 방사성요오드를 투여하려면 50~150mCi를 권하고 있다. 잔존갑상선암이 확인된 경우에는 100~200mCi의 방사성요오드를 투여를 권하고 있으나, 방사성요오드 치료에 의한 폐섬유화나 골수 억제 가능성을 피하기 위해 다발성 전이 환자의 경우에는 방사성요오드 투여 후 48시간에 체내 방사성요오드가 80mCi 이하가 되어야 하며 골수의 방사성요오드 잔류는 120mCi 이상이 되지 않도록 하여야 함을 기술하고 있다.

2. 선량계산법

방사성요오드(I-123, I-131) 스캔 혹은 방사성요오드(I-124) PET를 시행하여 골수를 포함한 다양한 조직과 갑상선암의 방사성요오드 체내 분포를 평가할 수 있으며, 이를 바탕으로 환자별로 최적화된 맞춤 방사성요오드 용량을 계산할 수 있다.

I-123를 이용하여 선량계산을 하는 경우 2~4mCi가 권고되는데,

이렇게 하면 정상갑상선세포와 갑상선암세포에 기절현상(stunning phenomenon)이 발생하지 않아 이후 방사성요오드 치료 시행에 유리한 점이 있다. 또 I-131을 이용하여 선량계산을 하는 경우 1~2mCi가 권고되는데, 이 경우 긴 반감기로 인해 지연영상을 얻을 수 있다는 장점이 있다. 하지만 권고된 것보다 더 높은 용량의 I-131이 사용되면 정상갑상선세포와 갑상선암세포가 사멸되지 않으면서 일정 시간 이후에 해당 세포가 가진 생물학적 기능을 일시적으로 소실하게 되는 기절현상이 발생하여 이후에 투여되는 방사성요오드의 섭취능이 감소될 수 있다. 따라서 선량계산을 위한 진단용 I-131 투여에 의한 기절효과의 영향을 피하기 위해, 치료용량의 I-131은 진단용 I-131이 투여된 후 48~72시간 이내에 투여하는 것이 권고되고 있다.

선량계산법은 경험적 고정용량법에 비해 이론적으로는 장점은 있을 것으로 예측되나, 현재까지도 선량계산법이 경험적 고정용량법보다 더 우수한 치료효과를 제공한다는 임상적 연구 결과가 부족한 상태이다. 또한 선량계산법을 적용하기 위해서는 핵의학 영상촬영을 포함한 추가적인 시간과 비용이 수반되어, 소아나 고령의 환자, 신장기능저하 혹은 광범위한 폐전이 환자 등 몇몇 제한된 경우에서만 선량계산법 시행이 권고되고 있다.

3. 소아의 방사성요오드 용량

성인과 동일하게 경험적 고정용량법이나 선량계산법을 이용할 수 있다. 경험적 고정용량법을 이용할 경우 체표면적 혹은 체중을 고려하여 성인에 비하여 적은 용량을 투여하여야 하는데, 다음의 표와 같

표 9-2. 소아의 방사성요오드 용량 조정 예

투여용량(성인용량과 비교)	20%	40%	60%	80%	100%
체표면적(m^2)	0.4	0.8	1.2	1.4	1.7
체중(Kg)	10	25	30	55	70

이 다양한 조정법이 권고되고 있다.

NCCN(National Comprehensive Cancer Network) 권고안(version 3.2022)에서는 70kg 성인에게 150mCi의 방사성요오드를 투여하는 경우를 소아에게 적용한다면 소아 kg 체중당 2.15mCi의 방사성요오드를 사용할 수 있다고 설명하고 있다. 방사성요오드 치료 시 소아의 나이를 고려하여 방사성요오드 용량을 결정하기도 하는데, 15세는 성인 용량의 5/6, 10세는 1/2, 5세는 1/3 정도를 권고하기도 한다. 핵의학 영상을 통해 방사성요오드의 체내분포를 미리 확인하여 용량을 결정하는 선량계산법의 경우에는 성인과 동일하게 혈액흡수선량이 2Gy를 넘지 않는 범위에서 방사성요오드 투여량을 정하여야 한다.

참고문헌

1. 안병철. 갑상샘 핵의학, 2014, 고려의학.
2. 강호철, 김보현, 박원서, 신동엽, 안병철, 오소원, 이국행, 이상아, 정규환. 방사성요오드 치료안내서; 2019 개정판. 대한갑상선학회; 2019. (https://www.thyroid.kr/people/throid_info_2019.pdf)
3. Bryan R Haugen, Erik K Alexander, Keith C Bible, Gerard M Doherty, Susan J Mandel, Yuri E Nikiforov, Furio Pacini, Gregory W Randolph, Anna M Sawka, Martin Schlumberger, Kathryn G Schuff, Steven I Sherman, Julie Ann Sosa, David L Steward. R Michael Tuttle. Leonard Wartofsky. 2015 American Thyroid Association Management Guidelines for Adult Patients with Thyroid Nodules and Differentiated Thyroid Cancer: The American Thyroid Association Guidelines Task Force on Thyroid Nodules and Differentiated Thyroid Cancer. Thyroid. 2016 Jan;26(1):1-133. doi: 10.1089/thy.2015.0020.
4. 이가희, 이은경, 강호철, 고윤우, 김선욱, 김인주, 나동규, 남기현, 박소연, 박진우, 배상균, 백승국, 백정환, 이병주, 정기욱, 정유석, 천기정, 김원배, 정재훈, 노영수. 2016년 대한갑상선학회 갑상선결절 및 암 진료 권고안 개정안. Int J Thyroidol. 2016; 9(2): 59-126.1.

5. 안병철, 배상균, 이재태. 32장. 갑산선병의 핵의학 치료. 강건욱. 김상은, 이동수, 정준기. 고창순 핵의학. 4판. 고려의학. 2019.
6. Robert I. Haddad, Lindsay Bischoff, Douglas Ball, Victor Bernet, Erik Blomain, Naifa Lamki Busaidy, Michael Campbell, Paxton Dickson, Quan-Yang Duh, Hormoz Ehya, Whitney S. Goldner, Theresa Guo, Megan Haymart, Shelby Holt, Jason P. Hunt, Andrei Iagaru, Fouad Kandeel, Dominick M. Lamonica, Susan Mandel, Stephanie Markovina, Bryan McIver, Christopher D. Raeburn, Rod Rezaee, John A. Ridge, Mara Y. Roth, Randall P. Scheri, Jatin P. Shah, Jennifer A. Sipos, Rebecca Sippel, Cord Sturgeon, Thomas N. Wang, Lori J. Wirth, Richard J. Wong, Michael Yeh, Carly J. Cassara, Susan Darlow. NCCN CLINICAL PRACTICE GUIDELINES IN ONCOLOGY: Thyroid Carcinoma, Version 3.2022.

제 10 장

방사성요오드 치료 후 스캔

갑상선암의 치료에 이용되는 방사성요오드는 I-131으로 갑상선암 세포 살상효과를 가지는 베타선을 방출함과 동시에 감마카메라로 영상을 얻을 수 있는 감마선을 동시에 방출하므로, 치료효과를 나타내는 I-131의 전신적 분포를 영상화할 수 있다. 이 영상결과는 갑상선암의 방사성요오드 섭취능을 보여줄 수 있어, 방사성요오드 치료효과를 예측하는 데 큰 도움이 되며, 방사성불응성요오드 갑상선암을 진단하는 데에도 이용된다. I-131에서 방출되는 감마선의 에너지가 364keV로 높아, 방사성요오드 치료 후 스캔을 얻기 위해서는 고에너지 조준기를 장착한 감마카메라로 영상을 얻어야 한다.

1. 방사성요오드 치료 후 스캔 시행 목적

치료 용량의 방사성요오드를 경구로 투여한 후 감마카메라를 이용하여 전신스캔을 시행하면, 갑상선암 병소의 방사성요오드 섭취여부 및 축적정도를 파악할 수 있어 2차 방사성요오드 치료 시행여부를 결정하는 데 결정적 정보를 제공한다. 또한 방사성요오드 치료 후 전신스캔이 수술 전 영상검사 혹은 수술 시에 확인되지 않았던 예상하지 못한 감추어져 있던 갑상선암 병소를 보여줄 수 있다. 따라서 정확한 예후예측, 후속치료 및 추적관찰 전략을 결정하기 위해 방사성요오드 치료 후에는 전신스캔을 반드시 시행하여야 한다. 방사성요오드 치료 후 스캔은 예민도가 높아, 진단적방사성요오드스캔에서 관찰되지 않았던 갑상선암 병소가 치료 후 전신스캔에서 발견되는 경우도 적지 않으므로 이에 대한 주의도 필요하다.

2. 영상 방법(평면촬영법과 단층촬영법)

분화갑상선암 치료에 이용되는 방사성요오드 I-131은 종양살상효과를 가진 베타선과 함께 364keV 감마선을 동시에 방출하므로 감마카메라로 영상을 얻으면 방사성요오드가 축적된 갑상선암 병소를 확인할 수 있다. 치료용량의 I-131을 경구로 투여하여 방사성요오드 치료를 시행한 후, 주로 방사성요오드 투여 4~10일에 감마카메라를 이용하여 전면과 후면 전신영상을 얻는다.

감마카메라는 1958년 Hal Anger에 의해 고안된 기기로 감마선을 섬광결정(scintillation crystal)으로 검출하여 영상을 만들어 섬광카메라(scintillation camera)로 불렸으며, 발명한 과학자를 기리기 위해 Anger 카메라로도 불린다. 현재는 감마선을 검출하여 영상을 만들기 때문에 일반적으로 감마카메라로 불린다. 최근에는 섬광결절 대신 반도체인 카드뮴 아연 테루라이드(Cadmium Zinc Telluride) 검출기를 사용하여 더 해상도가 높은 영상을 얻을 수 있다.

영상의학과에서 이용하는 X-선 영상은 X-선 발생장치에서 발생된

X-선을 환자의 몸과 같은 영상대상물에 투과시켜 검출기에 도달한 X-선을 이용하여 영상을 얻는 투과영상(transmission scan)인데 반하여, 감마카메라 영상은 환자 혹은 영상대상 체내에 분포하는 방사성의약품에서 방출되는 감마선을 검출하여 영상정보를 얻는 방출영상(emission scan)이다. 그러므로 순수한 의미의 핵의학 영상장비에서는 방사선이 발생되거나 방출되지 않는다.

감마카메라의 고식적 구성은 조준기(collimator), 섬광결정(scintillation crystal), 광전자증배관(photomultiplier tube), 파고분석기(pulse height analyzer), 컴퓨터 시스템, 환자테이블 등으로 이루어져 있다. 감마카메라의 영상이 얻어지기 위해서는 먼저 방사성의약품의 투여가 필요하다. 투여된 방사성의약품이 영상의 목적을 얻기에 최적의 분포가 이루어진 다음 감마카메라로 영상을 얻는다. 체내에 분포된 방사성의약품에서 방출되어 나온 감마선은 다양한 방향으로 방출되는데, 이 감마선 가운데 영상구성에 필요한 방향의 감마선만을 통과시키고 그 외 감마선을 기하학적으로 제거하기 위하여 조준기를 사용한다. 조준기를 통과한 감마선은 섬광결정을 만나 광자로 변환되고, 이 광자는 광전자증배관에서 전자로 바뀌고 증폭되어 전기적 신호를 발생시킨다. 파고분석기로 전기적신호 가운데 특정한 에너지영역의 신호만 선택함으로써 산란에 의해 위치와 방향이 바뀌어 조준기를 통과한 감마선을 영상구성에서 배제하게 된다. 이는 산란선에 의한 영상의 배경신호를 줄이는 역할을 하게 된다.

감마카메라 영상은 평면적인 2차원영상을 제공하게 되는데, 몸 주위를 회전하면서 여러 방향에서 감마카메라 영상을 얻고, 이를 컴퓨터로 재구성하게 되면 단층영상을 얻을 수 있는데, 이를 단일광자단

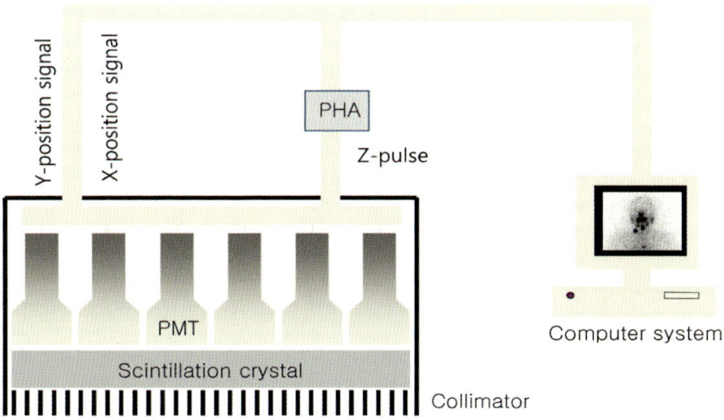

그림 10-1. 감마카메라 구성
감마선을 기하학적으로 제한하는 조준기(collimator)가 영상대상에 가장 가까이 위치하게 되며, 조준기를 통과한 감마선이 신틸레이션 결절(scintillation crystal)에서 광신호로 바뀐 후 광전자 증배관(photomultiplier tube: PMT)에서 증폭된다. 파고분석기(pulse height analyzer: PHA)로 특정한 세기의 에너지를 가지는 영상신호를 선별하는 역할을 하며, 검출된 영상신호의 위치 정보를 종합하여 영상을 구성한다. (갑상샘 핵의학, 고려의학. 2014, 인용)

층촬영(single photon emission computed tomography: SPECT)이라고 한다. SPECT 영상은 평면감마카메라에 비해 배경신호를 낮출 수 있어 예민도가 높고, 감마선이 방출된 위치, 즉 방사성의약품이 집적된 부위의 깊이에 대한 정보를 제공할 수 있다는 장점이 있다.

전신 영상에서 비정상으로 의심되는 소견이 관찰되면 국소영상(spot images)을 다양한 각도에서 얻어 추가적 정보를 얻을 수 있다. 필요한 경우 평행구멍 조준기를(parallel hole collimator) 바늘구멍 조준기(pinhole collimator)로 교체하여 확대 상을 얻거나, SPECT 단층영상을 얻으면 더 정확한 영상 결과를 얻을 수 있다.

바늘구멍 조준기는 납으로 된 속이 빈 원추형 조준기로 뾰족한 끝부분에 작은 구멍이 나 있고, 다른 조준기와 마찬가지로 영상대상물에 가장 가까이 위치하게 된다. 바늘구멍 조준기를 장착하여 얻은 감마카메라 영상은 좌우가 뒤바뀌고 실제 물체의 크기를 반영하지 못하나 다른 조준기에 비해 해상력이 우수한 영상을 얻을 수 있다는 장점이 있다. 일반적으로 실제 물체보다 확대되어 나타나므로 영상을 확대하는 것에 적합한 조준기이다. 바늘구멍 조준기를 사용하는 경우 바늘구멍의 크기에 따라 영상의 해상도와 예민도가 영향을 받아 구멍이 작을수록 해상도는 높아지나 예민도는 떨어진다. 바늘구멍 조준기영상 획득 시에 위치를 알려줄 수 있는 표식자(marker)를 함께 이용하면 병변의 위치판단도 가능하다.

핵의학영상법은 생명현상의 기능적 정보 제공에 강점이 있으나, 해부학적 정보제공에 제한점을 가진다. 이에 비하여 영상의학과에서 이용되는 CT나 MRI와 같은 해부학적영상기법은 해상도가 높은 해부학적 정보제공에 강점이 있으나 유전자적·생화학적·생물학적·기능적정보 제공역할은 상대적으로 부족하다. 의료영상기기 분야의 급속한 발전으로 기능적영상과 해부학적영상을 한꺼번에 얻을 수 있는 융합영상(hybrid imaging) 장비가 현재 널리 이용되고 있다. SPECT와 CT가 결합된 SPECT/CT 장비와 PET와 CT가 결합된 PET/CT 장비가 대표적 융합영상장비로 전 세계적으로 널리 이용되고 있으며, PET와 MRI가 결합된 PET/MRI융합영상장비도 일부 기관에서 임상에 이용되고 있다.

융합영상장비인 SPECT/CT를 이용하여 방사성요오드가 축적된 병소의 해부학적 특성 및 정확한 위치를 동시에 알 수 있어, 방사성요오드스캔의 해석에 큰 도움이 되어 더욱 정확한 진단이 가능해진다. 이러한 장점에도 불구하고 CT영상에 따른 추가적 방사선피폭과 환자의 불편감 및 추가적 비용부담 등으로 인하여 모든 환자에서

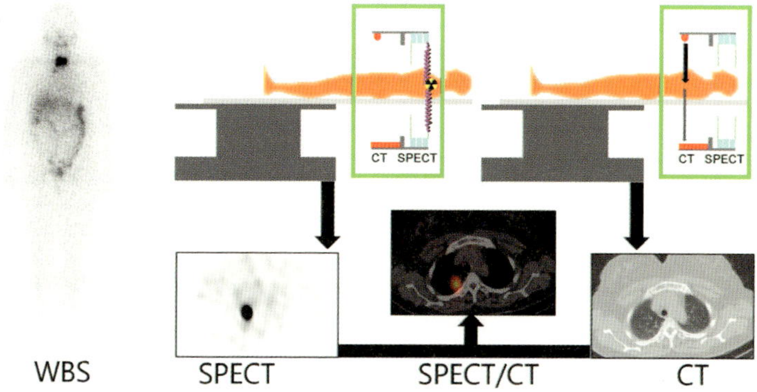

그림 10-2. 갑상선전절제술을 시행받은 환자에서 시행된 I-131 전신평면스캔(whole body scan: WBS)에서 잔류 정상 갑상선조직으로 생각되는 전경부 중앙부위 방사성요오드 축적과 이 축적의 우측 아래쪽에 미약한 방사성요오드 축적이 관찰된다. 이 방사성요오드 축적은 잔류 정상 갑상선조직, 림프절전이 혹은 폐전이 가능성이 있다. SPECT/CT 영상은 SPECT영상과 CT영상을 한꺼번에 얻어 기능적대사 정보와 해부학적 정보를 동시에 제공한다. SPECT 영상에서 우측 경부 혹은 우측폐 상엽에 방사성요오드 축적 병소가 관찰되나, 해당 병소의 정확한 위치를 알기 어렵다. CT 영상은 우측폐 상엽에 결절을 보여주나, 이 병소의 방사성요오드 섭취능을 알 수 없다. SPECT/CT 융합영상에서는 우측폐 상엽의 방사성요오드 축적부위가 갑상선암의 폐전이에 의한 소견임을 보여준다. 또한 해당 전이병소가 방사성요오드 섭취능이 높아 방사성요오드 투여로 치료가 될 가능성이 있음을 보여준다. (갑상샘 핵의학, 고려의학. 2014. 인용)

SPECT/CT를 시행할 수는 없다.

3. 영상 판독 주의 사항

여러 장기가 생리적으로 방사성요오드를 축적할 수 있고 갑상선암이 아닌 다양한 종류의 양성 및 악성병변도 방사성요오드를 축적할 수 있으므로, 방사성요오드 치료 후 전신스캔에서 관찰되는 방사성요오드 축적 부위 모두가 갑상선암 병소를 나타내는 것이 아니다.

방사성요오드 치료 후 스캔의 판독은 병력, 이학적 검사, 혈액검사 및 영상검사 결과를 숙지하고 시행하는 것이 필수적이다. 생리적으로 요오드가 축적될 수 있는 침샘, 눈물샘, 비점막, 구강, 위점막, 방광, 장관의 방사성요오드 축적은 정상소견으로 판단하여야 하고, 그 외 생리적으로 방사성요오드가 축적되지 않는 위치에 방사성요오드가 축적되는 경우 비정상적 방사성요오드 섭취로 판단하여야 한다. 생리적 방사성요오드 축적 외에도 침, 소변, 땀에도 방사성요오드가 존재하므로, 이들에 의한 방사능 오염이 핵의학 영상에 이상소견을 발생시킬 수 있으므로 이에 대한 주의가 필요하다. 또한 일부 양성질환 및 악성질환이 방사성요오드를 축적할 수 있다는 사실도 고려가 필요하다. 방사성요오드 치료 후 스캔으로 갑상선암의 병소로 판단하기 위해서는 위와 같은 다양한 점을 고려하여야 하며, 필요시 SPECT/CT를 추가로 촬영하면 방사성요오드 섭취 원인을 더 정확하게 파악할 수 있다.

가. 분화갑상선암 병소의 방사성요오드 축적

방사성요오드를 이용하여 갑상선암의 전이를 판정하는 원리는 감마카메라가 개발되기 이전부터 이용되었다. 분화갑상선암 치료에 방사성요오드를 처음 사용한 미국의 내과의사 Samuel M. Seidlin은 방사성요오드를 투여한 이후 분화갑상선암의 뼈전이 부위로 의심되는 곳에 방사능검출기로 방사능세기를 측정하여 분화갑상선암의 뼈전이를 확인하였다. 핵의학 영상기기의 발전으로 방사성요오드가 축적된 부위를 단층촬영으로 명확히 국소화할 수 있으며, 현재는 CT를 동시에 얻을 수 있는 융합영상장비의 개발로 방사성요오드가 축적된 부위의 정확한 위치뿐만 아니라 병소의 해부학적인 정보도 함께 얻을 수 있다. 분화갑상선암은 드물지 않게 경부 림프절, 폐 및 뼈에 전이를 일으키며, 방사성요오드 투여 후 스캔으로 확인할 수 있다.

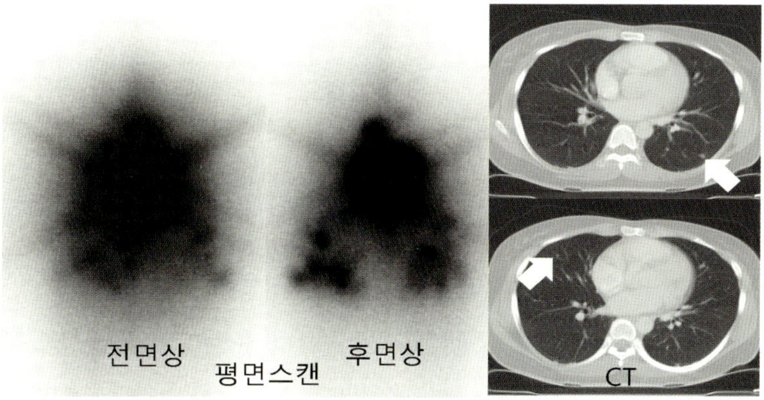

그림 10-3. 갑상선절제술 후 정상 갑상선조직이 다량으로 잔류하여 방사성요오드 치료 후 평면스캔에서 두경부 및 상부흉곽의 영상판독이 불가능하다. 분화갑상선암의 다발성 폐전이로 인해 양쪽 폐에 많은 국소적인 섭취병소가 관찰된다. 흉부CT상 다발성 폐전이에 의한 미세결절이 관찰된다. (갑상샘 핵의학, 고려의학. 2014. 인용)

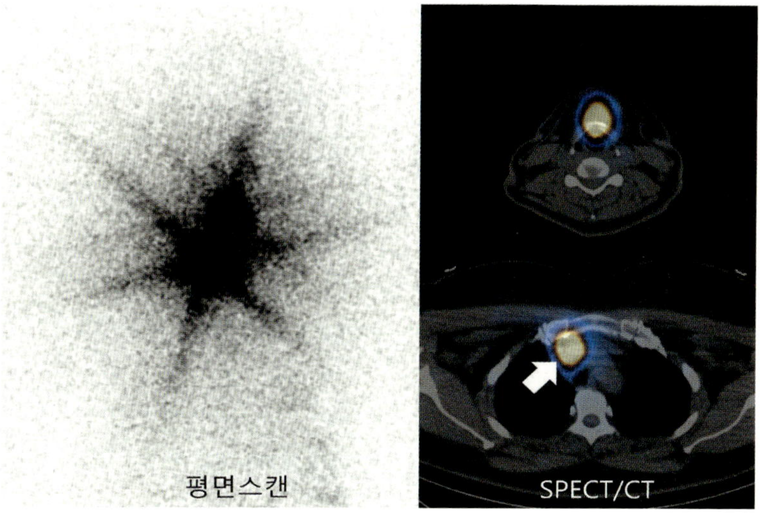

그림 10-4. 방사성요오드가 전경부의 정상 갑상선조직에 다량 축적되어 방사성요오드 치료후 평면스캔에서 두경부 및 상부흉곽 부분의 영상판독이 불가능하다. SPECT/CT 영상에서 전경부 상부에는 갑상설관(thyroglossal duct)의 방사능요오드 섭취가, 우측 상부종격동에는 림프절전이(화살표)에 방사성요오드 섭취가 관찰된다.

방사성요오드 투여 후 지연된 시기에 감마카메라 영상을 얻으면 방사성요오드 축적병소가 더 명확히 관찰되는 경우가 많고, 병변의 숫자도 많아지는 경향이 있는데, 이는 시간의 경과와 함께 방사성요오드가 다른 조직에 비해 분화갑상선암 병소에 상대적으로 더 많이 축적됨으로 인하여 나타나는 결과이다.

갑상선절제술 후 정상 갑상선조직이 많이 잔류한 경우, 드물지 않게 경부의 방사성요오드스캔 판독에 제한이 발생한다. 이는 잔류 정상 갑상선조직에 너무 많은 방사성요오드가 축적되어 발생되는 매우 높은 영상신호로 인해 성상인공산물(star artifact)과 같은 영상 왜곡이 생겨나기 때문이다.

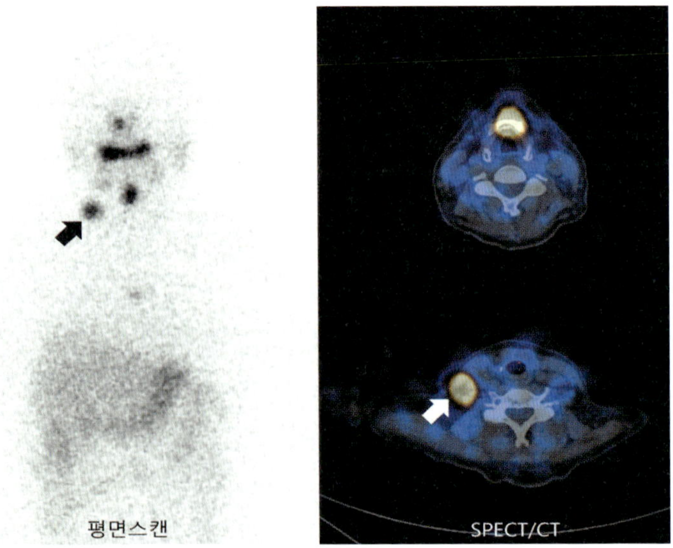

그림 10-5. 분화갑상선암으로 갑상선전절제술을 받은 환자. 방사성요오드 치료 후 평면스캔 및 SPECT/CT 영상에서 전경부 상부에는 갑상설관(thyroglossal duct)의 방사능요오드 섭취가 관찰되며, 우측 측경부에는 림프절전이(화살표)에 의한 방사성요오드 섭취가 관찰된다.

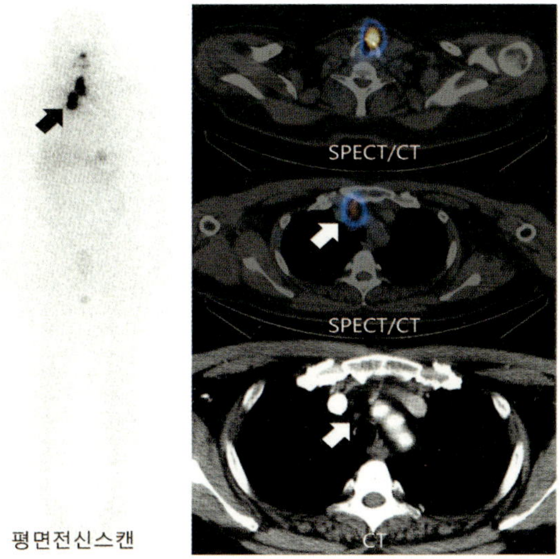

그림 10-6. 분화갑상선암으로 갑상선전절제술을 받은 환자. 방사성요오드 치료 후 평면전신스캔 및 SPECT/CT 영상에서 우측 상종격동 림프절전이(화살표)에 의한 방사능요오드 섭취가 관찰되며, 흉부 CT에도 우측 상종격동에 림프절전이가 관찰된다.

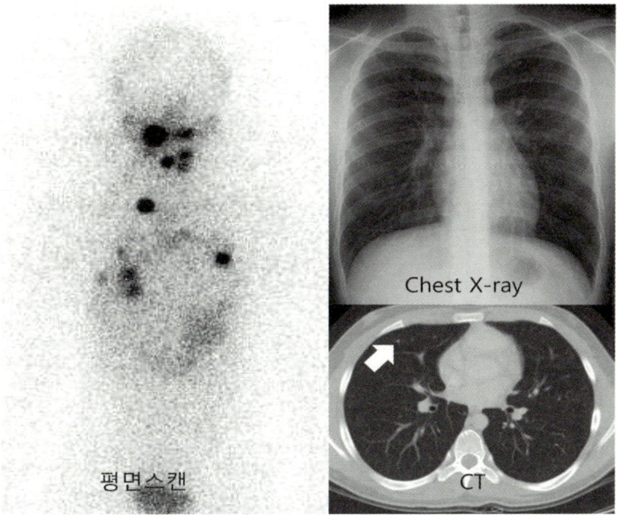

그림 10-7. 분화갑상선암으로 갑상선전절제술은 받은 환자. 방사성요오드 치료 후 평면스캔에는 다발성 폐전이 병소가 관찰된다. 흉부 X-선 영상에는 폐전이가 관찰되지 않으나, CT영상에는 폐전이에 의한 작은 결절(화살표)이 관찰된다. (갑상샘 핵의학, 고려의학. 2014. 인용)

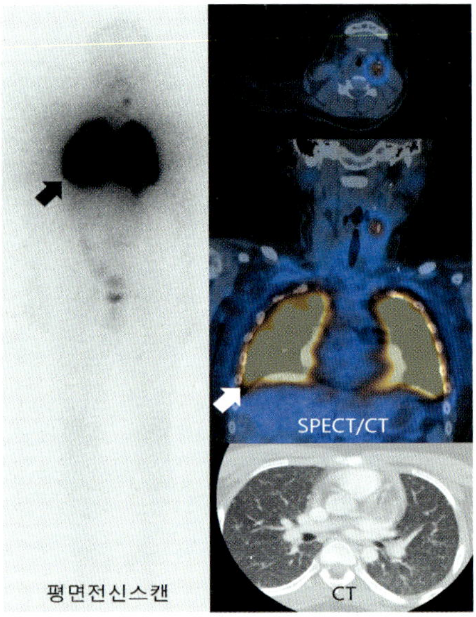

그림 10-8. 분화갑상선암으로 갑상선전절제술을 받은 환자. 방사성요오드 치료 후 평면전신스캔 및 SPECT/CT 영상에서 양쪽 폐에 강한 방사능요오드 섭취가 관찰되며, 좌측 측경부에는 잔류 정상 갑상선 조직에 의한 미약한 방사성요오드 섭취가 관찰된다. 흉부 CT에도 다발성 미세폐전이가 관찰된다.

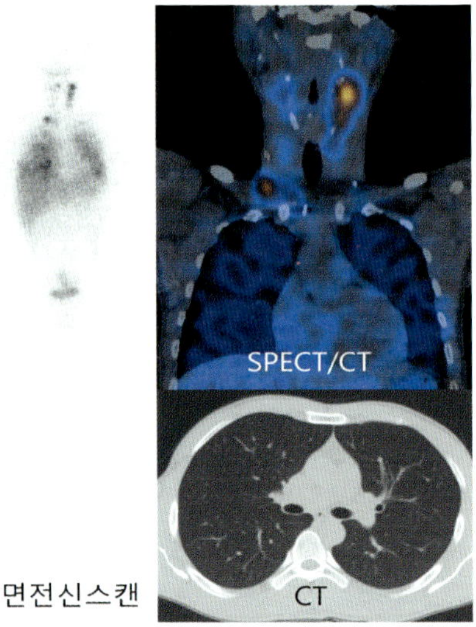

그림 10-9. 분화갑상선암으로 갑상선전절제술을 받은 환자. 방사성요오드 치료 후 평면전신스캔 및 SPECT/CT 영상에서 양측 측경부 림프절전이에 의한 방사능요오드 섭취가 관찰되며, 양측 폐에 미세전이로 인하여 미만성 방사성요오드 섭취가 관찰된다. 흉부 CT에는 폐전이 소견이 관찰되지 않는다.

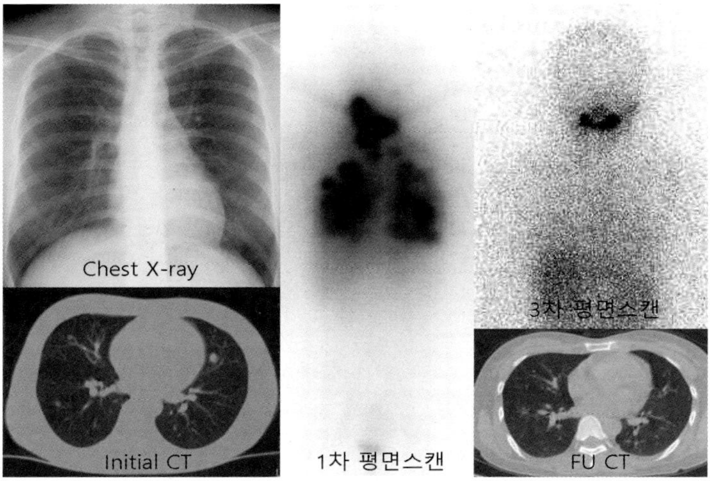

그림 10-10. 분화갑상선암으로 갑상선전절제술을 받은 환자로 초기 흉부 X-선영상에 이상소견은 관찰되지 않으나, 흉부 CT(Initial CT) 영상에는 다발성 폐전이병소가 관찰된다. 첫 번째 방사성요오드 치료 후 평면스캔에서 CT보다 많은 개수의 폐전이병소가 관찰된다. 3차 방사성요오드 치료 후 시행한 평면스캔에서는 폐전이병소가 관찰되지 않으며, 동시기에 얻은 추적관찰 흉부 CT(FU CT) 영상에도 폐전이병소 크기가 작아져 섬유성 미세결절(fibrotic micronodule)로 흔적만 관찰된다. 이 환자는 영상검사 및 TSH 자극 갑상선글로불린 측정에서 완전관해로 판정된 후 18년간의 동적 위험도분류(dynamic risk stratification) 평가 시 완전반응(excellent response) 상태로 유지되고 있다. (Ahn BC, Theranostics, 2011 인용)

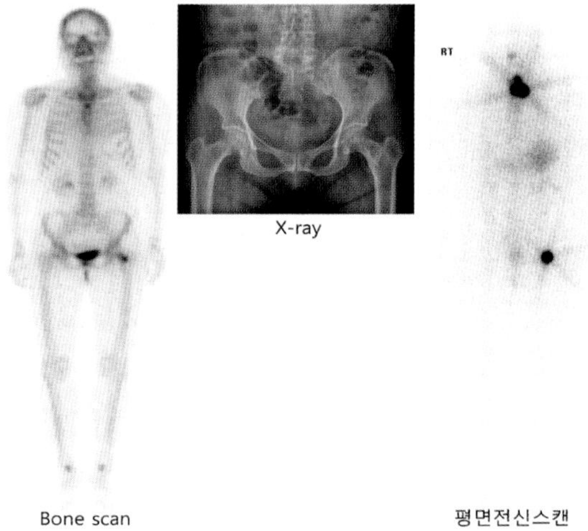

그림 10-11. 분화갑상선암으로 갑상선전절제술을 받은 환자. 뼈스캔 및 X-선 영상에서 좌측 대퇴골경부에 뼈전이병소가 관찰된다. 방사성요오드 치료 후 평면전신스캔에서 동일한 부위에 국소적인 방사성요오드 축적이 관찰된다. (갑상샘 핵의학, 고려의학. 2014. 인용)

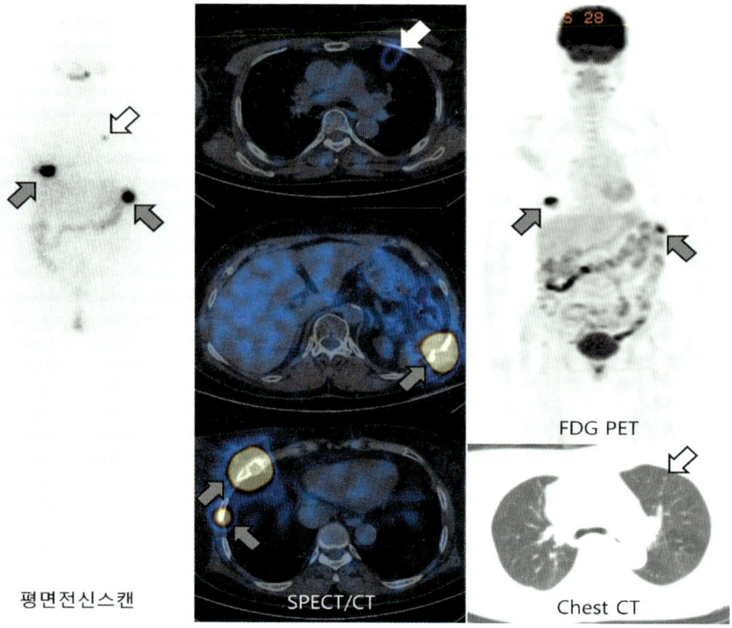

그림 10-12. 분화갑상선암으로 갑상선전절제술을 받은 환자. 방사성요오드 치료 후 평면전신스캔 및 SPECT/CT 영상에서 좌측 폐엽에 발생한 폐전이(흰색 화살표)에 의한 방사능요오드 섭취가 관찰되며, 양측 늑골에 발생한 다발성 뼈전이(회색 화살표)에 방사성요오드 섭취가 관찰된다. FDG PET영상에 뼈전이 병소에 FDG 축적이 관찰되며, 흉부 CT에는 좌측 폐에 폐전이 결절이 관찰된다.

나. 방사성요오드의 생리적 축적

정상인에게 방사성요오드를 투여하면 대부분 갑상선으로 방사성요오드가 이동하나, 갑상선전절제술로 갑상선이 제거된 환자에서는 투여된 방사성요오드가 침샘, 비강, 구강, 위장, 유방, 대장, 신장 및 방광 등에서 관찰된다. 이는 생리적으로 방사성요오드가 축적되는 장기 혹은 배설된 방사성요오드가 정체되는 곳이다.

방사성요오드의 축적은 나트륨요오드공동수송체(sodium iodide symporter: NIS)에 의하며, 침샘, 위장, 누낭 및 비루관(lacrimal sac and nasolacrimal duct), 맥락얼기(choroid plexus) 등 NIS가 발현되는 장기에

방사성요오드가 축적된다. 이소갑상선조직(heterotopic thyroid tissue) 및 이소위점막조직(heterotopic gastric mucosa)도 방사성요오드를 축적한다. 이소갑상선조직은 혀, 전경부, 종격동 등에 존재할 수 있으며, 소장 혹은 식도말단을 포함한 다양한 위치에 존재할 수 있다.

방사성요오드 투여 후 간에서 방사능이 관찰될 수 있는데, 이는 방사성요오드가 포함된 갑상선글로불린과 갑상선호르몬이 간에서 대사가 일어나서 생기는 현상이다. 담낭에도 간혹 방사성요오드가 축적되는데 이는 방사성요오드가 담즙(bile)으로 배설되어서 나타나는 현상이다.

구강에 방사능이 축적되는 것은 침샘에서 분비된 침속에 포함된 방사성요오드에 의한 것이다. 방사성요오드가 포함된 침을 삼키면 구강내의 방사능이 위장으로 이동하는 중에 식도에 국소적으로 정체되어 흉부 가운데에 방사능으로 관찰될 수 있다. 식도의 국소적 방사성요오드 축적은 종격동 림프절전이로 오인될 수 있는데, 식도의 방사성요오드 축적은 종격동 림프절전이와 달리 물을 마시고 다시 영상을 얻으면 소실된다.

신장비뇨기계의 방사능 축적이 방사성요오드 치료 후 스캔에서 빈번히 관찰되는데, 이는 방사성요오드가 신장에서 비뇨기계를 통하여 배설됨으로 인하여 발생한다. 소변이 축적될 수 있는 모든 곳에 방사능이 관찰될 수 있으며, 드물게는 신낭종에도 방사능이 축적될 수 있다.

대장에도 방사능이 빈번히 관찰되는데, 담즙을 통해 배출된 방사성요오드와 장에서 분비된 방사성요오드가 대장의 방사능 원인으로 생각되어지고 있다.

유선(mammary gland)에는 NIS가 발현하여 방사성요오드가 능동적으로 축적되는데, 수유기 유선(lactating mammary gland)에는 방사성요오드의 축적이 더 높고, 수유 중지 수개월 후에도 강한 방사성요오드 축적이 관찰될 수 있다. 흉선(thymus)에도 방사성요오드가 축적되는데, 젊은 연령에서 이러한 소견이 더 빈번히 관찰된다.

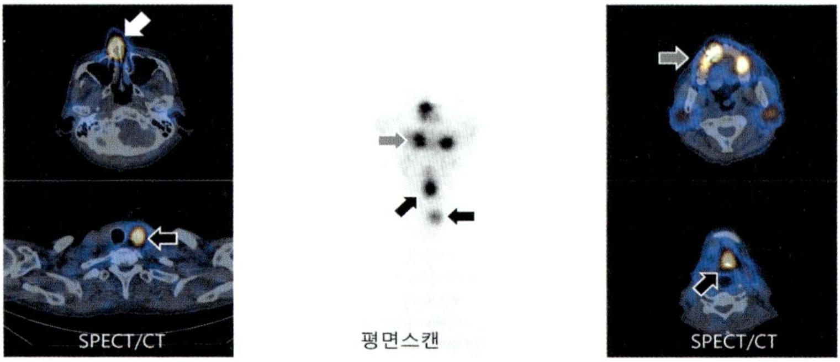

그림 10-13. 방사성요오드 치료 후 평면스캔 및 SPECT/CT영상. 비강내 방사성요오드 축적은 비교적 흔히 관찰되는 소견이다(흰색 화살표. Hot nose). 치아에 발생한 염증(회색 화살표)에 방사성요오드 섭취가 관찰된다. 경부에 갑상설관(thyroglossal duct)과 잔류 정상 갑상선조직 의한 방사능섭취(검은색 화살표)도 관찰된다.

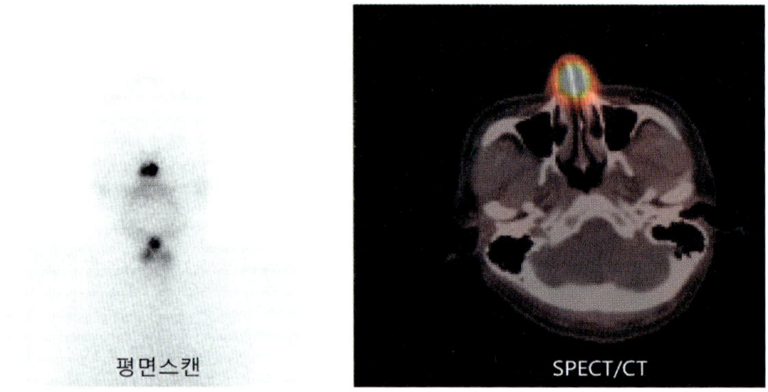

그림 10-14. 방사성요오드 치료 후 평면스캔 및 SPECT/CT영상. 비강내 방사성요오드 축적이 관찰된다. (갑상샘 핵의학, 고려의학. 2014. 인용)

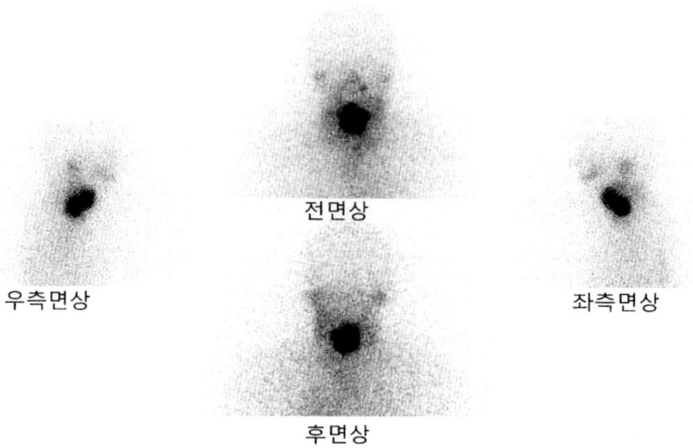

그림 10-15. 방사성요오드 치료 후 얻은 감마카메라 평면영상. 경부에 잔류 정상 갑상선조직에 의한 강한 방사능섭취가 관찰된다. (갑상샘 핵의학, 고려의학. 2014. 인용)

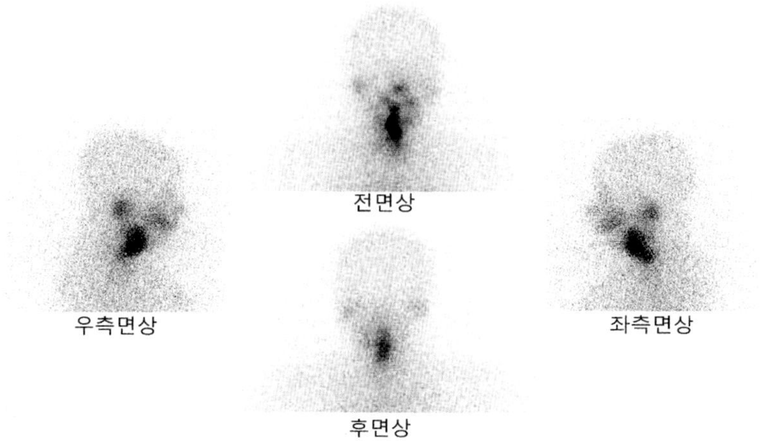

그림 10-16. 방사성요오드 치료 후 스캔. 혀에서부터 경부에 이르는 일직선 모양의 방사능섭취가 경부 중심선에 관찰된다. 갑상설관(thyroglossal duct)에 의한 방사능섭취이다. (갑상샘 핵의학, 고려의학. 2014. 인용)

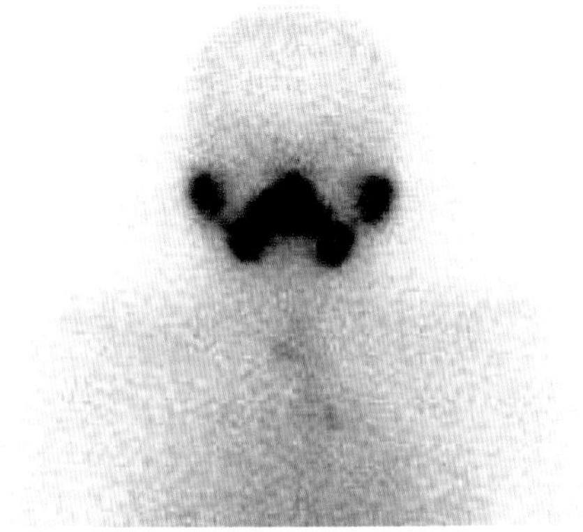

전면상

그림 10-17. 방사성요오드 치료 후 평면스캔. 양쪽의 이하선(parotid gland) 및 악하선(submandibular gland)에 방사능섭취가 관찰된다. 구강 내에도 침의 분비로 인한 방사성요오드 축적이 관찰된다. (갑상샘 핵의학, 고려의학. 2014. 인용)

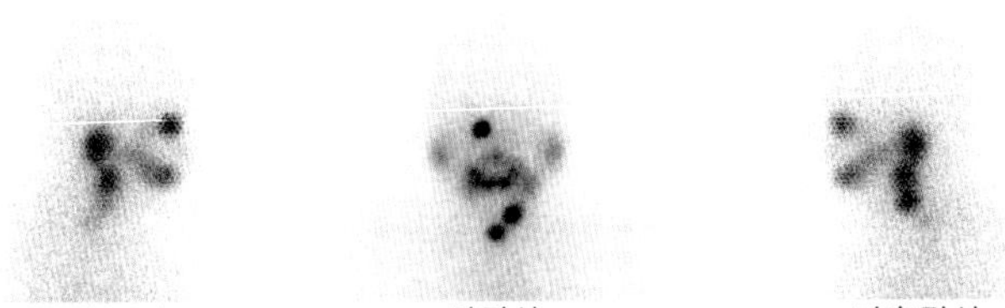

우측면상 전면상 좌측면상

그림 10-18. 방사성요오드 치료 후 평면스캔. 우측의 누낭(lacrimal sac)에 방사능섭취가 관찰된다. (갑상샘 핵의학, 고려의학. 2014. 인용)

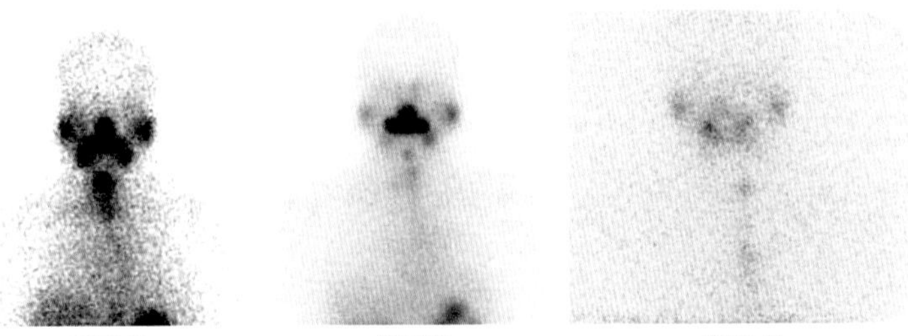

전면상 전면상 전면상

그림 10-19. 방사성요오드 치료 후 스캔. 흉부중심에 방사능을 포함한 침이 식도 내에 저류되어 일직선 모양의 방사능섭취가 관찰된다. 물을 마시고 다시 영상을 얻으면 식도 내의 방사능섭취가 소실된다. (갑상샘 핵의학, 고려의학. 2014. 인용)

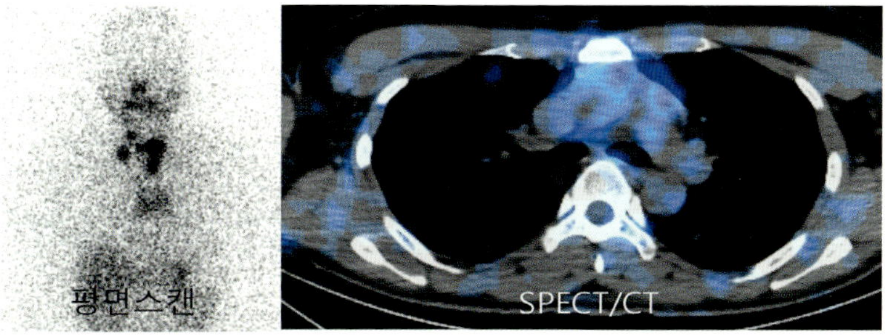

그림 10-20. 방사성요오드 치료 후 평면스캔 및 SPECT/CT. 29세 남자에서 얻은 영상으로 전방종격동(anterior mediastinum)에 방사능섭취가 관찰되는데 흉선의 방사능섭취이다.

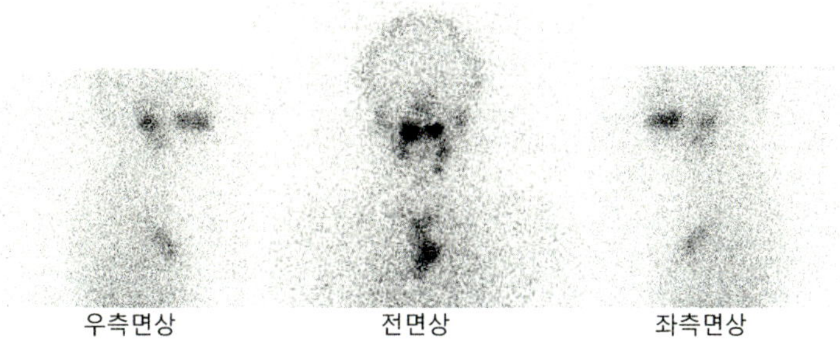

그림 10-21. 방사성요오드 치료 후 평면스캔. 19세 남자에서 얻은 영상으로 전방종격동(anterior mediastinum)에 방사능섭취가 관찰되는데, 흉선의 방사능섭취이다. (갑상샘 핵의학, 고려의학. 2014. 인용)

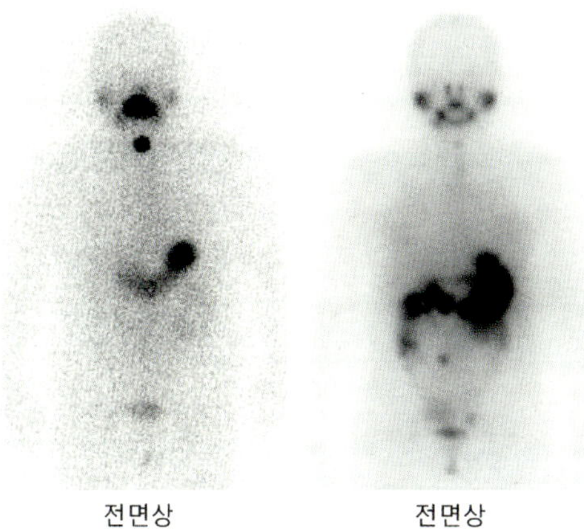

그림 10-22. 방사성요오드 치료 후 평면스캔. 위장의 방사능섭취가 강하게 된다. 우측의 환자에서는 복부 중앙에 국소적 방사능섭취가 관찰되는데, Meckel 게실에 이소성위점막(heterotopic gastric mucosa)에 의한 방사능섭취일 가능성이 있다. (갑상샘 핵의학, 고려의학. 2014. 인용)

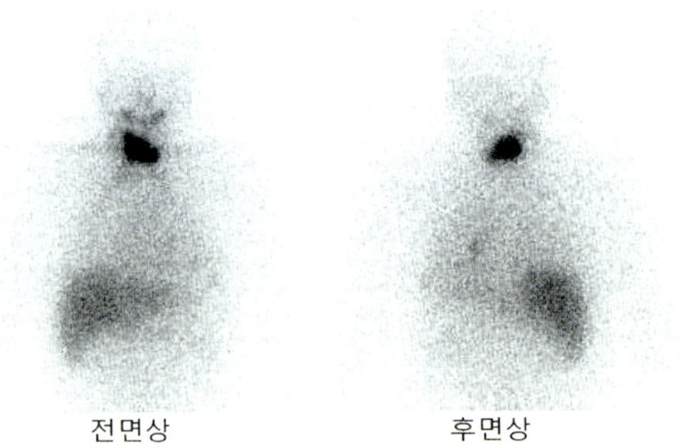

그림 10-23. 방사성요오드 치료 후 평면스캔. 간에 방사능섭취가 관찰된다. 이는 방사성요오드가 포함된 갑상선글로불린과 갑상선호르몬이 간에서 대사가 일어나서 발생하는 것으로 생각되고 있다. (갑상샘 핵의학, 고려의학. 2014. 인용)

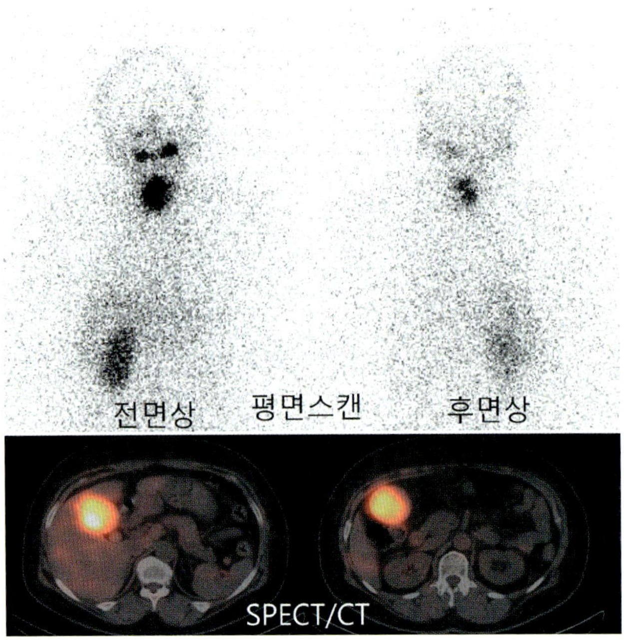

그림 10-24. 방사성요오드 치료 후 평면스캔 및 SPECT/CT영상. 간에 미약한 방사능섭취가 관찰되며, 담낭에 강한 방사능섭취가 관찰된다. (갑상샘 핵의학, 고려의학. 2014. 인용)

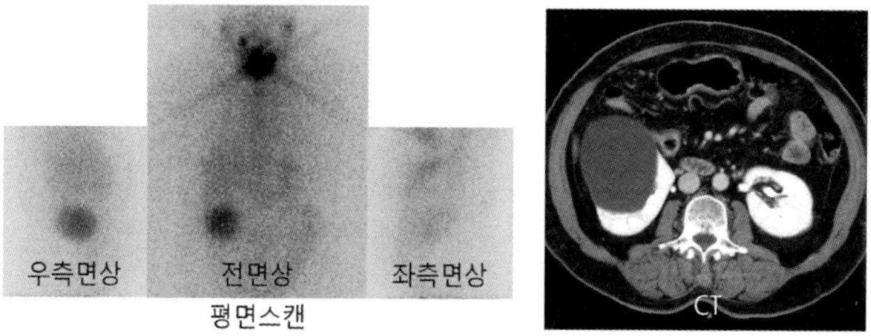

그림 10-25. 방사성요오드 치료 후 평면스캔 및 복부 CT영상. 우측신장의 단순낭종(simple cyst)에 방사능섭취가 관찰된다. (갑상샘 핵의학, 고려의학. 2014. 인용)

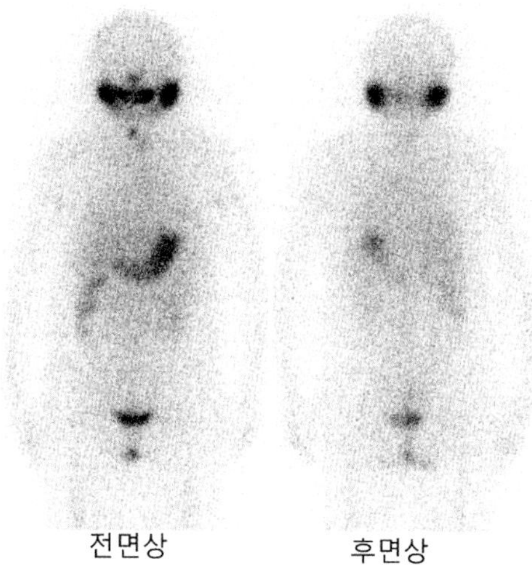

그림 10-26. 방사성요오드 치료 후 평면스캔. 비뇨기계를 통한 방사성요오드 배출로 방광에 방사능섭취가 관찰된다. (갑상샘 핵의학, 고려의학. 2014. 인용)

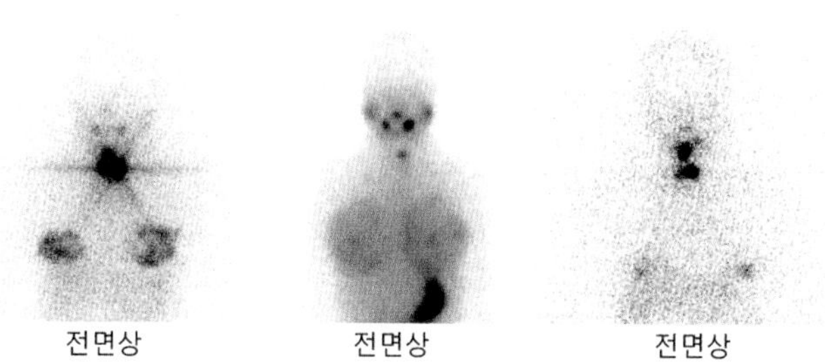

그림 10-27. 방사성요오드 치료 후 평면스캔. 유방에 방사능섭취가 관찰될 수 있으며, 전반적인 섭취 혹은 국소적 섭취가 발생될 수 있다. (갑상샘 핵의학, 고려의학. 2014. 인용)

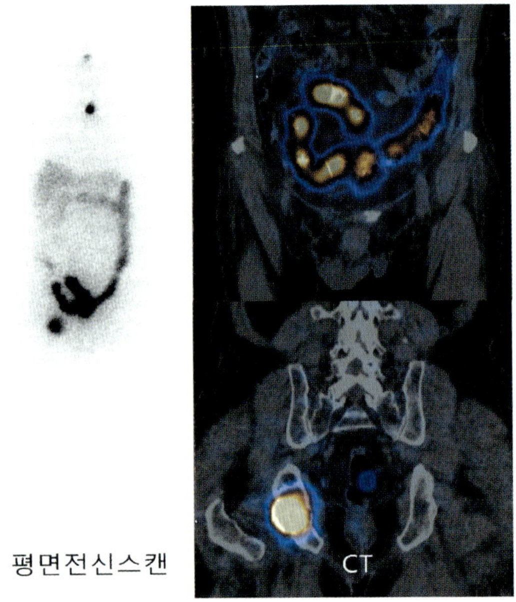

그림 10-28. 방사성요오드 치료 후 평면전신스캔 및 SPECT/CT. 대장에 방사능섭취가 관찰된다. 우측 좌골(ischium)에 발생한 뼈전이에 방사능섭취가 관찰된다. (갑상샘 핵의학, 고려의학. 2014. 인용)

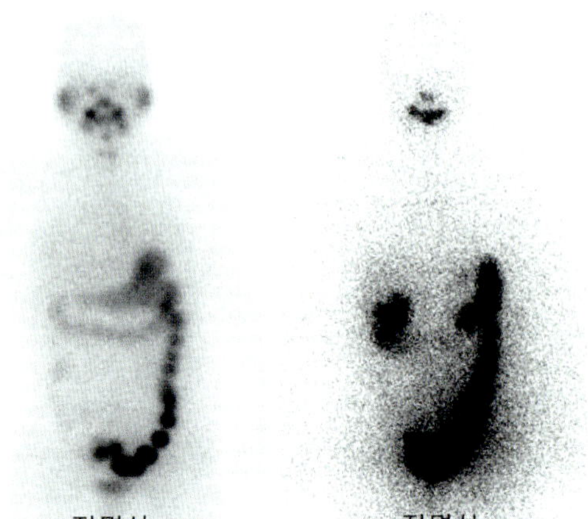

그림 10-29. 방사성요오드 치료 후 평면스캔. 대장에 강한 방사능섭취가 관찰된다. (갑상샘 핵의학, 고려의학. 2014. 인용)

다. 방사성요오드의 병리적 축적

많은 종류의 양성질환 혹은 악성질환이 방사성요오드를 축적할 수 있으므로 갑상선암이 아닌 병소가 방사성요오드 치료 후 스캔에서 갑상선암으로 잘못 판독될 수 있는 위양성 소견을 나타낼 수 있다. 생리적 기전에 의한 방사성요오드 축적은 쉽게 예상이 되어 어렵지 않게 위양성임을 판단할 수 있다. 하지만 양성 혹은 악성질환의 방사성요오드 축적은 갑상선암 전이에 의한 방사성요오드 축적과 감별이 어려운 경우가 적지 않아 방사성요오드 치료 후 스캔의 판독 시 세심한 주의가 요구된다.

방사성요오드가 축적될 수 있는 병소의 종류로는 낭성병소, 염증성병소, 종양성병소로 대별할 수 있다. 신장, 난소, 유방, 간을 비롯한 다양한 장기에 발생되는 낭성병소가 방사성요오드를 축적할 수 있는 것으로 보고되고 있는데, 방사성요오드의 수동적 확산이 기전으로 생각되고 있다. 염증성병소의 경우 혈류의 증가와 모세혈관의 투과성 증가가 방사성요오의 축적 원인으로 설명되고 있는데, 염증으로 인하여 증가된 혈류가 방사성요오드를 염증병소로 많이 전달하게 되고, 염증으로 인한 혈관투과성 증가가 방사성요오드를 혈관에서 유출되어 세포외액에 정체되게 한다. 부비동염, 치주염, 기관지염, 기관지확장증, 폐균종, 피부염, 외상, 관절염 등 다양한 염증성질환에서의 방사성요오드 축적이 보고된 바 있다. 종양병소는 종양에서 나타나는 혈류 증가 및 모세혈관투과성 증가와 같은 비특이적 기전이 방사성요오드 축적을 일으키고, 일부 종양에서는 방사성요오드를 종양세포 내로 축적할 수 있는 NIS단백 발현이 방사성요오드 축적기전이 된다. 유방암, 위암, 폐암, 침샘암, 기형종, 난소암, 수막종 등을 포함한 다양한 악성질환에서 방사성요오드 축적이 발생되는 것이 보고된 바 있다.

생리적 기전이 아닌 양성질환 혹은 악성질환의 방사성요오드 축적은 갑상선암 전이병소와 감별이 쉽지 않을 수 있으나, 임상적소견과

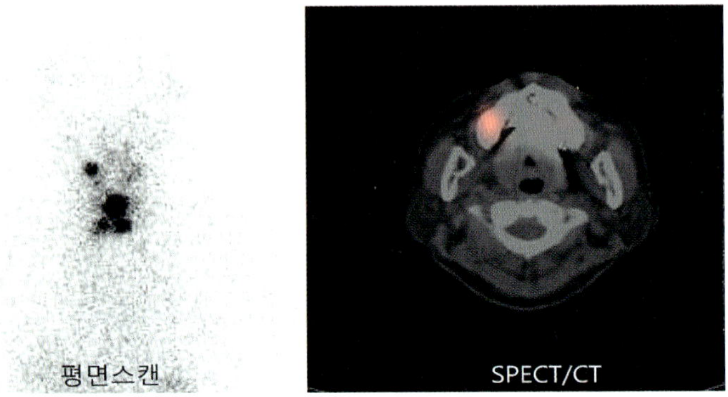

그림 10-30. 방사성요오드 치료 후 평면스캔 및 SPECT/CT영상. 치주염에 방사성요오드 섭취가 관찰된다. (갑상샘 핵의학, 고려의학. 2014. 인용)

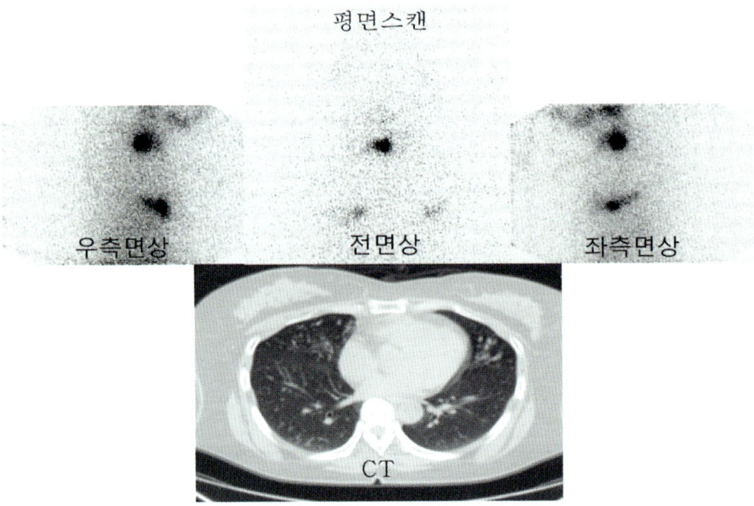

그림 10-31. 방사성요오드 치료 후 평면스캔 및 흉부 CT영상. 기관지확장증에 방사성요오드 섭취가 관찰된다. (갑상샘 핵의학, 고려의학. 2014. 인용)

갑상선암 재발에 예민한 종양표지자(tumor marker)인 혈청 갑상선글로불린과 다른 영상검사소견을 함께 참고하면, 질환병소의 위양성 방사성요오드 섭취를 갑상선암 전이병소와 감별해 낼 수 있다.

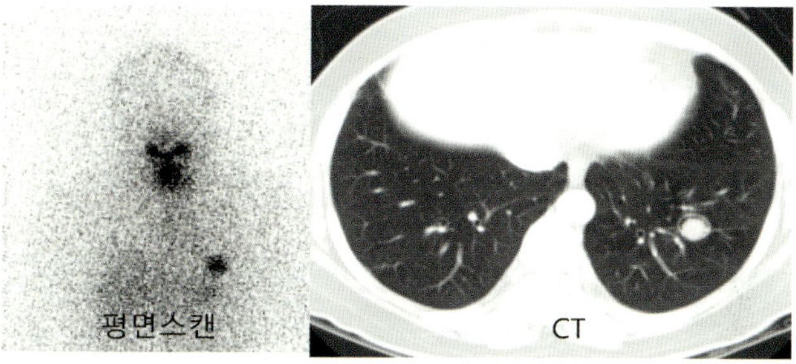

그림 10-32. 방사성요오드 치료 후 평면스캔 및 흉부 CT영상. 폐 아스페르길루스종(pulmonary aspergilloma)에 방사능섭취가 관찰된다. (갑상샘 핵의학, 고려의학. 2014. 인용)

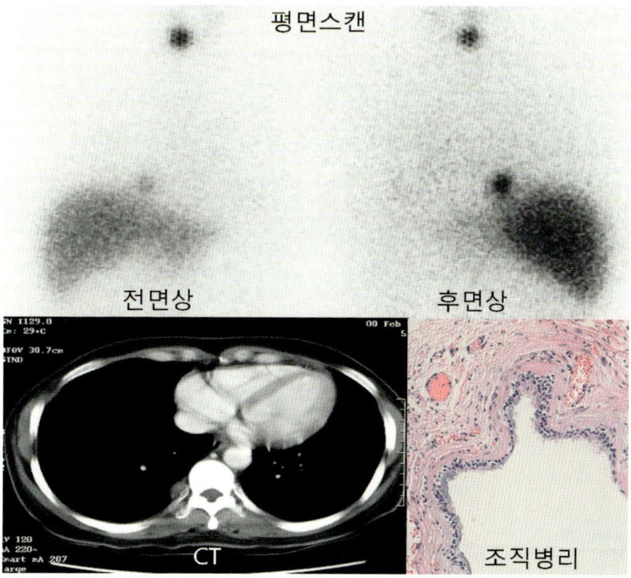

그림 10-33. 방사성요오드 치료 후 평면스캔, 흉부 CT영상 및 조직병리. 우측 후종격동에 방사능섭취가 있는 결절이 관찰된다. 수술적 절제로 얻어진 병리조직에서 기관지낭으로 최종 진단되었다. (갑상샘 핵의학, 고려의학. 2014. 인용)

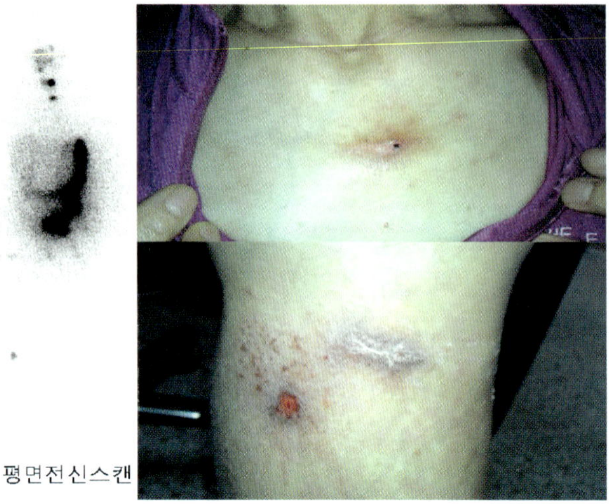

그림 10-34. 방사성요오드 치료 후 평면전신스캔 및 피부 상처 사진. 흉부 전벽과 우측 하지 외측에 발생한 피부상처에 방사능섭취가 관찰된다. (갑상샘 핵의학, 고려의학. 2014. 인용)

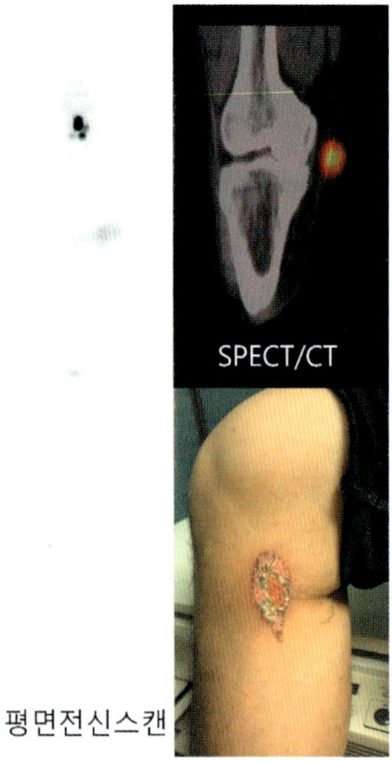

그림 10-35. 방사성요오드 치료 후 평면전신스캔, SPECT/CT 및 피부 상처 사진. 우측 무릎의 내측에 발생한 피부상처에 방사능섭취가 관찰된다. (갑상샘 핵의학, 고려의학. 2014. 인용)

라. 방사성요오드 오염에 의한 분화갑상선암 오인

방사성요오드는 생리적 체액, 생리적 분비물 및 질환에 의한 분비물에도 포함될 수 있는데, 이로 인한 방사능축적이나 오염이 갑상선암 전이병소로 오인될 수 있다. 침, 소변, 대변, 땀, 눈물, 콧물, 젖, 가래, 구토물 등에 방사성요오드가 포함되어 있으므로, 피부 혹은 옷에 방사성요오드가 포함된 분비물이나 배설물이 묻게 되어 방사성요오드 치료 후 스캔에서 갑상선암의 방사성요오드 축적으로 오인될 수 있다.

생리적 혹은 병리적 방사성요오드 축적 가능성이 높지 않은 위치의 방사능축적이 발견되면 방사성요오드가 포함된 분비물 등에 의한 오염 가능성을 꼭 생각하여야 한다. 피부 및 의복에 방사성요오드가 포함된 분비물 등의 오염이 발생하면 피부표면 근처에 방사능섭취가 존재하므로, 측면 혹은 사면에서 감마카메라 영상을 다시 얻어 방사능섭취가 표면에 위치함을 확인하여 갑상선암에 의한 방사능섭취가 아님을 확인할 수 있다. 또는, 오염부위를 세척하고 옷을 갈아입은 후 감마카메라 영상을 다시 얻으면 오염에 의한 방사능섭취가 사라지는 것으로 확인할 수 있다. SPECT/CT 촬영으로 방사능 축적부위가 피부 표면에 있거나 의복에 있는 것을 확인할 수도 있으나, 비용이나 CT로 인한 추가적 방사선피폭이 발생하는 점을 고려하여야 한다. 방사성요오드를 포함한 분비물 등에 의한 이상소견을 최소화하기 위해, 샤워 등으로 전신을 깨끗이 씻고 옷을 갈아 입은 후 감마카메라 영상을 얻는 것이 도움이 된다. 이러한 방식은 방사성요오드 치료 후 스캔에서 오염에 의한 위양성을 줄일 수 있는 방법이다.

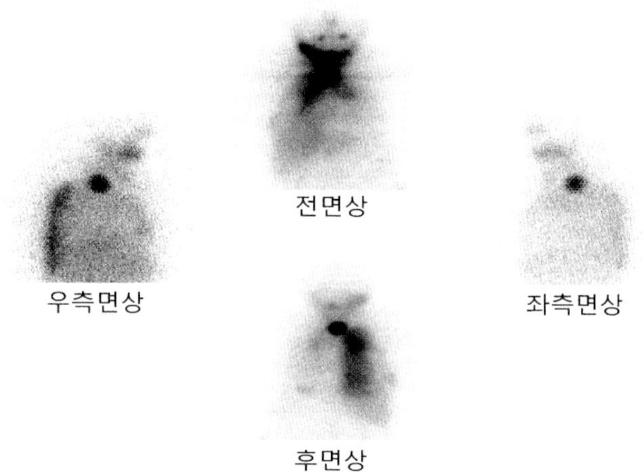

그림 10-36. 방사성요오드 치료 후 평면스캔. 우측 등에 땀에 의한 방사능축적이 관찰된다. (갑상샘 핵의학, 고려의학. 2014. 인용)

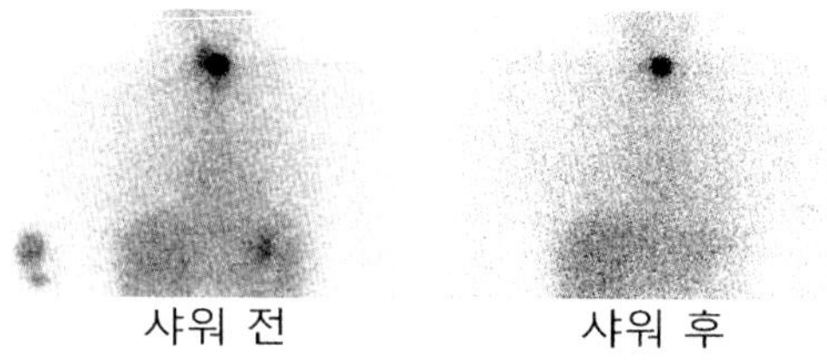

그림 10-37. 방사성요오드 치료 후 평면스캔. 우측 팔에 침에 의한 오염으로 방사능축적이 관찰되며 씻은 후 방사능축적이 소실되었다. (갑상샘 핵의학, 고려의학. 2014. 인용)

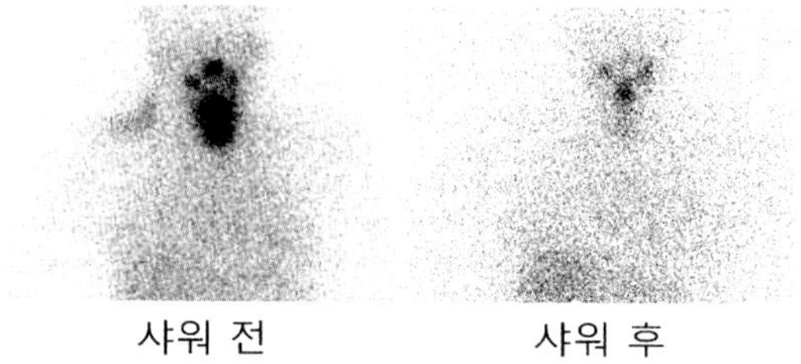

그림 10-38. 방사성요오드 치료 후 평면스캔. 우측 어깨부위에 침에 의한 방사능축적이 관찰되며, 씻은 후 방사능축적이 소실되었다. (갑상샘 핵의학, 고려의학. 2014. 인용)

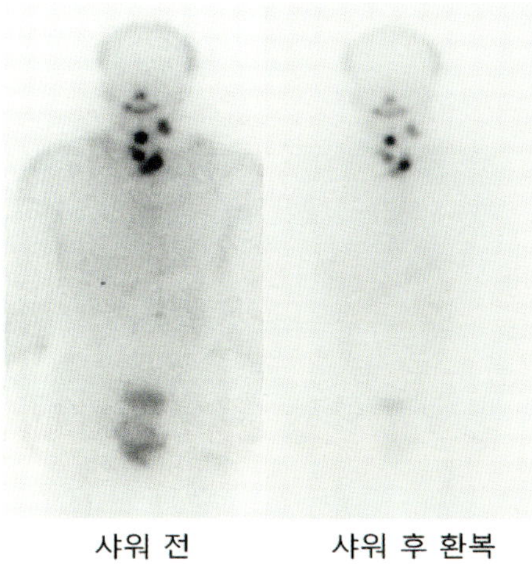

그림 10-39. 방사성요오드 치료 후 평면스캔. 흉부에 땀으로 인한 미만성의 방사능 축적이 관찰되고 서혜부에 소변오염으로 인한 방사능 축적이 관찰된다. 다음 날 샤워와 의복을 갈아입은 후 얻은 영상에는 땀과 소변오염에 의한 방사능축적 모두가 소실되었다. (갑상샘 핵의학, 고려의학. 2014. 인용)

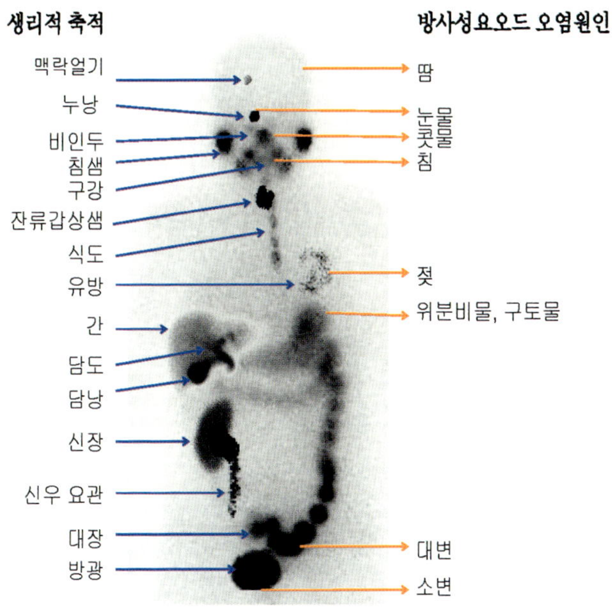

그림 10-40. 생리적 방사성요오드 섭취가 나타나는 부위와 방사성요오드 오염 원인을 그림으로 표현하였다. (갑상샘 핵의학, 고려의학. 2014. 인용)

참고문헌

1. 안병철. 갑상샘 핵의학, 2014, 고려의학.
2. Byeong-Cheol Ahn, Chapter 1. Physiologic and false postive pathologic uptakes on radioiodine whole body scan. Ali Gholamrezanezhad, 12 Chapters on Nuclear Medicine. Intech. 2009.
3. Oh JR, Ahn BC. False-positive uptake on radioiodine whole-body scintigraphy: physiologic and pathologic variants unrelated to thyroid cancer. Am J Nucl Med Mol Imaging. 2012;2(3):362-85. Epub 2012 Jul 10.
4. 이재성. 4장. 핵의학영상기기 및 다중융합영상. 강건욱. 김상은, 이동수, 정준기. 고창순 핵의학. 4판. 고려의학. 2019.
5. Bryan R Haugen, Erik K Alexander, Keith C Bible, Gerard M Doherty, Susan J Mandel, Yuri E Nikiforov, Furio Pacini, Gregory W Randolph, Anna M Sawka, Martin Schlumberger, Kathryn G Schuff, Steven I Sherman, Julie Ann Sosa, David L Steward. R Michael Tuttle. Leonard Wartofsky. 2015 American Thyroid Association Management Guidelines for Adult Patients with Thyroid Nodules and Differentiated Thyroid Cancer: The American Thyroid Association Guidelines Task Force on Thyroid Nodules and Differentiated Thyroid Cancer. Thyroid. 2016 Jan;26(1):1-133. doi: 10.1089/thy.2015.0020.
6. 이가희, 이은경, 강호철, 고윤우, 김선욱, 김인주, 나동규, 남기현, 박소연, 박진우, 배상균, 백승국, 백정환, 이병주, 정기욱, 정유석, 천기정, 김원배, 정재훈, 노영수. 2016년 대한갑상선학회 갑상선결절 및 암 진료 권고안 개정안. Int J Thyroidol. 2016; 9(2): 59-126.1.
7. Byeong-Cheol Ahn, Sang-Woo Lee, Jaetae Lee, Changho Kim. Pulmonary aspergilloma mimicking metastasis from papillary thyroid cancer, Thyroid. 2011 May;21(5):555-8. doi: 10.1089/thy.2010.0448.
8. Chung J, Ahn BC, Lee SW, Chun KA, Cho IH, Lee J. High and low radioiodine doses to indicate a simple renal cyst. Hell J Nucl Med. 2012 Sep-Dec;15(3):258-9.

제 11 장

방사성요오드 투여 후 관리

환자에게 경구로 투여된 방사성요오드는 소장에서 흡수되어 잔류 정상 갑상선조직과 갑상선암에 섭취되어 치료효과를 발휘한다. 이외에 환자 체내에서 존재하는 방사성요오드는 시간경과에 따라 소변, 대변, 침, 눈물, 땀 등의 형태로 체외로 배설된다. 방사성요오드는 갑상선암 환자의 재발률을 감소시키고 생존기간을 늘려서 환자에게 유용하지만, 환자 체내에 존재하는 방사성요오드의 핵변환에서 방출되는 감마선은 환자 주위의 사람 및 동물 등에 방사선피폭을 일으킬 수 있고, 환자 몸 밖으로 배출되는 방사성요오드는 환경오염을 발생시킨다. 그러므로 환자 주위의 사람들과 환경의 안전을 위해 방사성요오드 치료를 받은 환자와 보호자에게 지켜야 할 주의사항을 반드시 교육하여야 한다.

방사성요오드 투여량이 일정용량 이하이면, 이로 인한 위험성이 높지 않아 입원하지 않고 바로 귀가할 수 있다. 하지만 방사성요오드 투여량이 원자력법령에 규정된 범위를 초과하면, 대중 및 환경의 방사선안전을 위하여 방사성핵종치료를 위해 설치된 특수병실에서 일정기간 격리되어 있어야 한다.

1. 방사성요오드 입원 치료 중 관리

방사성요오드(I-131)를 30mCi 이내로 투여받은 환자는 입원하지 않고 방사성요오드 투여 직후 귀가할 수 있으며, 의료진은 환자에게 사회의 방사선안전을 위하여 필요한 수칙을 알려주어야 한다. 방사성요오드 투여량이 30mCi를 초과하면 국내법에 따라 방사성핵종치료가 가능한 방사선을 차폐할 수 있는 특수 병실에 입원하여 환자의 몸에서 방출되는 방사선량이 법령에 규정된 이하로 낮아진 후 퇴원이 가능하다.

방사성핵종치료를 위해 설치된 특수병실은 납, 콘크리트 등으로 차폐가 되어 있어 환자로부터 방출되는 감마선이 병실 외부로 새어나가는 것을 막고, 환자의 분비물과 배설물에 포함된 방사성핵종의 환경오염을 방지하기 위해 세면시설과 변기는 특수한 기능을 가진 정화조로 연결되어 있다. 정화조로 배출된 방사능이 포함된 오폐수를 병원외부로 배출하기 전에 방사능의 농도가 법적기준 이하가 되어있음을 반드시 확인하여야 한다. 또한 환자가 착용한 의복과 특수병실에서 사용된 쓰레기는 방사성요오드 오염이 있을 수 있어 일반환자복과 일반병실의 쓰레기와는 분리하여 처리 한다.

환자가 방사성요오드를 투여받기 전에는 특이하게 관리할 점이 없지만, 방사성요오드를 투여받은 후에는 의료진과 가족을 포함한 모든 인원의 접근이 제한되어야 한다. 환자가 입원한 방사성핵종치료병실에 출입하는 인원은 업무를 시작하기 전에 방사선안전관리에 대한 교육을 이수하여야 하며 병실을 출입할 때 방사선량을 측정할 수 있는 선량계를 착용하여야 한다. 방사성요오드를 투여받은 환자에게

응급상황이 발생하여 환자에 근접하여 시술이 필요한 경우, 납가림막 혹은 납옷을 이용하여 방사선을 가능한 많이 차폐를 하여야 한다. 또한 환자로부터 최대한 먼 거리에서 시술을 시행하고, 시술 시간도 최소화하여야 한다.

방사성요오드 치료과정에서 흔히 발생되지는 않지만, 간혹 저나트륨혈증(hyponatremia)에 의한 신경학적 증상이 발생하는 환자가 있으므로 주의가 필요하다. 방사성요오드 치료 전 1~2주간 진행된 저요오드 식사로 인해 평소와 다른 음식의 섭취로 인하여 음식섭취량이 줄어들 수 있고, 방사성요오드 투여 후 방사성요오드 치료 부작용을 감소시키기 위해 충분한 수분 섭취를 권고하는 것이 저나트륨혈증의 원인이 될 수 있다. 특히 노령의 환자나 신장기능에 이상이 있는 환자에서 전해질 불균형이 발생할 가능성이 있으므로 이에 대한 세심한 주의가 필요하다. 방사성요오드 치료 준비과정이나 치료 중에 의식의 변화가 발생하면 혈청 전해질 농도를 꼭 확인하여야 하며, 저나트륨혈증이 발생하면 이에 대한 교정이 필요하다. 저나트륨혈증을 너무 신속하게 교정하면 삼투압성신경초손상증(osmotic demyelination syndrome)이 발생할 수 있으므로 이에 대한 주의도 필요하다.

2. 체내피폭 저감법

방사성요오드는 잔류 정상 갑상선조직과 갑상선암을 파괴하는 효과를 가지지만 다양한 정상조직에도 비특이적으로 저류되거나, 침샘, 위점막 등에도 방사성요오드가 특이적으로 축적된다. 정상 갑상선조직과 갑상선암을 제외한 부위에 축적된 방사성요오드를 환자의

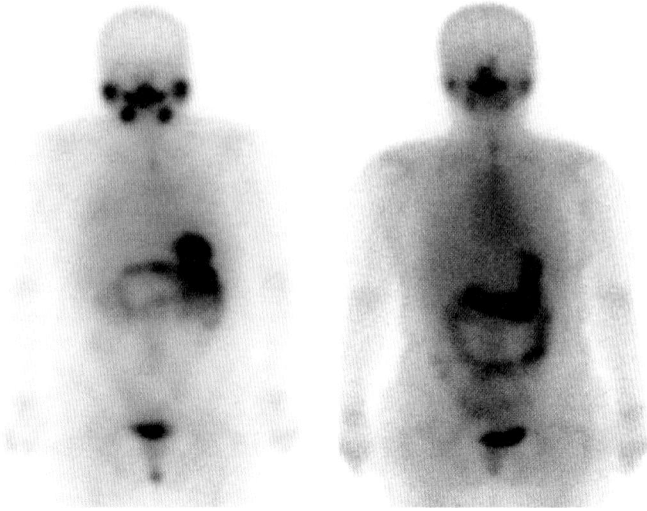

그림 11-1. 방사성요오드 치료 후 평면스캔. 방광에 방사성요오드가 다량 존재하는데, 배뇨를 자주하여 소변에 포함된 방사성요오드를 배출하는 것이 내부 방사선피폭을 감소시키는 데 도움이 된다.

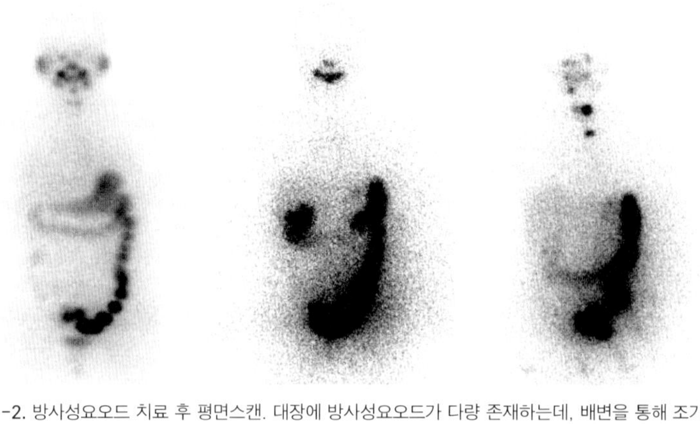

그림 11-2. 방사성요오드 치료 후 평면스캔. 대장에 방사성요오드가 다량 존재하는데, 배변을 통해 조기에 배출하는 것이 내부 방사선피폭을 감소시키는 데 도움이 된다. (갑상샘 핵의학, 고려의학. 2014. 인용)

몸 밖으로 조기에 제거하는 것을 통하여 환자의 체내 방사선피폭을 낮추는 결과를 가져오게 된다. 하지만 방사성요오드를 체외로 배출시키는 것은 잔류 정상 갑상선조직과 갑상선암의 방사성요오드 축적을 낮추거나 방사성요오드의 저류시간을 줄일 가능성이 있어 방사성요오드 치료효과를 낮출 수 있다.

잔류 정상 갑상선조직이나 갑상선암에 다시 축적될 가능성이 거의 없는 부위의 방사성요오드는 체외로 조기에 배출시키는 것이 체내 방사선피폭량을 줄이는 데 도움이 된다. 방사성요오드 일부는 소변과 대변으로 배출되는데, 방광에 모인 방사성요오드와 대장에 모인 방사성요오드는 다시 잔류 정상 갑상선조직이나 갑상선암에 축적될 가능성이 없으므로, 소변과 대변에 포함되어 배설 과정에 있는 방사성요오드는 조기에 체외로 배설시키는 것이 환자의 방사선피폭을 감소시킬 수 있는 방법 가운데 하나이다. 그러므로 방사성요오드 치료 후 초반에는 소변을 자주 보고 변비가 생기지 않게 하는 것이 환자의 체내 방사선피폭 저감에 도움이 된다.

3. 방사성요오드 치료 부작용 대처

방사성요오드 치료의 부작용은 투여된 방사성요오드 용량이 높아질수록 발생빈도가 증가하고 심각도도 높아진다. 방사성요오드 투여 후 초기에 발생하는 급성부작용으로는 방사선위염, 침샘염, 미각감소, 경부부종, 골수억제 등이 있으며, 수개월 후 혹은 수십 년 후 발생하는 만성부작용으로는 구강건조증, 불임, 폐섬유화, 이차암 등이 있다. 부작용을 줄이기 위한 권고안이 개발되어 있으며, 현재도 부작용 발생을 더욱 줄이기 위하여 새로운 대처방법이 제안 및 시도되고 있다. 방사성요오드 치료는 다양한 급성 및 만성부작용을 일으킬 수 있으나, 분화갑상선암의 재발률을 감소시키고 생존율을 높이므로 방사성요오드 치료 적응증이 되는 환자에서 부작용에 대한 우려로 방사성요오드 치료 시행을 주저해서는 안 된다.

가. 침샘염 및 침샘손상

침샘은 갑상선소포세포와 동일하게 나트륨요오드공동수송체(sodium iodide symporter: NIS) 단백이 발현하여 방사성요오드가 침샘에 축적된다. 방사성요오드 치료 시 침샘이 방사성요오드를 축적하여 이로부터 방출되는 베타선으로 인해 침샘의 방사선손상이 빈번히 발생한다. 방사성요오드 투여 후 초기에는 침샘부위 통증과 부종을 일으키는 급성침샘염의 형태로 부작용이 발생한다. 방사성요오드 투여에 의한 급성침샘염의 대부분은 저절로 호전되는데, 간혹 급성 침샘염이 반복되기도 하나 소염진통제 투여 및 얼음찜질로 증상 조절이 가능하다. 방사성요오드에 의한 침샘손상 정도가 커 침샘의 기능이 저하되면, 장기적으로 구강건조증으로 진행하기도 한다. 방사성요오드에 의해 손상된 침샘 기능은 영구적으로 회복되지 않아 구강건조증이 지속되는데, 인공침(artificial saliva) 혹은 침분비를 증가시키는 콜린계 약물을 사용할 수 있으나 대부분 일시적인 효과를 보인다. 그러므로 방사성요오드 치료에 의한 침샘 손상은 예방이 매우 중요하며, 이를 위하여 방사성요오드 치료 시 다량의 수액과 침분비촉진제(sialogogue) 섭취를 권고하고 있다. 방사성요오드 치료 시 침샘 손상을 줄이기 위해 비타민 E, 셀레늄(selenium) 혹은 방사선보호제

(radiation protector) 등을 이용한 임상연구가 시행되었으나 연구결과가 다양하게 나오거나 침샘손상 예방효과가 높지 않아, 임상에 일상적으로 이용되고 있지 않다.

침샘 마사지가 방사성요오드 치료에 의한 침샘손상을 줄일 수 있는지에 대한 연구도 진행된 바 있으며, 침샘마사지가 침샘에 축적되는 방사성핵종인 방사성요오드뿐만 아니라 방사성요오드와 침샘축적 기능이 유사한 방사성핵종인 Tc-99m pertechnetate도 침샘에서 배출시키는 기능이 있음이 임상시험을 통해 확인되었다. 또한 분화갑상성암 환자에서 방사성요오드 치료 시 시행된 침샘마사지가 침샘손상을 일부 줄일 수 있다는 임상시험결과도 발표되었다. 현재까지 방사성요오드 치료 시 침샘기능을 보존하기 위해 침샘마사지가 널리 활용되고 있지 않지만 추가적 임상시험을 통하여 침샘마사지의 침샘보호 효과에 대한 연구가 필요할 것으로 보인다.

나. 골수억제

방사성요오드 치료는 골수 흡수선량이 2Gy 이하가 되도록 방사성요오드 용량을 제한하므로, 방사성요오드 치료로 인해 일시적으로 미약한 혈구숫자 감소가 발생될 수 있으나 임상적인 문제가 되는 심각한 골수억제 가능성은 거의 없다. 하지만 고령, 신장기능 저하 혹은 다발성 뼈전이 환자에서는 권고되는 방사성요오드 용량에서도 골수 흡수선량이 높을 수 있으므로 이에 대한 세심한 주의가 필요하다.

다. 불임

방사성요오드 치료 후 여성에서는 일시적 생리이상이 발생할 수 있으며 남성에서는 일시적 정자수 감소가 발생할 수 있다. 하지만 반복 치료로 방사성요오드 누적용량이 증가하면 생식선의 방사선피폭이 증가하여 불임가능성도 높아지게 된다. 남성의 경우 400mCi 이상의 방사성요오드 누적용량이 예상되면 방사성요오드 치료를 시행하기 전에 정자보관을 고려할 수 있다. 방사성요오드 치료 시 완경(menopause)이 조기에 발생할 수 있어 연령이 높은 가임기 여성에서 필요시 난자보관을 해 놓을 수 있다. 소변과 대변이 방사성요오드의 주된 체외 배출 경로이므로 빈번한 배뇨와 배변이 생식선의 방사선피폭을 줄여 불임 가능성을 낮출 수 있다. 방사성요오드 투여 후 일정기간 피임이 필요한데, 여성은 6~12개월 이상, 남성은 3~4개월 이상이 권고된다.

라. 이차암

방사선피폭과 암발생의 인과관계는 명확히 밝혀져 있으며, 피폭선량 증가에 따라 암발생 빈도는 점진적으로 높아진다. 방사성요오드 치료에 의한 이차암 발생은 사용된 방사성요오드 누적용량이 높거나 어린 나이에 방사성요오드 치료가 시행된 경우 더 빈발할 수 있으므로 주의가 필요하다. 방사성요오드 치료 후 발생되는 이차암에는 투여된 방사성요오드에 의한 내부피폭이 영향을 주므로 잔류 정상 갑상선조직이나 갑상선암 이외에 체내 저류된 방사성요오드를 조기에 체외로 배출시키는 노력이 필요하다. 하지만 방사성요오드 치료에 의한 이차암 발생빈도는 매우 낮아, 방사성요오드 치료를 시행받았다고 해서 추가적인 암검진이 권고되지는 않는다.

마. 그 외 기타 부작용

위점막은 NIS 단백이 발현하여 방사성요오드를 축적하므로 방사성요오드 치료 시 복부불편감, 소화불량, 구역, 구토 등을 발생시키는 일과성 방사선위염이 발생할 수 있는데, 대증요법으로 쉽게 증상이 조절되면 저절로 회복된다. 갑상선절제술 후 잔류된 정상 갑상선 조직에도 방사성요오드가 섭취되므로 목 앞쪽부위 염증이 발생될 수 있으며 소염진통제로 염증에 의한 급성증상의 조절이 가능하다. 많은 양의 정상 갑상선조직이 잔류된 경우는 방사성요오드의 축적으로 인한 정상 갑상선조직의 염증이 기도(air way)로 파급되어 심각한 호흡곤란까지 발생할 수 있으므로 세심한 주의가 필요하다. 호흡곤란을 동반하는 심한 후두염 발생 시에는 비스테로이드성 소염제에 스테로이드를 추가하여 신속한 염증억제가 필요하다. 방사성요오드 섭취능이 높은 다발성 폐전이 환자에서는 초기에 방사선폐렴이 발생할 수 있으나 대부분 자연적으로 소실된다. 하지만 반복적인 방사성요오드 치료를 시행받은 다발성 폐전이 분화갑상선암 환자에서는 장기적으로 폐섬유화가 발생할 수 있다. 폐섬유화 발생 가능성이 있는 환자에서는 방사성요오드 반복 치료 시 세심한 주의가 필요하며 주기적 폐기능검사가 필요하다.

4. 방사선안전과 환경보호

방사성핵종의 핵변환은 물리·화학적 환경에 의해 영향을 받지 않고 방사성핵종이 가진 고유의 물리적 특성에 따라 핵변환이 일어난다. 환자 몸속에 존재하는 방사성요오드도 고유의 특성에 따라 핵변환이 지속적으로 발생되고, 갑상선암 치료효과를 나타내는 베타선과 동시에 364keV의 감마선이 방출된다. 베타선은 투과도가 낮아 환자 몸속에서 물질과의 상호작용으로 에너지를 모두 잃고 소멸되지만 감마선은 환자 몸 밖으로 방출된다. 가족과 의료진을 포함하여 환자 주변에 있는 모든 사람들은 환자 몸으로부터 방출되어 나오는 감마선에 의해 외부 방사선 피폭을 받을 수 있다. 이러한 불필요한 방사선 피폭을 감소시키기 위하여 모든 사람들은 환자와 가능한 먼 거리를 유지하고, 환자와의 접촉시간을 최대한 줄이는 노력이 필요하다.

오랜 시간 동안 근접하여 하게 되는 수면, 여행 및 영화관람 등의 활동은 환자와 함께하는 것을 피하여야 하며, 특히 방사선피폭에 민감한 어린아이와 임산부는 이러한 활동을 환자와 함께하는 것에 더욱 주의하여야 한다. 만약 방사성요오드를 투여받은 환자와 같은 차에 동승해야 하면 환자와의 거리를 최대한 멀리하는 것이 유리하다. 구체적으로 방법으로 한 명이 승용차의 운전석에 앉는다면 다른 사람은 조수석 뒤편에 앉아 두 사람 사이의 거리를 최대한으로 넓혀, 환자와 함께 자동차에 탑승하는 사람의 피폭선량을 최소화할 수 있다. 승용차 대신 승합차량을 이용하면 승용차에 비해 두 사람 사이의 거리를 더 멀게 유지할 수 있기 때문에 피폭선량을 줄이는 관점에서 유리할 수 있다. 개인용 차량을 이용하여 이동하는 경우 빈번한 환기가 도움이 되며 이동 중에도 소변을 자주 보는 것이 좋다. 방사성요오드 치료 후 대중교통(택시, 버스, 지하철, 기차, 비행기, 선박 등) 이용 시 불특정 다수에게 불필요한 방사선피폭을 줄 수 있으므로 이를 줄일 수 있는 노력이 필요하다. 환자와의 접촉시간을 줄이거나 필요한 거리를 유지하지 못할 상황에서는 방사선을 차단할 수 있는 납 등으로 만들어진 차폐체를 이용하여 외부 방사선피폭을 줄일 수 있다.

환자 체내의 방사성요오드는 소변, 대변, 침, 땀, 눈물 등을 통해 체외로 배설되므로 개인위생을 철저히 하여 환경으로의 방사성요오드 오염을 최소화하여야 한다. 배변과 배뇨 후에는 변기를 두 차례 이상 씻어 내리고, 손도 깨끗이 씻어야 한다. 키스 등 체액이 전달될 수 있는 긴밀한 접촉을 피하고, 식기, 옷, 수건 등을 타인과 함께 공동으로 사용하지 않고 개인적으로 사용하여야 한다. 타인과 공용으로 사용해야 하는 전화기, 컴퓨터, 운동기구, 욕실용품 등을 사용할 때에도 방사능오염을 줄이는 노력이 필요하다. 그 외의 개인위생도 철저히 준수하여 환자 체외로 배출되는 방사성요오드에 의한 환경오염을 최소화하는 노력이 필요하다.

특히 소변과 대변은 방사성요오드가 체외로 배설되는 주된 경로이고, 방사성요오드 투여 후 첫 2~3일 동안 체외배설량이 매우 많으므로 주의가 요구된다. 그러므로 방사성요오드를 투여받은 환자는 첫 24시간 동안 자주 소변을 볼 수 있도록 다량의 수분을 섭취해야 하며, 24시간 이후에도 방광과 그 주변 장기의 방사선피폭을 감소시키기 위해 수일 동안 충분한 수분을 섭취하는 것이 좋다. 전해질이 포함되지 않은 수액만으로 수분을 섭취하는 경우 저나트륨혈증과 같은 전해질 불균형이 발생될 수 있으므로, 특히 고령의 환자나 신장기능에 이상이 있는 환자에서 이에 대한 세심한 주의도 필요하다. 주위 피폭을 줄이기 위해 아래와 같은 개인위생 습관이 도움이 된다.

환경의 방사능오염을 줄이기 위한 개인위생법

① 소변이 변기 주변으로 튀지 않도록 주의해야 하며 남녀 모두 변기에 앉아서 소변을 본 후 변기를 바로 내리고, 반드시 손을 깨끗이 씻어야 함.

② 소변으로 인해 의복이나 피부가 오염이 되는 것을 방지하기 위해 변기 주변을 휴지나 물수건으로 닦는 것이 권장됨.

③ 배변 후 변기를 바로 내리고 손을 깨끗이 씻어야 함.

④ 화장실을 여러 사람이 함께 이용하는 경우에는 환기와 청소를 자주하는 것이 권장됨. 특히 방사선에 민감한 어린이가 같은 화장실을 사용해야 하는 경우에는 더욱 세심한 주의가 필요하고 가능하면 다른 화장실을 이용하는 것이 권고됨.

⑤ 혈액, 침, 땀, 눈물도 방사성요오드의 또 다른 체외 배출 경로이므로 방사능오염의 환경확산에 주의가 필요함.

⑥ 전화기, 컴퓨터, 식기, 침구류, 욕실용품 등 공동으로 사용하는 물품의 사용에 주의해야 함.

⑦ 환자가 상주하는 공간은 환기를 자주 하고, 환자의 혈액, 침, 땀, 눈물 등이 다른 물체나 사람에게 묻거나 오염되지 않도록 주의해야 함.

참고문헌

1. Bryan R Haugen, Erik K Alexander, Keith C Bible, Gerard M Doherty, Susan J Mandel, Yuri E Nikiforov, Furio Pacini, Gregory W Randolph, Anna M Sawka, Martin Schlumberger, Kathryn G Schuff, Steven I Sherman, Julie Ann Sosa, David L Steward. R Michael Tuttle. Leonard Wartofsky. 2015 American Thyroid Association Management Guidelines for Adult Patients with Thyroid Nodules and Differentiated Thyroid Cancer: The American Thyroid Association Guidelines Task Force on Thyroid Nodules and Differentiated Thyroid Cancer. Thyroid. 2016 Jan;26(1):1-133. doi: 10.1089/thy.2015.0020.
2. 이가희, 이은경, 강호철, 고윤우, 김선욱, 김인주, 나동규, 남기현, 박소연, 박진우, 배상균, 백승국, 백정환, 이병주, 정기욱, 정유석, 천기정, 김원배, 정재훈, 노영수. 2016년 대한갑상선학회 갑상선결절 및 암 진료 권고안 개정안. Int J Thyroidol. 2016; 9(2): 59-126.1.
3. Gary L Francis, Steven G Waguespack, Andrew J Bauer, Peter Angelos, Salvatore Benvenga, Janete M Cerutti, Catherine A Dinauer, Jill Hamilton, Ian D Hay, Markus Luster, Marguerite T Parisi, Marianna Rachmiel, Geoffrey B Thompson, Shunichi Yamashita, American Thyroid Association Guidelines Task Force. Management Guidelines for Children with Thyroid Nodules and Differentiated Thyroid Cancer. Thyroid. 2015 Jul;25(7):716-59. doi: 10.1089/thy.2014.0460.
4. Marceline W Piek, Emily L Postma, Rachel van Leeuwaarde, Jan Paul de Boer, Annelies M E Bos, Christianne Lok, Marcel Stokkel, Mando D Filipe, Iris M C van der Ploeg. The Effect of Radioactive Iodine Therapy on Ovarian Function and Fertility in

Female Thyroid Cancer Patients: A Systematic Review and Meta-Analysis. Thyroid. 2021 Apr;31(4):658-668. doi: 10.1089/thy.2020.0356. Epub 2020 Nov 2.

5. Kim HW, Ahn BC, Lee SW, Lee J. Effect of parotid gland massage on parotid gland Tc-99m pertechnetate uptake. Thyroid. 2012 Jun;22(6):611-6. doi: 10.1089/thy.2011.0188. Epub 2012 Apr 23.
6. Hong CM, Son SH, Kim CY, Kim DH, Jeong SY, Lee SW, Lee J, Ahn BC. Emptying effect of massage on parotid gland radioiodine content. Nucl Med Commun. 2014 Nov;35(11):1127-31. doi: 10.1097/MNM.0000000000000176.
7. Son SH, Lee CH, Jung JH, Kim DH, Hong CM, Jeong JH, Jeong SY, Lee SW, Lee J, Ahn BC. The Preventive Effect of Parotid Gland Massage on Salivary Gland Dysfunction During High-Dose Radioactive Iodine Therapy for Differentiated Thyroid Cancer: A Randomized Clinical Trial. Clin Nucl Med. 2019 Aug;44(8):625-633. doi: 10.1097/RLU.0000000000002602.
8. Byeong-Cheol Ahn. Reduction of Salivary Gland Damage During Radioiodine Therapy for Differentiated Thyroid Cancers. Nucl Med Mol Imaging. 2020 Jun;54(3):126-127. doi: 10.1007/s13139-020-00643-w. Epub 2020 May 12.
9. 강호철, 김보현, 박원서, 신동엽, 안병철, 오소원, 이국행, 이상아, 정규환. 방사성요오드 치료안내서; 2019 개정판. 대한갑상선학회; 2019.

제 12 장

방사성요오드 치료의 효과

방사성요오드는 요오드를 섭취하는 생리학적 특성을 가지는 갑상선소포세포에 섭취되며 갑상선소포세포에서 유래한 분화갑상선암에도 섭취가 된다. I-131은 세포사멸효과를 가진 베타선을 방출하므로, 갑상선전절제술을 시행받은 분화갑상선암 환자에서 투여하면 수술 후에도 남아 있는 정상 갑상선조직 및 갑상선암에 섭취되어 이를 파괴할 수 있다.

1. 잔류 정상 갑상선조직 제거(Remnant ablation)

갑상선전절제술 이후에도 정상 갑상선의 일부가 체내에 남아있는 경우가 많다. 잔류 정상갑상선조직은 갑상선글로불린을 생산하여 세포 외로 방출할 수 있어 갑상선암환자에서 재발평가에 이용되는 혈청 갑상선글로블린 값에 영향을 준다. 또한 잔류 정상 갑상선조직은 방사성요오드 스캔 시 방사성요오드 축적이 발생하여 위양성소견을 나타내게 된다. 갑상선전절제술 후 투여된 방사성요오드는 잔류 정상 갑상선조직을 제거함으로써 갑상선암의 재발평가에 이용되는 갑상선글로불린과 방사성요오드스캔의 특이도와 진단 성능을 높인다.

2. 보조치료(Adjuvant therapy)

갑상선암환자의 수술 후 위험도 평가에서 중간위험군 및 고위험군 환자에서는 갑상선암의 재발이 드물지 않게 발생한다. 갑상선암의 재발은 수술 전 평가에서 발견되지 않거나 수술 시 제거되지 않은 갑상선암이 이후에 성장하여 발견되는 것이 대부분이다. 갑상선전절제술 후 방사성요오드를 투여하면 수술 중 발견되지 않은 갑상선암조직을 제거할 수 있어 갑상선암의 재발을 감소시킬 수 있다. 하지만 분화갑상선암은 예후가 매우 양호하여 방사성요오드 치료의 재발 및 사망률 감소 효과를 통계적으로 증명하는 것이 쉽지 않았다. 다행히 1990년대 중반 많은 수의 분화갑상선암 환자를 40여 년 동안 장기간 추적관찰한 오하이오 주립대학 Ernest L. Mazzaferri 교수 팀의 임상연구 결과에서 방사성요오드 치료가 분화갑상선암의 재발률과 사망률을 감소시키는 것이 확인되었다. 이후 많은 후속 임상연구에서도 갑상선암의 방사성요오드 치료효과가 재확인되어, 방사성요오드 치료가 분화갑상선암의 주 치료법 가운데 하나로 현재 전 세계적으로 널리 이용되고 있다.

3. 암치료(Cancer treatment)

분화갑상선암 환자의 수술 후 잔류한 암병소가 발견되거나 경과관찰 중 재발병소가 발병하면 수술적 방법으로 제거를 시도할 수 있다.

수술로 갑상선암을 제거하기 어려운 경우 드물지 않게 방사성요오드 치료로 병소를 줄이거나 완전히 제거할 수 있다.

가. 폐전이 치료

분화갑상선암의 폐전이는 림프절전이 다음으로 발생빈도가 높은 전이 형태이며 방사성요오드 치료에 비교적 잘 반응한다. 분화갑상선암의 폐전이의 방사성요오드 치료효과는 폐전이 병소의 크기와 관련이 크다. 방사성요오드 섭취능이 있으면서 크기가 매우 작은 미세전이(micrometastases)는 방사성요오드 치료에 좋은 반응을 보이는데, 6~12개월 간격으로 재치료를 시행하면 완치에 도달하는 증례가 빈번히 경험된다. 폐전이 병소가 큰 대결절전이(macronodular metastases)에서도 방사성요오드 섭취가 있으면 반복적으로 방사성요오드 치료를 시행할 수 있으나, 완치에 이르는 경우는 많지 않고, 방사성요오드 누적용량이 증가하면 이와 관련된 부작용 발생을 고려하여 방사성요오드 재치료 여부를 결정하여야 한다.

분화갑상선암 폐전이에 대한 방사성요오드 치료에 관한 대한갑상선학회의 권고는 다음과 같다.

가. 폐 미세전이(pulmonary micrometastasis)는 방사성요오드로 치료하여야 한다. 또한 방사성요오드 섭취가 있고 임상적으로 반응이 있는 한, 6-12개월 간격으로 반복치료하여야 한다. 이는 폐 미세전이가 방사성요오드 치료에 잘 반응하여 완전관해의 가능성이 가장 높은 질환군이기 때문이다. 폐 미세전이에 대한 방사성요오드 치료용량은 경험적으로 산정하거나(일반적으로 100~200mCi, 70세 이상의 고령에서는 신장기능이나 전신상태를 고려하여 100~150mCi로 감량 고려), 혹은 전신 또는 전이병소에 대한 선량을 평가하여 48시간째 전신 잔류량이 80mCi 또는 골수 선량이 200cGy가 되도록 계산하여 산정할 수 있다. (권고수준 1)

나. 방사성요오드 섭취가 있는 대결절 폐전이(macronodular pulmonary metastasis)도 방사성요오드 치료를 시행할 수 있으며, 전이병소의 크기 감소나 갑상선글로불린의 감소와 같은 객관적 이득이 있는 경우 반복하여 치료할 수 있다. 그러나 폐 미세전이에 비하여 완전관해가 흔하지는 않으며 치료 후 생존율도 상대적으로 나쁜 편이다. 치료용량은 경험적으로 산정하거나(일반적으로 100~200mCi, 70세 이상의 고령에서는 신기능이나 전신상태를 고려하여 100~150mCi로 감량 고려) 전신 또는 전이병소에 대한 선량을 평가하여 48시간째 전신 잔류량이 80mCi 또는 골수 선량이 200cGy가 되도록 계산하여 산정할 수 있다. (권고수준 3)

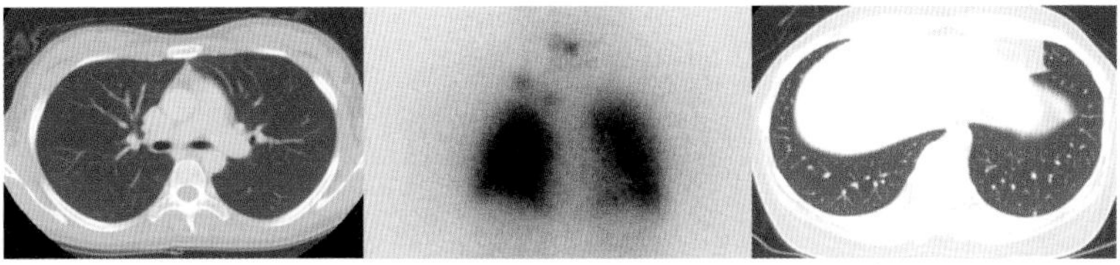

그림 12-1. 갑상선암의 다발성 폐전이가 흉부 CT상 관찰되지 않는 미세전이이며, 방사성요오드 치료 후 평면스캔에서 폐전이에 방사성요오드 축적이 관찰됨. 10년 이상 경과 관찰에도 폐전이가 유의미하게 진행하지 않음.

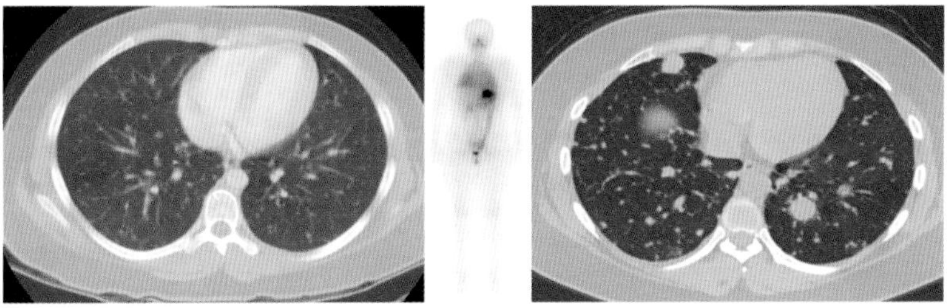

그림 12-2. 흉부 CT상 갑상선암의 폐전이 결절이 관찰되며, 방사성요오드 치료 후 평면전신스캔에서 폐전이에 방사성요오드 축적이 관찰되나 방사성요오드 치료 후에도 병변이 진행하였음.

나. 뼈전이 치료

분화갑상선암의 뼈전이도 방사성요오드 섭취능을 가지면 방사성요오드 치료를 시행하는 것이 환자의 생존율을 높일 수 있다. 다발성 뼈전이가 있는 경우, 외부방사선치료와 달리 동시에 한꺼번에 다발성 뼈전이병소 전체에 치료 효과를 나타낼 수 있으므로 방사성요오드 치료가 더욱 유용하다. 뼈전이의 방사성요오드 치료효과는 대체적으로 폐전이의 치료효과에 비하여 불량하다.

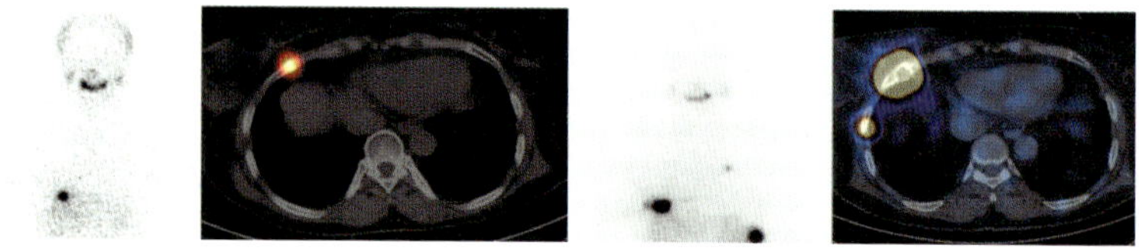

그림 12-3. 방사성요오드 치료 후 평면스캔과 SPECT/CT에서 늑골 뼈전이에 방사성요오드 축적이 관찰되나 병소가 진행하였으며, 이후 시행된 방사성요오드 치료 후 스캔과 SPECT/CT에서도 방사성요오드 축적은 관찰되나 병변이 진행하였고 새로운 병소도 발생함.

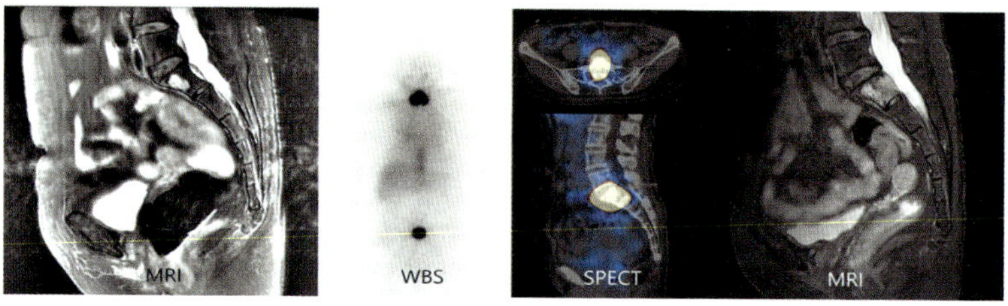

그림 12-4. 방사성요오드 치료전 MR 영상에서 천골(sacrum)에 뼈전이가 관찰됨. 방사성요오드 치료 후 스캔과 SPECT/CT에서 천골 뼈전이에 방사성요오드 축적이 관찰됨. 이후 시행된 MR 영상에서 뼈전이병소의 진행이 관찰됨.

분화갑상선암 뼈전이에 대한 방사성요오드 치료에 대한 대한갑상선학회의 권고는 다음과 같다.

가. 방사성요오드 섭취가 있는 뼈전이의 경우 방사성요오드 치료를 시행하여야 한다. 방사성요오드 치료로 뼈전이 병소가 완치되는 경우는 드물지만, 생존율 향상에 도움을 주기 때문이다. (권고수준 1)

나. 방사성요오드 치료 용량은 경험적(100~200mCi) 또는 선량평가에 의해 정할 수 있다. (권고수준 3)

다. 뇌전이 치료

분화갑상선암의 뇌전이 병소가 방사성요오드 섭취능을 가지면 방사성요오드 치료를 시행할 수 있다. 방사성요오드 치료 전처치에 인한 높은 혈청 TSH에 의한 뇌전이 병소의 증식 혹은 방사성요오드 치료에 의한 염증반응 등의 위험성을 줄이기 위해 정위적방사선치료(stereotactic radiotherapy) 및 스테로이드제 투여를 먼저 시행하는 것이 안전하다.

라. 기타 전이 치료

림프절은 갑상선암에서 가장 흔히 발생하는 전이 부위이며 수술로 제거하는 것이 일반적 치료법이다. 하지만 폐 혹은 뼈에 다발성 전이가 동반되어 있어 림프절전이를 수술로 제거하는 것의 임상적 의미가 낮으면 방사성요오드를 이용하여 다른 전이 부위와 함께 림프절전이를 치료할 수 있다. 일반적으로 방사성요오드 치료효과는 폐전이가 가장 반응도가 높으며 뼈전이가 반응효과가 낮다. 림프절전이에 대한 방사성요오드 치료효과는 폐전이와 뼈전이의 치료효과 사이에 있는 것이 일반적이다. 기타 연조직(soft tissue)에도 갑상선암 전이가 발생되며, 이 경우에도 방사성요오드 섭취능이 있으면 방사성요오드 치료를 하는 것이 좋다.

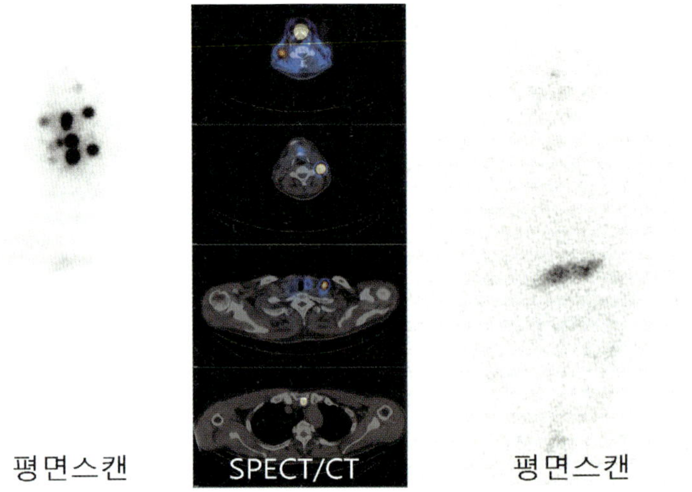

그림 12-5. 방사성요오드 치료 후 평면스캔과 SPECT/CT에서 다발성 림프절전이 병소에 방사성요오드 축적이 관찰됨. 추적관찰 진단적 방사성요오드 평면스캔에서 림프절전이가 소실됨.

참고문헌

1. Bryan R Haugen, Erik K Alexander, Keith C Bible, Gerard M Doherty, Susan J Mandel, Yuri E Nikiforov, Furio Pacini, Gregory W Randolph, Anna M Sawka, Martin Schlumberger, Kathryn G Schuff, Steven I Sherman, Julie Ann Sosa, David L Steward. R Michael Tuttle. Leonard Wartofsky. 2015 American Thyroid Association Management Guidelines for Adult Patients with Thyroid Nodules and Differentiated Thyroid Cancer: The American Thyroid Association Guidelines Task Force on Thyroid Nodules and Differentiated Thyroid Cancer. Thyroid. 2016 Jan;26(1):1-133. doi: 10.1089/thy.2015.0020.
2. 이가희, 이은경, 강호철, 고윤우, 김선욱, 김인주, 나동규, 남기현, 박소연, 박진우, 배상균, 백승국, 백정환, 이병주, 정기욱, 정유석, 천기정, 김원배, 정재훈, 노영수. 2016년 대한갑상선학회 갑상선결절 및 암 진료 권고안 개정안. Int J Thyroidol. 2016; 9(2): 59-126.1.
3. Robert I. Haddad, Lindsay Bischoff, Douglas Ball, Victor Bernet, Erik Blomain, Naifa Lamki Busaidy, Michael Campbell, Paxton Dickson, Quan-Yang Duh, Hormoz Ehya, Whitney S. Goldner, Theresa Guo, Megan Haymart, Shelby Holt, Jason P. Hunt, Andrei Iagaru, Fouad Kandeel, Dominick M. Lamonica, Susan Mandel, Stephanie Markovina, Bryan McIver, Christopher D. Raeburn, Rod Rezaee, John A. Ridge, Mara Y. Roth, Randall P. Scheri, Jatin P. Shah, Jennifer A. Sipos, Rebecca Sippel, Cord Sturgeon, Thomas N. Wang, Lori J. Wirth, Richard J. Wong, Michael Yeh, Carly J. Cassara, Susan Darlow. NCCN CLINICAL PRACTICE GUIDELINES IN ONCOLOGY: Thyroid Carcinoma, Version 2.2022. J Natl Compr Canc Netw. 2022;20(8):925-951 doi: 10.6004/jnccn.2022.0040.

제13장

방사성요오드 치료의 부작용

방사성요오드는 분화갑상선암을 사멸시키는 효과가 있어 수술로 제거가 불가능한 잔류 분화갑상선암에 대한 치료효과를 가지고, 이로 인하여 분화갑상선암의 재발률을 낮추고 생존율을 높인다. 하지만 분화갑상선암 조직 이 외에도 방사성요오드가 체내의 다양한 종류의 정상조직에 축적되어 방사선 손상을 발생시킨다. 방사성요오드가 집적되는 조직과 장기의 종류에 따라 다양한 부작용이 발생할 수 있으며 이를 최소화하기 위한 적절한 대처가 필요하다.

1. 침샘염과 구강건조증

침샘 줄무늬침샘관 세포(striated duct)의 기저측면 세포막(basolateral membrane)은 갑상선소포세포와 동일하게 나트륨요오드공동수송체(sodium iodide symporter: NIS) 단백이 발현하여 방사성요오드에 대한 섭취능이 있고, 이로 인하여 방사성요오드 치료 시 침샘에 축적되는 방사성요오드에서 방출되는 베타선에 의해 침샘손상이 발생할 수 있다. 방사성요오드에 의한 침샘손상은 초기에 침샘부위의 통증과 부

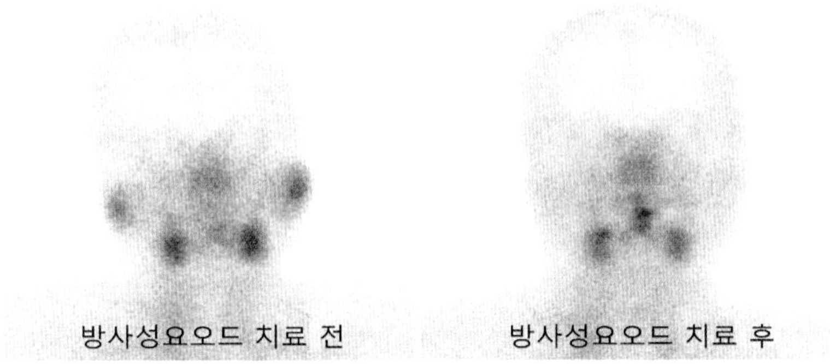

그림 13-1. 방사성요오드 치료 전 Tc-99m pertechnetate 침샘스캔에는 이하선(parotid gland) 및 악하선(submandibular gland) 기능이 정상이나, 방사성요오드 치료 후 Tc-99m pertechnetate 침샘스캔에서 이하선의 기능소실이 관찰된다.

종을 일으키는 급성침샘염의 형태로 부작용이 발생한다. 하지만 이러한 증상은 일시적으로 대부분에서 저절로 호전되는 경과를 보이며, 간혹 급성침샘염이 반복되기도 한다. 급성침샘염은 소염제 및 얼음찜질로 증상 조절이 가능하나, 증상이 조절되지 않으면 스테로이드를 투여하여 염증을 억제할 수 있다. 또한 침샘관의 협착이 발생하고 점액덩이(mucus plug)에 의해 협착된 침샘관이 폐쇄되면 반복적으로 폐쇄성 침샘염(obstructive sialoadenitis)이 발생하여 침샘의 종창(swelling)이 갑자기 발생하기도 한다. 이러한 경우 침샘관 내시경을 이용한 중재적 치료가 도움이 될 수 있다. 방사성요오드에 의한 침샘손상 정도가 커 침샘의 기능이 저하되면, 구강건조증으로 진행하기도 한다.

방사성요오드에 의한 침샘손상은 대부분 환자에서 회복되지 않아 구강건조증이 지속되는데, 침이 가지는 청결작용, 항균작용, 점막 및 치아보호작용, 윤활작용, 소화작용을 적절히 유지하지 못하여 다양한 증상과 이차적 질병이 발생할 수 있다. 인공침(artificial saliva)을 사용하거나 침분비를 증가시키는 콜린계 약물을 사용할 수 있으나 그 효과가 일시적인 경우가 대부분이다. 따라서 방사성요오드 치료 시 침샘의 방사성요오드 축적에 의한 침샘 손상을 예방하는 것이 매우 중요하며, 이를 위하여 방사성요오드 치료 시 다량의 수액과 침분비 촉진제(sialogogue)를 섭취하고 기관에 따라서는 침샘 마사지를 시행하기도 한다.

방사성요오드 치료에 의한 침샘 손상과 관련된 대한갑상선학회의 권고는 다음과 같다.

가. 방사성요오드 치료에 따른 침샘 손상을 예방하기 위한 여러 방법들의 일률적인 이용은 아직까지 권고하거나 반대할 만한 충분한 증거가 부족하다. (권고수준 4)

나. 구강건조증이 있는 환자의 경우 치아우식증의 위험이 증가하므로 치과적 예방 조치가 논의될 필요가 있다. 이 경우, 침샘스캔으로 침샘기능을 객관적으로 평가할 수 있어 구강건조증이 있는 환자를 구분하는 데 도움을 줄 수 있다. (권고수준 3)

다. 그러나 침샘기능의 객관적 평가가 치아우식증에 대한 예방적 조치에 도움이 되는지에 대해서는 아직 충분한 증거가 부족하다. (권고수준 4)

---

2. 유루증

눈물샘에서 발생된 눈물은 안구건조를 막아주어 안구 건강에 매우 중요하다. 눈물은 눈과 코를 이어주는 누비관을 통해 배출이 되어 눈물이 외부로 흘러내리지 않게 된다. 누비관도 갑상선소포세포 및 침샘과 동일하게 NIS 단백이 발현되어 방사성요오드를 축적할 수 있다. 이로 인하여 방사성요오드 치료 시 누비관 손상과 장기적으로는 누비관 협착이 발생할 수 있다. 누비관 협착에 의한 눈물 배출장애가 발생하면 눈물이 자주 안구에서 넘쳐 피부로 흘러내리게 되는 유루증(눈물흘림증, epiphora)을 일으킨다. 물리적으로 누비관을 뚫어 생산된 눈물이 비강으로 내려가게 해 주는 처치가 유루증 치료에 도움이 된다.

방사성요오드 치료에 의한 누비관 손상과 관련한 대한갑상선학회의 권고는 다음과 같다.

- 누비관협착에 의하여 눈물 배출이 막혔을 경우 과다눈물 배출뿐 아니라 감염에도 취약해지므로 수술적 교정을 고려한다. (권고수준 2)

3. 골수억제

방사성요오드 치료는 일시적으로 골수기능을 억제하여 말초혈액의 백혈구 및 혈소판의 숫자를 감소시킬 수 있다고 알려져 있는데, 시간 경과에 따라 저절로 회복되는 현상을 보인다. 또한 방사성요오드 치료 시 골수 흡수선량이 2Gy 이하가 되도록 방사성요오드 용량을 관리하므로, 방사성요오드 치료 시 심각한 골수억제로 인한 지속적인 혈구 숫자 감소로 임상적인 문제가 발생할 가능성은 거의 없다. 하지만 고령, 신장기능 저하 혹은 다발성 뼈전이 환자에서는 동일한 방사성요오드 용량에서도 골수 흡수선량이 높을 수 있으므로 세심한 주의가 필요하다. 또한 방사성요오드 치료를 반복적으로 시행하는 경우, 특히 다발성 뼈전이를 가진 환자에서, 골수억제가 발생할 수 있음을 유의하여야 한다. NCCN(National Comprehensive Cancer Network) 권고안(version 3.2022)은 방사성요오드 누적용량이 1000mCi를 넘는 경우에 골수억제 가능성에 대하여 세심한 관찰을 권고하고 있다. 골수억제로 인하여 혈구수 감소는 심각한 이차적 문제를 발생시킬 수 있으므로 대증적 처치를 통해 혈구수를 교정하여 골수억제에 의한 심각한 이차적 부작용 발생을 예방하여야 한다.

4. 임신 영향 및 불임

방사성요오드 치료 후 여성에서는 일시적 생리이상이 발생할 수 있으며 남성에서는 일시적 정자수 감소가 발생할 수 있다. 하지만 반복 치료로 방사성요오드 누적용량이 증가하면 생식선의 방사선피폭이 증가하여 불임가능성도 높아지게 된다. 남성의 경우 400mCi 이상의 방사성요오드 누적용량이 예상되면 방사성요오드 치료 시행 전에 정자보관을 고려하여야 한다. 여성의 경우 방사성요오드 치료 시 완경이 조기에 발생할 수 있어 연령이 높은 가임기여성은 필요시 난자보관을 해 놓을 수 있음을 알려주는 것이 좋다. 소변과 대변이 방사성요오드의 주된 체외 배출 경로이므로 빈번한 배뇨와 배변이 생식선의 방사선피폭을 줄여 불임 가능성을 낮출 수 있다. 방사성요오드 투여 후 일정기간 피임이 필요한데, 여성은 6~12개월 이상, 남성은 3~4개월 이상이 권고된다.

방사성요오드 치료와 관련하여 피임 등에 대한 대한갑상선학회의 권고는 아래와 같다.

가. 가임기 여성은 방사성요오드 치료 전 임신하지 않았음을 확인하여야 하고 방사성요오드 치료 후 6~12개월 동안 피임을 하여야 한다. (권고수준 2)

나. 수유 중인 여성에게는 방사성요오드를 투여하여서는 안된다. 임상적 상황

에 따라서 수유 중인 여성은 적어도 3개월 동안 수유나 착유를 중단하도록 하고, 필요시 ^{123}I이나 저용량 방사성요오드를 이용하여 유방 섭취를 확인하여 적절한 치료시점 연기를 고려할 수 있다. (권고수준 1)

다. 남성에서 방사성요오드 누적용량이 400mCi를 넘을 경우, 일반적인 항암치료와 동일하게 불임의 위험성에 대한 상담이 필요할 수 있다. 누적용량이 400mCi를 넘는 경우에도 일시적 정자수의 감소와 FSH (follicle-stimulating hormone)의 증가가 발생할 수 있다는 보고는 있으나 불임에 대한 직접적 증거는 보고된 바 없다. (권고수준 3)

5. 이차암

방사선피폭과 암발생의 인과관계는 비교적 잘 알려져 있으며, 피폭선량이 증가함에 따라 암발생 빈도는 점진적으로 높아진다. 방사성요오드에 의한 방사선피폭도 이차암의 발생가능성을 높이므로 주의가 필요하며, 누적용량이 높거나 어린 나이에 방사성요오드 치료가 시행된 경우 이차암 발생 위험성이 더 높으므로 더욱 세심한 주의가 필요하다.

방사성요오드 치료를 시행받은 환자를 대상으로 한 대부분의 장기 추적관찰 연구는 이차암 발생 위험도를 낮게 보고하고 있다. 방사성요오드 치료에 의한 이차암 발생에 관한 메타분석 연구에서 방사성요오드 치료를 한 환자군에서 치료하지 않은 환자군에 비하여 이차암 발생의 상대위험도가 1.19(95% CI: 1.04-1.36; $p<0.010$)로 작기는 하지만 의미 있게 위험도가 증가하였고 백혈병의 경우 상대위험도는 2.5(95% CI: 1.13-5.53; $p<0.024$)로 보고하였다. 갑상선유두암에 대한 SEER(Surveillance, Epidemiology, and EndResults) 등록 환자군에 대한 연구에서는 백혈병에 대한 초과위험은 주로 45세 미만의 젊은 환

자들에서 상대적으로 높았다. 이차암의 위험은 방사성요오드 누적용량과 관련이 있어 누적용량이 500~600mCi 이상이면 이차암의 발생이 유의하게 증가하였다. 이론적으로 이차암의 발생은 방사성요오드 누적용량이 높아질수록 증가한다. 분화갑상선암 치료에 주로 이용되는 방사성요오드 용량인 30~100mCi는 이차암을 증가시킨다는 직접 증거가 없으나, 방사성요오드 누적용량이 증가하여 600mCi 이상으로 되면 이차암 발생의 위험이 명확하게 증가하므로 반복적인 방사성요오드 치료가 필요한 환자에서 방사성요오드 누적용량이 높아지면 이차암 발생가능성을 고려하여 방사성요오드 재치료를 결정하여야 한다.

갑상선암 환자에서 유방암 발생의 위험이 증가한다는 보고가 있고 방사성요오드 치료가 그 원인일 수 있으나 다른 요인이 관련 있는지는 분명하지 않다. 하지만 전체적으로 볼 때 방사성요오드 치료에 의한 이차암 발생빈도는 매우 낮아 이에 따른 추가적인 암검진이 필요하지는 않다. 또한 방사성요오드 치료 시 하제를 사용하여 배변을 원활히 하여 내부방사선피폭 선량을 줄일 수 있고, 다량의 수분섭취를 통해 방광 및 생식선의 내부피폭 선량을 줄일 수 있다. 방사선피폭 선량을 감소시키면 이차암 발생가능성을 줄일 수 있으므로 이에 대한 노력이 필요하다. 특히 방사선에 민감한 소아에서는 방사성요오드 치료를 반복적으로 시행이 필요한 경우 더욱 세심한 주의가 필요하다.

방사성요오드 치료에 의한 이차암의 가능성이 있더라도 그 빈도가 크게 높지 않으므로, 방사성요오드 치료가 필요한 환자에서 방사성요오드 치료 시행을 주저해서는 안 된다.

방사성요오드 치료에 의한 이차암 발생과 관련하여 대한갑상선학회의 권고는 다음과 같다.

- 갑상선암 환자의 치료 시, 방사성요오드 치료에 따른 이차암 발생의 가능성에 대해서는 일반적인 항암 치료와 동일하게 환자와 상담이 필요하다. 그러나 방사성요오드 치료에 의한 이차암 발생의 절대 위험도는 매우 낮아서 일반적으로 동일 연령대의 일반인에 필요한 정도의 암검진에 추가하여 특별한 선별검사를 시행할 필요는 없다. (권고수준 3)

---

6. 기타 부작용

위점막은 NIS 단백이 발현하여 방사성요오드를 축적하므로 방사성요오드 치료 시 복부불편감, 소화불량, 구역, 구토 등을 발생시키는 일과성 방사선위염이 발생할 수 있는데, 대증요법으로 쉽게 증상이 조절되면 저절로 회복된다. 또한 캡슐형태의 방사성요오드를 경구로 복용한 후 움직이지 않고 누워 있으면 위장의 한 부분에 방사선 노출이 높아져 위험할 수 있으므로, 캡슐형 방사성요오드를 섭취한 후 1시간 동안은 움직이는 것이 필요하다. 갑상선절제술 후 잔류된 정상 갑상선조직에도 방사성요오드가 섭취되므로 목 앞쪽부위 염증이 발생될 수 있으며 소염진통제로 염증에 의한 급성증상의 조절이 가능하다. 많은 양의 정상 갑상선조직이 잔류된 경우는 방사성요오드의 축적으로 인한 정상 갑상선조직의 염증이 기도(air way)로 파급되어 심각한 호흡곤란까지 발생할 수 있으므로 세심한 주의가 필요하다. 호흡곤란까지 발생하는 심한 후두염증에는 비스테로이드성 소염제에 스테로이드를 추가하여 염증의 신속한 억제가 필요하다. 방사성요오드 섭취능이 높은 다발성폐전이 환자에서는 초기에 방사선폐렴이 발생할 수 있으나 대부분 자연적으로 호전된다. 하지만 반복적인 방사성요오드 치료를 시행받은 다발성폐전이 분화갑상선암 환자에서는 장기적으로 폐섬유화가 발생할 수 있으며, 폐섬유화 발생 가능성이 있는 환자에서는 방사성요오드 반복 치료 시 세심한 주의가 필요하며 주기적 폐기능 검사도 필요하다.

참고문헌

1. Bryan R Haugen, Erik K Alexander, Keith C Bible, Gerard M Doherty, Susan J Mandel, Yuri E Nikiforov, Furio Pacini, Gregory W Randolph, Anna M Sawka, Martin Schlumberger, Kathryn G Schuff, Steven I Sherman, Julie Ann Sosa, David L Steward. R Michael Tuttle. Leonard Wartofsky. 2015 American Thyroid Association Management Guidelines for Adult Patients with Thyroid Nodules and Differentiated Thyroid Cancer: The American Thyroid Association Guidelines Task Force on Thyroid Nodules and Differentiated Thyroid Cancer. Thyroid. 2016 Jan;26(1):1-133. doi: 10.1089/thy.2015.0020.
2. 이가희, 이은경, 강호철, 고윤우, 김선욱, 김인주, 나동규, 남기현, 박소연, 박진우, 배상균, 백승국, 백정환, 이병주, 정기욱, 정유석, 천기정, 김원배, 정재훈, 노영수. 2016년 대한갑상선학회 갑상선결절 및 암 진료 권고안 개정안. Int J Thyroidol. 2016; 9(2): 59-126.
3. P Canzi, S Cacciola, P Capaccio, F Pagella, A Occhini, L Pignataro, M Benazzo. Interventional sialendoscopy for radioiodine-induced sialadenitis: quo vadis? Acta Otorhinolaryngol Ital. 2017 Apr;37(2):155-159. doi: 10.14639/0392-100X-1606.
4. Eleonora Molinaro 1, Rebecca Leboeuf, Brenda Shue, Andrew J Martorella, Martin Fleisher, Steve Larson, R Michael Tuttle. Mild decreases in white blood cell and platelet counts are present one year after radioactive iodine remnant ablation. Thyroid. 2009 Oct;19(10):1035-1041. doi: 10.1089/thy.2008.0430.
5. Hester T Prinsen, Esther N Klein Hesselink, Adrienne H Brouwers, John T M Plukker, Wim J Sluiter, Anouk N A van der Horst-Schrivers, Gustaaf W van Imhoff, Thera P Links. Bone Marrow Function After (131)I Therapy in Patients With Differentiated Thyroid Carcinoma. J Clin Endocrinol Metab. 2015 Oct;100(10):3911-3917. doi: 10.1210/jc.2015-2124. Epub 2015 Aug 11.
6. Stephan Probst, Gad Abikhzer, Guillaume Chaussé, Michael Tamilia. I-131 Radiation-Induced Myelosuppression in Differentiated Thyroid Cancer Therapy. Mol Imaging Radionucl Ther. 2018 Jun 7;27(2):84-87. doi: 10.4274/mirt.59454.
7. Marceline W Piek, Emily L Postma, Rachel van Leeuwaarde, Jan Paul de Boer, Annelies M E Bos, Christianne Lok, Marcel Stokkel, Mando D Filipe, Iris M C van der Ploeg. The Effect of Radioactive Iodine Therapy on Ovarian Function and Fertility in Female Thyroid Cancer Patients: A Systematic Review and Meta-Analysis. Thyroid. 2021 Apr;31(4):658-668. doi: 10.1089/thy.2020.0356. Epub 2020 Nov 2.
8. Robert I. Haddad, Lindsay Bischoff, Douglas Ball, Victor Bernet, Erik Blomain, Naifa Lamki Busaidy, Michael Campbell, Paxton Dickson, Quan-Yang Duh, Hormoz Ehya,

Whitney S. Goldner, Theresa Guo, Megan Haymart, Shelby Holt, Jason P. Hunt, Andrei Iagaru, Fouad Kandeel, Dominick M. Lamonica, Susan Mandel, Stephanie Markovina, Bryan McIver, Christopher D. Raeburn, Rod Rezaee, John A. Ridge, Mara Y. Roth, Randall P. Scheri, Jatin P. Shah, Jennifer A. Sipos, Rebecca Sippel, Cord Sturgeon, Thomas N. Wang, Lori J. Wirth, Richard J. Wong, Michael Yeh, Carly J. Cassara, Susan Darlow. NCCN CLINICAL PRACTICE GUIDELINES IN ONCOLOGY: Thyroid Carcinoma, Version 2.2022. J Natl Compr Canc Netw. 2022;20(8):925-951 doi: 10.6004/jnccn.2022.0040.

9. Maximilian J. Reinecke, Gerrit Ahlers, Andreas Burchert, Friederike Eilsberger, Glenn D. Flux, Robert J. Marlowe, Hans-Helge Mueller, Christoph Reiners, Fenja Rohde, Hanneke M. van Santen & Markus Luster. Second primary malignancies induced by radioactive iodine treatment of differentiated thyroid carcinoma — a critical review and evaluation of the existing evidence. Eur J Nucl Med Mol Imaging. 2022 Jul;49(9):3247-3256. doi: 10.1007/s00259-022-05762-4. Epub 2022 Mar 23.

제 14 장

방사성요오드불응성 갑상선암

방사성요오드 치료에도 임상적 반응이 없는 방사성요오드불응성 갑상선암(radioiodine refractory thyroid cancer)은 분화갑상선암의 탈분화에 의해 발생되며, 방사성요오드 치료의 대상이 되지 않고 불량한 예후를 나타낸다. 진단 당시부터 갑상선암의 분화도가 낮아 방사성요오드 섭취능이 없거나 혹은 미약하거나, 초기에는 방사성요오드 섭취능이 있었으나 탈분화로 방사성요오드 섭취능을 소실한 분화갑상선암은 방사성요오드 치료에 반응하지 않는다.

갑상선암의 요오드 섭취능과 포도당 섭취능은 역상관 관계에 있다는 것이 여러 연구자에 의해 보고된 바 있다. 분화도가 높은 분화갑상선암은 자신이 유래한 갑상선소포세포의 특성을 유지하고 있어 요오드 섭취능이 있고, 악성도가 높지 않아 악성종양의 특징 중 하나인 포도당 섭취가 낮다. 하지만 방사성요오드불응성 갑상선암은 분화도가 낮아져 방사성요오드 섭취능은 감소하고, 악성도가 높아져 포도당 섭취가 높아진다. 이를 플립플롭현상(flip-flop phenomenon)이라고 하는데, 분화도가 높은 분화갑상선암은 방사성요오드 스캔에서 잘 관찰되고, 분화도가 낮은 방사성요오드불응성 분화갑상선암은 F-18

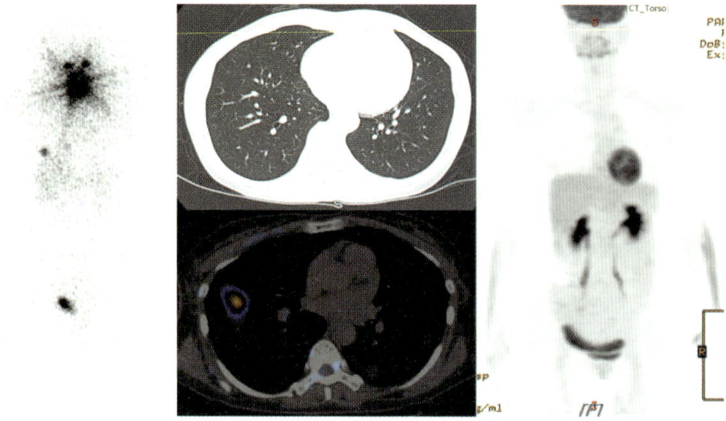

그림 14-1. 분화도가 높은 분화갑상선암의 방사성요오드 평면스캔, SPECT/CT와 F-18 FDG PET 소견. 폐전이 병소의 방사성요오드 섭취는 관찰되나, FDG 섭취는 관찰되지 않는다.

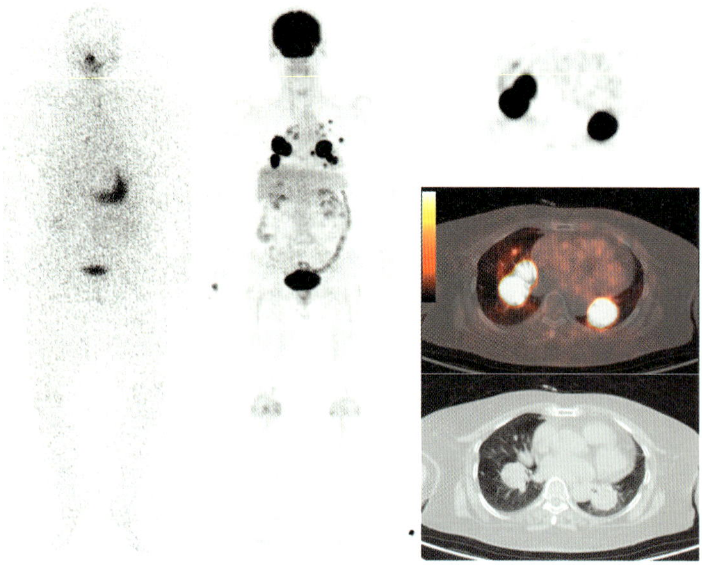

그림 14-2. 방사성요오드불응성 갑상선암의 방사성요오드 평면스캔과 F-18 FDG PET 소견. 전이병소 방사성요오드 축적이 관찰되지 않으나 매우 높은 FDG 축적이 관찰된다.(갑상샘 핵의학, 고려의학, 2014 인용)

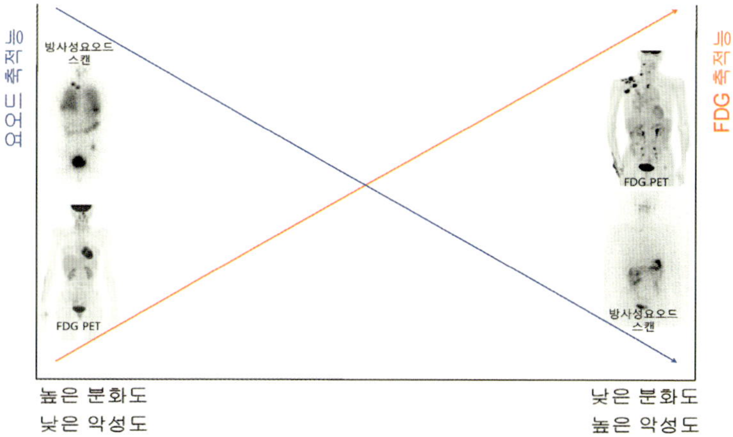

그림 14-3. 갑상선암의 플립플롭현상(flip-flop phenomenon). 분화도가 높은 분화갑상선암은 방사성요오드 섭취능이 높으나 FDG 섭취능은 낮고, 분화도가 낮은 갑상선암은 방사성요오드 섭취능은 낮으나 FDG 섭취능이 높다. (갑상샘 핵의학, 고려의학, 2014 인용)

FDG(fluorodeoxyglucose) PET에서 비교적 잘 관찰되는 특징을 가진다.

수술로 제거할 수 없는 방사성요오드불응성 갑상선암은 완치가 어려우며, 병소의 위치, 증상 및 종양의 진행 속도에 따라 경과관찰, 국소적 치료 혹은 전신적 치료를 시행할 수 있다. 국소적 치료로는 외부방사선치료(external radiotherapy), 열치료(thermablation), 고주파치료(radiofrequency ablation), 동결절제술(crytherapy), 에탄올주입술(ethanol injection) 등이 있으며, 병소의 숫자가 많지 않으며 증상을 발생시키는 병소에 적용이 가능하다. 병소의 숫자가 많으면서 진행하는 방사성요오드불응성 갑상선암은 키나아제 억제제(kinase inhibitor)를 이용한 전신적 치료가 주로 이용되는데 완치보다는 종양의 진행을 억제하는 효과를 나타내는 정도이다. 면역관문억제제(immune check point inhibitor) 혹은 세포치료제가 임상 연구 수준에서 방사성요오드불응성 갑상선암 치료에 시도되고 있다. 방사성요오드불응성 갑상선암은 현재 임상에서 시행되고 있는 치료법에 반응이 낮은 상태로, 효과적인 새로운 치료법 개발이 절실히 필요한 상황이다.

1. 방사성요오드불응성 갑상선암의 정의

방사성요오드불응성 갑상선암은 방사성요오드 치료에 저항성이 있는 갑상선암으로, 분화갑상선암이더라도 방사성요오드 치료에 잘 반응하지 않게 되어 현재까지는 효과적 치료법이 없고 예후가 불량하다.

최근 분화갑상선암의 분자 발병기전(molecular pathogenesis)에 대한 이해를 바탕으로 다양한 분자표적 치료제들이 개발되었으며, 이를 사용하여 방사성요오드불응성 갑상선암 환자를 대상으로 하는 임상시험이 활발히 이루어지고 있다. 전신적 치료가 필요한 방사성요오드불응성 갑상선암 환자가 많지 않아 원활한 임상연구를 위해서는 다기관에서 임상시험이 필수적인데, 여러 임상연구 결과들을 서로 비교하기 위해서는 방사성요오드불응성 갑상선암의 정의와 환자의 선정기준 등을 명백하게 정해야 한다.

Brose 등이 재발성 및 전이성 진행 분화갑상선암 환자 치료에 키나아제 억제제인 sorafenib의 효과를 확인하기 위한 3상 임상시험을 수행하면서, 방사성요오드 치료 횟수 및 방사성요오드 누적용량과 영상검사소견을 기준으로 방사성요오드불응성 갑상선암을 정의하였다. 그러나 아직까지 연구자들 사이에 널리 인정되는 방사성요오드불응성 갑상선암의 정의가 존재하는 것은 아니며, 또 Ho 등이 다른 키나아제 억제제인 selumetinib을 이용한 재분화 임상시험에서 제시한 방사성요오드불응성 갑상선암 환자 선정기준은 차이가 있다.

방사성요오드불응성 분화갑상선암의 정의에 대한 논란은 있으나 2016년 대한갑상선학회 권고안에 따르면 방사성요오드불응성 분화갑상선암을 다음과 같이 정의하고 있다.

구조적으로 분명한 병소가 있는 분화갑상선암이며 적절한 TSH 자극 및 저요오드식이를 하였음에도 방사성요오드 치료에 불응성을 보이는 경우는 아래와 같이 네 가지 경우로 분류하고, 방사성요오드 치료 불응성으로 분류할 수 있다.

① 악성 또는 전이성 병소가 한 번도 방사성요오드 섭취를 보이지 않은 경우(첫 방사성요오드 치료 후 전신스캔에 서 잔여갑상선 이외에 섭취가 없는 경우)
② 종양 조직이 분명한 방사성요오드 섭취를 보이다가 이후 방사성요오드 섭취기능을 잃은 경우(무기 요오드의 과다 섭취 가능성이 배제되어야 한다)
③ 일부 병소는 방사성요오드 섭취를 보이지만 다른 부위에서는 섭취가 없는 경우
④ 유의미한 정도의 방사성요오드 섭취가 있음에도 불구하고 전이병소가 진행할 경우 이외에도 600mCi(22.2GBq) 이상의 누적 방사성요오드 치료 용량을 받았지만 종양이 지속되는 경우
⑤ 그 외 F-18 FDG PET/CT에서 유의한 섭취 소견을 보이는 경우, 공격적인 조직형 등이 제시되고 있지만 의견 일치가 필요하다.

위의 방사성요오드불응성 갑상선암 정의에 대하여 많은 갑상선암 관련 전문가들은 한계점이 있음을 지적하였고, 제시된 정의 기준에 다수의 학문단체가 동의하지 않으면서 추후 논의가 필요함을 주장하였다.

이에 미국갑상선학회, 유럽갑상선학회, 미국핵의학회와 유럽핵의학회의 대표 연구자들이 2016년 카리브해 동쪽 프랑스령 섬인

Martinique에 모여 토론을 통해 몇 가지 원칙을 제안하면서, 방사성요오드불응성은 방사성요오드 치료에 반응가능성에 대한 위험도 분류의 의미에 한정되며, 이것이 방사성요오드 치료 시행을 결정하는 데 사용할 기준이 될 필요가 없다는 점을 확인하였다. 또 임상가가 방사성요오드불응성 갑상선암으로 진단하는 데 매우 신중하여야 함을 거론하였다.

그 이유로 방사성요오드 섭취가 없는 갑상선암을 방사성요오드불응성의 기준으로 삼고 있으나, 진단스캔에서 방사성요오드 섭취가 없더라도 이 소견이 방사성요오드에 반응을 하지 않는 것으로 확신할 수 없다는 점이다. 체내 요오드풀 및 혈청 TSH가 방사성요오드 섭취에 영향을 줄 수 있으며, 진단스캔의 방식도 영향을 미칠 수 있다는 점이다. 진단스캔에서 방사성요오드 섭취가 보이지 않는 병소가 방사성요오드 치료 후 스캔에서 관찰되는 사례가 드물지 않게 나타나는 것을 보면 진단스캔으로 방사성요오드불응성 갑상선암을 진단하는 것의 한계점을 알 수 있다. 또한 방사성요오드 투여 후 시간 경과에 따라 방사성요오드 섭취가 사라지거나 새로 드러날 수 있다는 점도 고려하여야 한다. 또, 위의 기준에 따르면 방사성요오드 섭취가 있는 병소와 없는 병소가 함께 있으면 방사성요오드불응성 갑상선암으로 정의하는 것으로 되어 있다. 하지만 방사성요오드 섭취가 없는 병소는 수술, 외부방사선치료, 고주파절제술 등 국소적 치료법으로 치료하고 나머지 방사성요오드 섭취가 있는 병소는 방사성요오드로 치료하는 방법이 있다는 점을 고려하면, 이를 방사성요오드불응성 갑상선암으로 진단하여 방사성요오드 치료를 적용 가능한 치료법에서 제외하는 것은 합리적이지 못하다.

2. 방사성요오드불응성 갑상선암 국소재발 치료

원격전이가 없는 방사성요오드불응성 갑상선암의 국소재발(local recur)은 수술적 절제를 시행하는 것을 우선 고려하여야 한다. 촉진되지 않는 림프절전이도 초음파나 다른 영상 진단법으로 의심되면 수술적 절제를 고려한다. 일반적으로 현미경적 림프절전이는 영상검사에서 나타나는 것보다 더 광범위하기 때문에, 선택적인 림프절절제술이나 고주파삭제술, 에탄올주입술 등 비수술적 국소적 치료법보다 중요 구조물들을 보존하면서 잔존 및 재발 병변이 있는 구획을 완전하게 절제하는 수술적 치료법이 선호된다.

재발된 방사성요오드불응성 갑상선암은 가능하면 수술적 치료법을 적용하는 것이 원칙이지만 같은 부위에 반복적으로 재발하거나 수술이 불가능한 환자는 외부 방사선조사를 포함한 비수술적 치료가 고려될 수 있다. 원격전이가 동반되어 있는 경우 국소 재발병소는 제거를 하거나 선택적으로 방사선조사 치료를 고려하며, 증상을 일으키는 원격전이도 수술적 제거, 외부방사선조사, 고주파치료절제, 열치료, 냉동치료, 에탄올주사 및 화학색전술 등의 국소적 치료를 고려하여야 한다.

국소적 치료법에 반응하지 않는 재발병소가 증상을 발생시키지 않고 위험한 구조물도 침범하지 않으며 병소의 성장도 없거나 미미하면, TSH 억제 치료를 하면서 세심한 경과관찰을 시행할 수 있다. 암병변에 의한 증상이 발생하거나 암병변이 위험한 구조물을 침범하는 소견이 나타나거나 병변의 성장이 지속되면, 표적치료제를 이용한 전신적 치료를 시행할 수 있다.

3. 방사성요오드불응성 갑상선암의 원격전이 치료

원격전이가 있는 갑상선암 환자 3명 가운데 2명은 결국 방사성요오드 치료에 저항성을 보이게 되는데, 완치가능성, 생존기간 연장 및 삶의 질을 포함한 여러 인자를 고려하여 치료방향을 선정하여야 한다.

수술로 완치 가능성이 있는 원격전이는 수술적 제거를 최우선으로 적용하여야 한다. 완치는 되지 않더라도 전이병소가 증상을 발생시키거나 생명을 위협할 가능성이 있으면, 수술, 외부방사선조사를 포함한 다양한 국소적 치료를 시행한다. 전이병소의 진행이 없거나 성장속도가 느리면서 증상을 발생시키지 않으면, TSH 억제 치료를 하면서 세심하게 경과관찰을 시행할 수 있다. 전이병소가 진행성이며 증상을 일으키거나 생명에 위협이 되는 경우 키나아제 억제제를 이용한 전신적 치료를 시행할 수 있다. 이는 다음 장에서 자세히 다루고자 한다. 최근에는 면역관문억제제과 세포치료제를 이용한 임상연구도 활발히 진행되고 있다.

가. 폐전이 치료

진행하지 않거나 천천히 진행하는 다발성 폐전이는 갑상선호르몬으로 TSH를 억제하면서 경과를 관찰할 수 있다. 기관 내 종괴에 의한 폐색이나 출혈에 의한 증상을 경감시키기 위해 병소의 외과적 절제, 기관 내 레이저치료, 또는 외부 방사선치료 등을 시행할 수 있다. 또한 흉강삼출이 발생하여 증상을 일으키면 배액이 필요하며, 가슴막유착술(pleurodesis)을 통해 삼출액 발생을 줄이는 방법을 시도할 수 있다. 다수 전이병소의 크기가 커지거나 증상이 새롭게 발생되는 경우 키나아제 억제제를 이용한 전신치료를 시행할 수 있다.

대한갑상선학회는 방사성요오드불응성 갑상선암의 폐전이 치료에 대하여 아래와 같이 권고하고 있다.

가. 방사성요오드를 섭취하지 않는 폐전이 병변은 많은 경우에 천천히 자라므로 TSH 억제 치료 등의 보존적인 치료만 시행하면서 관찰할 수 있다. 그러나 일부 환자에서는 흉곽 내 병소(기관 내 종괴에 의한 폐색이나 출혈 등)에 의한 증상을 경감시키기 위해 전이병소 절제, 기관 내 레이저 치료, 또는 보존적 외부 방사선조사 치료 등을 고려할 수 있다. 또한 흉막 혹은 심막 삼출액의 배액 등도 고려할 수 있다. 이런 환자들은 새로이 시도되는 치료법의 임상시험에 의뢰하는 것을 고려할 수 있다. (권고수준 3)

나. 진행성이거나 증상이 있는 전이병변이 있는 환자에 대해서는 임상시험에 참여하도록 의뢰하는 것이 고려되어야 한다. (권고수준 2)

나. 뼈전이 치료

분화갑상선암의 뼈전이는 방사성요오드 치료에 반응이 낮아 예후가 불량한데, 뼈전이 진단 후 중앙 생존율(median overall survival)은 4년 정도이다. 림프계를 통하여 전이가 주로 발생하는 유두암에 비해 혈행을 통해 전이가 발생하는 소포암에서 뼈전이 발생이 더욱 흔하다.

뼈전이 치료 시 통증 동반 여부, 병적 골절 발생 위험성과 척추 전이병소에 의한 신경학적인 손상 발생 위험성을 대비해야 한다. 증상을 유발하는 단일 뼈전이는 수술적 절제가 생존율을 높일 수 있으므로 우선 고려하여야 한다. 뼈전이 병소가 신경학적 합병증 발생을 유발할 것으로 예상되는 부위에 있는 경우에는 외부방사선치료 및 스테로이드 투여를 고려하여야 하며, 병적 골절이 임박한 경우 골절을 예방하기 위한 정형외과적 수술과 외부 방사선치료를 시행할 수 있다. 수술적 제거가 불가능하며 통증을 유발하는 병소에 대해서는 외부 방사선치료, 동맥색전술, 고주파절제술, 졸레드론산(zoledronate)/데노수맙(denosumab) 주사 등을 시행할 수 있다.

졸레드론산과 데노수맙은 골다공증 치료제로 사용되는 약제로, 갑상선암 뼈전이 환자에서 골격계 관련 사례(skeletal related event) 발생을 줄이는 것으로 알려져 있다. 졸레드론산은 비스포스포네이트(bisphosphonate) 계통의 약물로서 파골세포를 억제하여 골흡수를 감소시키고 골강도를 증가시키는 효과를 나타낸다. 졸레드론산 투여는 발열, 근육통과 같은 독감 유사 증상을 일으킬 수 있으므로 약제 투여 전 환자에게 이와 같은 부작용 발생 가능성을 미리 설명하는 것이 필요하다. 대부분의 부작용 증상은 경증에서 중등도이며 저절로 소실되는 경우가 대부분이며, 필요 시 소염진통제를 투여하면 증상을 경감시킬 수 있다. 졸레드론산은 일정 기간마다 재투여하는 것이 필요하며, 재투여 시에는 부작용 발생이 줄어드는 경우가 대부분이다. 졸레드론산에 과민반응이 있거나, 크레아티닌 청소율이 35mL/min 미만인 신장기능장애, 저칼슘혈증, 골연화증, 임신, 수유 중인 환자에게는 금기이다.

데노수맙은 receptor activator of nuclear factor kappa-B(RANK)에 대한 항체로서 RANK ligand(RANKL)의 작용을 억제하여 파골세포의 생성, 활성화와 생존을 감소시켜 뼈흡수를 감소시키고 뼈강도를 증가시키는 효과를 나타낸다. 데노수맙은 신장을 통해 배설되지 않으므로 신기능 저하 환자에서도 용량을 조정할 필요가 없다.

졸레드론산과 데노수맙은 저칼슘혈증을 유발할 수 있으므로 칼슘과 비타민 D의 보충이 필요하며, 악골괴사(osteonecorsis of jaw)를 유발할 수 있어 치료에 앞서서 치과 검진을 시행하는 것이 좋고 비전형

대퇴골절(atypical femur fracture) 발생에도 주의해야 한다.

대한갑상선학회는 갑상선암의 뼈전이 치료에 대하여 다음과 같이 권고하고 있다.

가. 증상을 유발하는 단일 뼈전이 병변의 완전 절제는 생존율을 증가시키므로 (특히 45세 미만인 경우) 적극적으로 고려한다. (권고수준 2)

나. 방사성요오드를 섭취하는 뼈전이에 대한 방사성요오드 치료는 생존율을 증가시키므로 치료에 포함되어야 한다. (권고수준 2)

다. 뼈전이 병소가 급성 종창이 될 경우 통증이나 골절, 신경학적 합병증 발생을 유발할 것으로 예상되는 부위에 존재하는 경우에는, TSH 자극에 의한 종양의 종창을 최소화하기 위하여 외부 방사선조사 치료 및 이와 병행한 당류 코르티코이드 투여를 적극적으로 고려할 수 있다. (권고수준 3)

라. 수술적 제거가 불가능하며 통증을 유발하는 뼈병소에 대해서는 외부 방사선조사 치료, 동맥색전술, 고주파절제술, 주기적인 zoledronate 주사, 척추성형술(vertebroplasty) 등 여러 방법을 단독 또는 전신적 치료와 병행한다. 이 중 많은 방법들이 암에 의한 뼈통증을 경감시키는 데 효과적인 것으로 알려졌으므로, 갑상선암에서 사용되었다는 보고가 없더라도 사용을 고려할 수 있다. (권고수준 3)

마. 비스포스포네이트 치료 시에는 신기능과 혈중 칼슘 농도를, 데노수맙의 경우에는 혈중 칼슘 농도를 매 투약 전 정상 범위인지 확인해야 하고, 치료를 시작하기 전 치과 검진을 선행한다. (권고수준 1)

바. 증상이 없고, 방사성요오드에 반응이 없으며, 인접 부위에 중요한 구조물이 없는 안정적인 뼈전이 병소에 대하여는 치료를 권할 만한 근거가 없다. (권고수준 4)

다. 뇌전이 치료

뇌전이는 갑상선암의 말기에 주로 발생하며, 질병특이사망률(disease-specific mortality)이 67%, 중앙 생존율(medial overall survival)이 12.4개월로 예후가 매우 불량하다. 뇌전이 병변이 하나인 경우 외과적 수술 또는 정위방사선수술(stereotactic radiosurgery)을 시행할 수 있다.

뇌전이가 방사성요오드를 섭취한다면 방사성요오드 치료를 고려할 수도 있으나 방사성요오드 치료 시 상승된 TSH에 의한 종양 크기 증가나 방사성요오드 치료에 따른 염증 반응을 최소화하기 위해 먼저 외부방사선조사치료와 이와 병행한 글루코코르티코이드 투여가 필요하다.

대한갑상선학회는 갑상선암의 뇌전이 치료에 대하여 다음과 같이 권고하고 있다.

가. 외과적 절제와 정위 외부 방사선조사 치료가 중추신경계 전이에 있어서 주 치료이다. (권고수준 1)

나. 만약 중추신경계전이가 방사성요오드를 섭취한다면 방사성요오드 치료를 고려할 수도 있다. 방사성요오드 치료를 고려한다면, 방사성요오드 치료 시 상승된 TSH에 의한 종양크기의 증가나 방사성요오드 치료에 따른 염증 반응을 최소화하기 위해 먼저 방사선조사 치료와 이에 병행한 당류코르티코이드 투여가 필요하다. (권고수준 3)

참고문헌

1. Bryan R Haugen, Erik K Alexander, Keith C Bible, Gerard M Doherty, Susan J Mandel, Yuri E Nikiforov, Furio Pacini, Gregory W Randolph, Anna M Sawka, Martin Schlumberger, Kathryn G Schuff, Steven I Sherman, Julie Ann Sosa, David L Steward. R Michael Tuttle. Leonard Wartofsky. 2015 American Thyroid Association Management Guidelines for Adult Patients with Thyroid Nodules and Differentiated Thyroid Cancer: The American Thyroid Association Guidelines Task Force on Thyroid Nodules and Differentiated Thyroid Cancer. Thyroid. 2016 Jan;26(1):1-133. doi: 10.1089/thy.2015.0020.
2. 이가희, 이은경, 강호철, 고윤우, 김선욱, 김인주, 나동규, 남기현, 박소연, 박진우, 배상균, 백승국, 백정환, 이병주, 정기욱, 정유석, 천기정, 김원배, 정재훈, 노영수. 2016년 대한갑상선학회 갑상선 결절 및 암 진료 권고안 개정안. Int J Thyroidol. 2016; 9(2): 59-126.
3. R Michael Tuttle, Sukhjeet Ahuja, Anca M Avram, Victor J Bernet, Patrick Bourguet, Gilbert H Daniels, Gary Dillehay, Ciprian Draganescu, Glenn Flux, Dagmar Führer, Luca Giovanella, Bennett Greenspan, Markus Luster, Kristoff Muylle, Johannes W A Smit, Douglas Van Nostrand, Frederik A Verburg, Laszlo Hegedüs. Controversies, Consensus, and Collaboration in the Use of 131I Therapy in Differentiated Thyroid Cancer: A Joint Statement from the American Thyroid Association, the European Association of Nuclear Medicine, the Society of Nuclear Medicine and Molecular Imaging, and the European Thyroid Association. Thyroid. 2019 Apr;29(4):461-470. doi: 10.1089/thy.2018.0597.

제 15 장
방사성요오드불응성 갑상선암의 표적치료제 치료

1. 표적치료제 치료

전신적 치료는 방사성요오드불응성 갑상선암에서 수술적 절제가 불가능하고 외부방사선 치료 및 국소적 치료가 불가능한 병변이 12개월 이내에 진행하는 경우에 완화치료(palliative therapy)를 목적으로 시행 할 수 있다. 방사성요오드 치료에 반응이 없는 진행성 갑상선암은 독소루비신(doxorubicin) 및 시스플라틴(cisplatin) 등을 이용한 전통적 화학요법이 제한적으로 시행되었으나, 치료효과가 명확하지 않고 심각한 전신 부작용이 많이 발생하여 현재는 거의 시행되지 않는다.

최근에는 고식적 항암제 치료의 효과가 제한적인 상황에서 키나아제 억제제가 방사성요오드불응성 갑상선암 치료에 이용되고 있으며, 대조군에 비해 무진행생존기간(progression-free survival)을 연장하며, 일부 환자에서는 전체생존기간(overall survival)도 연장한다고 보고되었다.

현재는 한국을 포함한 다양한 국가에서 발행되는 갑상선암 치료 권고안에서 진행성 방사성요오드불응성 분화갑상선암에 키나아제 억제제 치료가 권고되고 있다. 미국 NCCN(National Comprehensive Cancer Network) 권고안(version 3.2022)에서는 방사성요오드 치료에 반응하지 않는 진행성 분화갑상선암 환자에서 lenvatinib 혹은 sorafenib과 같은 키나아제 억제제 치료를 1차로 권고한다. 대한갑상선학회 권고안에서도 이와 동일하게 진행성 방사성요오드불응성 분화갑상선암에서 필요한 경우 키나아제 억제제 치료를 시행할 것을 권고하고 있다. 하지만 키나아제 억제제는 부작용의 발생빈도가 높고, 부작용의 심각도가 높아 삶의 질 저하를 고려하여야 하며, 키나아제 억제제 투여는 약제 투여에 의한 이득과 손해를 함께 고려하여 신중하게 결정하여야 한다.

이러한 상황에서 대한갑상선학회는 방사성요오드불응성 갑상선암 환자에서 키나아제 억제제 사용에 대하여 다음과 같이 권고하고 있다.

가. 키나아제 억제제 치료는 방사성요오드불응성 분화갑상선암 환자들 가운데 진행성, 전이성, 유증상인 경우에 고려해야 하며, 식약처 허가를 받거나 임상시험을 통해 효과가 입증된 약제들이 그 대상이다. (권고수준 3)

나. 키나아제 억제제의 치료 대상이 되는 환자는 최선의 지지 치료(best supportive care)를 포함한 다른 치료 방법과 비교하며 득실을 따져 신중하게 선별되어야 한다. 또한 임상 시험 참여 여부와 관계없이 치료 시작 전 동의서를 받아야 한다. (권고수준 2)

다. 1차 키나아제 억제제 치료를 하면서 질병 진행이 확인된 경우에는 2차 키나아제 억제제 치료를 고려한다. (권고수준 3)

라. 키나아제 억제제 치료를 받는 환자들은 치료 부작용을 적극적으로 모니터링하고 적절한 시점에 치료해야 한다. (권고수준 2)

진행성 방사성요오드불응성 갑상선암 치료에 다양한 약제가 사용되거나, 혹은 효과를 확인하기 위한 임상연구가 진행되고 있는데, 다중표적 키나아제 억제제(lenvatinib, sorafenib, sunitinib, axitinib, vandetanib, cabozantinib, pazopanib, apatinib), 선택적 $BRAF^{V600E}$ 억제제(vemurafenib, dabrafenib), tropomyosin receptor kinase(TRK) 억제제(larotrectinib, entrectinib), RET 억제제(selpercatinib pralsetinib), anaplastic lymphoma kinase(ALK) 억제제(crizotinib), mammalian target of rapamycin(mTOR) 억제제(everolimus), 면역관문억제제(immune checkpoint inhibitor)인 programmed cell death protein 1(PD-1) 항체(pembrolizumab, nivolumab) 등이 있다. 또한 키나아제 억제제와 면역관문억제제 병합요법도 진행성 방사성요오드불응성 갑상선암을 치료하기 위해 시도되고 있다.

대한갑상선학회는 다음과 같은 사항을 미리 확인하여 키나아제 억제제 치료 여부를 결정하기를 권고하고 있다.

A. 키나아제 억제제 치료를 우선 고려하여야 하는 경우

1. 6개월 이내에 증상이 발생하거나 사망에 이를 수 있어 조속한 치료가 필요한 질병 진행 상태(기도를 빠르게 침투하거나 호흡 곤란을 야기하거나 기관지 폐쇄를 일으킬 가능성이 높은 폐전이 병변이나 림프절전이병변)
2. 국소병변에 의한 증상(호흡 곤란, 전이성 림프절에 의한 통증)이 있으나 이에 대한 직접 치료를 할 수 없는 경우
3. 전반적으로 질병이 진행하는 경우(다발성 폐전이)

B. 키나아제 억제제 치료를 쓰지 말아야 할 경우

1. 최근의 활동성 장질환(게실염, 염증성 장질환, 장절제술)
2. 간질환
3. 최근의 출혈(궤양이나 위장출혈)이나 응고장애
4. 최근의 심혈관계 질환(중풍, 심근경색 등)
5. 저체중/영양결핍
6. 조절되지 않는 고혈압
7. QTc간격 연장, 중요한 부정맥의 병력
8. 치료되지 않은 뇌전이
9. 자살의 위험성이 있는 경우

10. 전신적인 치료를 고려하기에 기대 여명이 길지 않은 경우
11. 최근 기관 부위를 포함한 병변에 외부 방사선조사 치료력이 있는 경우에는 주의해서 사용해야 한다.

가. Sorafenib

진행성 방사성요오드불응성 갑상선암에 대한 전신적 치료용으로 승인된 첫 번째 키나아제 억제제는 sorafenib인데, CRAF, BRAF, VEGFR-1, VEGFR-2, VEGFR-3, PDGFR-β, RET, KIT 및 Flt-3을 억제하며, 종양의 성장, 진행, 전이 및 혈관신생을 저해한다.

Sorafenib은 방사성요오드불응성 갑상선암 환자를 대상으로 하는 대규모 3상 임상시험(DECISION trial)에서 무진행생존기간(progression-free survival)을 연장하였다.

Sorafenib을 투여 받은 환자의 대부분은 한 가지 이상의 이상반응을 경험하게 되고, 3명 가운데 2명 정도는 grade 3 이상의 비교적 심각도가 높은 이상반응을 경험하게 된다. 심각한 정도의 이상반응이 발생하면 sorafenib 사용을 일시 중단하거나 용량 감량이 필요할 수 있으며, 이상반응의 정도가 매우 심하면 sorafenib을 다시 사용하는 것이 어렵게 된다. 이상반응의 발생은 sorafenib 투여 후 1~2개월 이내에 빈발하므로 약제 투여 후 초기에 세심한 관찰이 필요하며, 이상반응이 발생하면 정교한 약물 사용 조정이 필요하다.

빈번히 발생하는 이상반응으로는 손발 피부 반응(hand-foot skin reaction, HFSR), 설사, 피로, 발진, 체중 감소, 고혈압 등이 있으며, 드물게 발생하는 이상반응으로는 흉강삼출(pleural effusion), 심낭삼출(pericardial effusion), Stevens-Johnson 증후군 등이 있다.

표 15-1. DECISION 임상시험에서 관찰된 sorafenib 관련 이상반응의 종류, 발생빈도와 심각도

Type of adverse events		n=207		
		Any grade	Grade 3	Grade 4
Hand-foot skin reaction		158 (76.3%)	42 (20.3%)	..
Diarrhoea		142 (68.6%)	11 (5.3%)	1 (0.5%)
Alopecia		139 (67.1%)	..	..
Rash or desquamation		104 (50.2%)	10 (4.8%)	0
Fatigue		103 (49.8%)	11 (5.3%)	1 (0.5%)
Weight loss		97 (46.9%)	12 (5.8%)	..
Hypertension		84 (40.6%)	20 (9.7%)	0
Anorexia		66 (31.9%)	5 (2.4%)	0
Oral mucositis (functional/ symptomatic)		48 (23.2%)	1 (0.5%)	1 (0.5%)
Pruritus		44 (21.3%)	2 (1.0%)	..
Nausea		43 (20.8%)	0	0
Headache		37 (17.9%)	0	0
Cough		32 (15.5%)	0	..
Constipation		31 (15.0%)	0	0
Dyspnoea		30 (14.5%)	10 (4.8%)	0
Neuropathy: sensory		30 (14.5%)	2 (1.0%)	0
Abdominal pain not otherwise specified		29 (14.0%)	3 (1.4%)	0
Pain, extremity (limb)		28 (13.5%)	1 (0.5%)	0
Dermatology, other		27 (13.0%)	2 (1.0%)	0
Voice changes		25 (12.1%)	1 (0.5%)	0
Fever		23 (11.1%)	2 (1.0%)	1 (0.5%)
Vomiting		23 (11.1%)	1 (0.5%)	0
Back pain		22 (10.6%)	2 (1.0%)	0
Pain, other		22 (10.6%)	1 (0.5%)	0
Pain, throat, pharynx, or larynx		21 (10.1%)	0	0
Laboratory	Metabolic or laboratory— other*	74 (35.7%)	0	0
	Serum TSH increase (MedDRA)*	69 (33.3%)	0	0
	Hypocalcemia	39 (18.8%)	12 (5.8%)	7 (3.4%)
	Increased alanine transaminase	26 (12.6%)	5 (2.4%)	1 (0.5%)
	Increased aspartate aminotransferase	23 (11.1%)	2 (1.0%)	0

Adverse events occuring 10% or more.
Data are n (%). TSH=thyroid stimulating hormone. MedDRA=Medical Dictionary for Regulatory Activities. *TSH concentrations higher than 0.5mIU/L (a study-specific adverse event) are included within this category. Adverse events are reported according to National Cancer Institute-Common Terminology Criteria for Adverse Events version 3.0. Serum TSH increase is reported according to MedDRA version 15.1. (Lancet. 2014 Jul 26;384(9940):319-28. 인용)

나. Lenvatinib

Lenvatinib은 진행성 방사성요오드불응성 갑상선암 치료용으로 승인된 두 번째 키나아제 억제제로, VEGFR-1, VEGFR-2, VEGFR-3, FGFR-1, FGFR-2, FGFR-3, FGFR-4, PDGFR-α, KIT, RET를 억제하며, 종양의 성장, 진행, 전이 및 혈관신생을 저해한다.

Lenvatinib은 방사성요오드불응성 갑상선암 환자를 대상으로 한 대단위 무작위 3상 임상시험(SELECT trial)에서 무진행생존기간을 연장시켰다.

Lenvatinib도 sorafenib과 마찬가지로 갑상선암 환자에게 사용할 경우 환자 대부분에서 이상반응이 발생하고, 이상반응 또한 심각도가 grade 3 이상으로 비교적 높은 경우가 많았다. 심각한 정도의 이상반응이 발생하면 약물 사용을 일시 중단하거나 용량 감량이 필요할 수 있으며, 이상반응의 심각도가 매우 높으면 lenvatinib을 다시 투여하는 것이 불가능하다.

흔히 발생하는 이상반응으로는 고혈압, 설사, 피로, 식욕 저하, 체중 감소, 단백뇨 등이 있으며, 드물게는 폐색전증(pulmonary embolism), 심근경색, 급성 신부전, 출혈, 누공(fistula) 등도 발생할 수 있다. 이상반응은 lenvatinib 투여 후 조기에 발생하는 경우가 많으므로 약물 투여 시작 후 조기에 세심한 관찰이 필요하며, 이상반응의 종류와 심각도에 따라 약물 사용의 조정이 필요하다.

NCCN(National Comprehensive Cancer Network) 권고안(version 3.2022)에서는 진행성 방사성요오드불응성 갑상선암의 전신치료에 키나아제 억제제 가운데 sorafenib보다 lenvatinib을 우선적으로 권고하고 있다.

표 15-2. SELECT 임상시험에서 관찰된 lenvatinib 관련 이상반응의 발생빈도와 심각도

Type of adverse events	Any grade	Grade≥3
Hypertension	67.8%	41.8%
Diarrhea	59.4%	8.0%
Fatigue or asthenia	59.0%	9.2%
Decreased appetite	50.2%	5.4%
Decreased weight	46.4%	9.6%
Nausea	41.0%	2.3%
Stomatitis	35.6%	4.2%
Palmar-plantar erythrodysesthesia syndrome	31.8%	3.4%
Proteinuria	31.0%	10.0%
Vomiting	28.4%	1.9%
Headache	27.6%	2.7%
Dysphonia	24.1%	1.1%
Arthralgia	18.0%	0%
Dysgeusia	16.9%	0%
Rash	16.1%	0.4%
Constipation	14.6%	0.4%
Myalgia	14.6%	1.5%
Dry mouth	13.8%	0.4%
Upper abdominal pain	13.0%	0%
Abdominal pain	11.5%	0.4%
Peripheral edema	11.1%	0.4%
Alopecia	11.1%	0%
Dyspepsia	10.0%	0%
Dyspepsia	10.0%	0.4%
Hypocalcemia	6.9%	2.7%
Pulmonary embolism	2.7%	2.7%

다. Cabozantinib

Cabozantinib은 RET, MET, VEGFR-2를 억제하는 키나아제 억제제로, 방사성요오드불응성 분화갑상선암을 대상으로 한 3상 임상시험(COSMIC-311 trial)에서 무진행생존기간 연장효과를 보였다.

NCCN(National Comprehensive Cancer Network) 권고안(version 3.2022)은 sorafenib과 lenvatinib 사용에도 진행하는 방사성요오드불응성 갑상선암의 전신치료에 cabozantinib 사용을 권고하고 있다.

Cabozantinib 사용 시 흔히 발생하는 이상반응으로는 설사, 손발 피부반응, 간기능이상, 위장장애, 식욕감퇴 등이 있다.

표 15-3. COSMIC-311 임상시험에서 관찰된 cabozantinib 관련 이상반응의 종류, 발생빈도와 심각도

Type of adverse events	n=125			
	Grade 1-2	Grade 3	Grade 4	Grade 5
Any event	37 (30%)	64 (51%)	7 (6%)	9 (7%)
Diarrhoea	55 (44%)	9 (7%)		
Palmar-plantar erythrodysaesthesia syndrome	44 (35%)	13 (10%)	0	0
Alanine aminotransferase increased	29 (23%)	1 (1%)	0	0
Aspartate aminotransferase increased	29 (23%)	0	0	0
Nausea	26 (21%)	4 (3%)	0	0
Decreased appetite	25 (20%)	4 (3%)	0	0
Hypertension	24 (19%)	10 (8%)	1 (1%)	0
Fatigue	24 (19%)	10 (8%)	0	0
Weight decreased	22 (18%)	1 (1%)	0	0
Hypocalcaemia	20 (16%)	6 (5%)	3 (2%)	0
Proteinuria	18 (14%)	1 (1%)	0	0
Vomiting	17 (14%)	1 (1%)	0	0
Asthenia	16 (13%)	3 (2%)	0	0
Dyspnoea	15 (12%)	4 (3%)	0	0
Mucosal inflammation	14 (11%)	3 (2%)	0	0
Hypomagnesaemia	14 (11%)	1 (1%)	0	0
Stomatitis	13 (10%)	3 (2%)	0	0
Constipation	13 (10%)	0	0	0
Dysphonia	13 (10%)	0	0	0
Dry mouth	11 (9%)	1 (1%)	0	0
Headache	10 (8%)	2 (2%)	0	0
Arthralgia	9 (7%)	2 (2%)	0	0

Type of adverse events	n=125			
	Grade 1-2	Grade 3	Grade 4	Grade 5
Abdominal pain	8 (6%)	2 (2%)	0	0
Blood alkaline phosphatase increased	9 (7%)	1 (1%)	0	0
Hypokalaemia	9 (7%)	1 (1%)	0	0
Anaemia	5 (4%)	2 (2%)	0	0
Pain in extremity	7 (6%)	1 (1%)	0	0
Back pain	6 (5%)	1 (1%)	0	0
Cough	6 (5%)	0	0	0
Neutrophil count decreased	5 (4%)	2 (2%)	0	0
Gamma-glutamyltransferase increased	4 (3%)	1 (1%)	1 (1%)	0
Leukopenia	5 (4%)	1 (1%)	0	0
Pain	5 (4%)	1 (1%)	0	0
Pulmonary embolism	2 (2%)	3 (2%)	0	1 (1%)
Amylase increased	4 (3%)	1 (1%)	0	0
Chest pain	3 (2%)	2 (2%)	0	0
Dysphagia	4 (3%)	1 (1%)	0	0
Hair colour changes	4 (3%)	1 (1%)	0	0
Neutropenia	4 (3%)	1 (1%)	0	0
Pleural effusion	1 (1%)	4 (3%)	0	0
Pneumonia	2 (2%)	1 (1%)	0	1 (1%)
Hyponatraemia	3 (2%)	1 (1%)	0	0
Insomnia	4 (3%)	0	0	0
Musculoskeletal pain	3 (2%)	1 (1%)	0	0
Neck pain	3 (2%)	1 (1%)	0	0
Pruritus	4 (3%)	0	0	0
Skin ulcer	2 (2%)	2 (2%)	0	0
White blood cell count decreased	3 (2%)	1 (1%)	0	0
Confusional state	2 (2%)	1 (1%)	0	0
vein thrombosis	2 (2%)	1 (1%)	0	0
Dehydration	1 (1%)	2 (2%)	0	0
Disease progression	0	1 (1%)	0	2 (2%)
Fall	3 (2%)	0	0	0
Electrolyte imbalance	1 (1%)	1 (1%)	0	0
Gastro-oesophageal reflux disease	1 (1%)	1 (1%)	0	0

Type of adverse events	n=125			
	Grade 1-2	Grade 3	Grade 4	Grade 5
General physical health deterioration	0	2 (2%)	0	0
Haemoptysis	1 (1%)	1 (1%)	0	0
Hypoalbuminaemia	1 (1%)	1 (1%)	0	0
Painful respiration	1 (1%)	1 (1%)	0	0
Blood magnesium decreased	1 (1%)	1 (1%)	0	0
Haematoma	0	1 (1%)	0	0
Hypercalcaemia	0	0	1 (1%)	0
Hypertensive crisis	0	1 (1%)	0	0
Intestinal obstruction	0	1 (1%)	0	0
Jaundice cholestatic	0	1 (1%)	0	0
Large-intestine perforation	0	0	1 (1%)	0
Laryngeal necrosis	0	1 (1%)	0	0
Lung disorder	0	1 (1%)	0	0
Oesophageal stenosis	0	1 (1%)	0	0
Osteonecrosis of jaw	0	1 (1%)	0	0
Pathological fracture	0	1 (1%)	0	0
Spinal cord compression	0	1 (1%)	0	0
Acute kidney injury	0	1 (1%)	0	0
Anal abscess	0	1 (1%)	0	0
Aptyalism	0	1 (1%)	0	0
Arterial haemorrhage	0	0	0	1 (1%)
Arthropod bite	0	1 (1%)	0	0
Atrial fibrillation	0	1 (1%)	0	0
Bone lesion	0	1 (1%)	0	0
Cancer pain	0	1 (1%)	0	0
Cardiac arrest	0	0	0	1 (1%)†
Cardio-respiratory arrest	0	0	0	1 (1%)
Cholangitis	0	1 (1%)	0	0
Cholangitis acute	0	1 (1%)	0	0
Cholelithiasis	0	1 (1%)	0	0
COVID-19	0	1 (1%)	0	0
Ejection fraction decreased	0	1 (1%)	0	0
Radicular pain	0	1 (1%)	0	0
Rectal abscess	0	1 (1%)	0	0

Type of adverse events	n=125			
	Grade 1-2	Grade 3	Grade 4	Grade 5
Renal impairment	0	1 (1%)	0	0
Spinal fracture	1 (1%)	0	0	0
Syncope	0	1 (1%)	0	0
Thyroid cancer	0	0	0	1 (1%)
Thyroid cancer metastatic	0	0	0	1 (1%)
Tumor pain	1 (1%)	0	0	0
Urine output decreased	0	1 (1%)	0	0
Wound dehiscence	0	1 (1%)	0	0
Wound infection	0	1 (1%)	0	0
Carotid artery stenosis	0	0	0	0
Hydrothorax	0	0	0	0
Lower respiratory tract infection	0	0	0	0
Pain in jaw	0	0	0	0
Renal failure	0	0	1 (1%)	0
Cerebrovascular accident	0	0	0	0

Patients are counted at the worst toxicity grade overall and at each preferred term. *Adverse events, regardless of causality, that were reported in at least 10% of patients or any event of grade 3 or worse. †Event associated with disease progression. Severity was graded according to National Cancer Institute Common Terminology Criteria for Adverse Events, version 5.0. (Lancet Oncol. 2021 Aug;22(8):1126-1138. 인용)

라. 그 외 표적치료제

앞에 기술된 키나아제 억제제 외에도 sunitinib, axitinib, vandetanib, pazopanib, apatinib 등이 있다. 선택적 BRAF^{V600E} 억제제로 vemurafenib과 dabrafenib이 있으며, 선택적 TRK(tropomyosin receptor kinase) 억제제인 larotrectinib과 entrectinib, 선택적 RET 억제제인 selpercatinib 및 pralsetinib 등이 있다. 현재도 치료효과가 더 높고 선택적 효과를 가진 새로운 키나아제 억제제가 개발되고 있다.

방사성요오드불응성 갑상선암 환자의 종양조직을 차세대염기서열분석(Next Generation Sequencing: NGS) 혹은 형광제자리부합법

(Fluorescence In Situ Hybridization: FISH)을 통해 유전자변이를 확인하여 이에 적합한 선택적 키나아제 억제제를 사용하면 부작용을 줄이면서도 치료효과를 얻을 수 있을 것으로 예측되고 있다.

2. 표적치료제 이상반응의 예방, 평가 및 관리

가. 이상반응 예방

이상반응 발생을 줄이거나 이상반응의 심각도를 줄이기 위해서는 키나아제 억제제를 투여할 환자를 잘 선택하는 것이 도움이 된다. 키나아제 억제제는 환자의 활동수행도(performance status)가 Eastern Cooperative Oncology Group(ECOG) 활동도 분류상 0~2로 양호하며 신기능 및 간기능에 이상이 없는 경우에 사용하는 것이 좋다. 또한 이상반응 가운데 고혈압 발생빈도가 높기 때문에 조절이 잘되지 않는 고혈압 환자에게는 키나아제 억제제를 사용하는 것에 주의가 필요하고, 키나아제 억제제 투여를 시작하기 전에 미리 혈압을 잘 조절하는 것이 필요하다. Lenvatinib의 경우 단백뇨가 비교적 흔히 나타나며 동양인에게서 발생빈도가 더욱 높다고 알려져 있으므로, 기존에 단백뇨가 있는 환자에게는 lenvatinib 사용에 세심한 주의가 필요하다. 키나아제 억제제 사용 전에 칼슘, 칼륨, 마그네슘 등 전해질의 교정이 필요하고, 교정이 어렵다면 키나아제 억제제 사용이 어려울 수 있다. 키나아제 억제제의 심각한 이상반응 중 하나가 심혈관계 질환이므로, 심혈관계 질환의 위험인자가 높은 경우에도 키나아제 억제제의 사용에 세심한 주의가 필요하다.

나. 이상반응 평가

키나아제 억제제 이상반응은 CTCAE(common terminology criteria for adverse events)를 이용하여 심각도를 평가할 수 있으며, grade 1부터 grade 5까지로 분류된다. grade 1은 경도의 이상반응으로 증상이 없거나 경한 증상을 동반하고 임상적으로 중재(intervention) 없이 경과관찰만으로도 충분한 경우를 의미한다. Grade 2는 중등도 이상반응으로 국소적이거나 비침습적인 중재가 필요하기는 하지만 나이에 합당한 일상 생활능력을 보이는 경우를 의미한다. Grade 3는 이상반응이 심하지만 생명에 지장을 주지 않는 정도로, 입원을 하거나 입원이 길어지거나 일상 생활능력에 제한을 받는 경우이다. Grade 4는 생명에 위협을 주는 이상반응으로 응급한 중재가 필요한 경우이다. Grade 5는 이상반응으로 인하여 사망하는 경우이다.

다. 이상반응 관리

진행성 방사성요오드불응성 갑상선암 환자에게 키나아제 억제제를 사용하기 시작하면 거의 모든 환자가 초기에 다양한 이상반응을 경험하게 된다. 진행성 방사성요오드불응성 갑상선암 환자의 무진행 생존기간(progession-free survival)을 늘리기 위해서는 키나아제 억제제 투여 기간을 장기간 유지하는 것이 환자 예후 향상에 중요하다. 키나아제 억제제 투여 기간을 최대한 길게 유지하기 위해서는 키나아제 억제제로 인한 이상반응을 적절하게 관리하여, 키나아제 억제제 투여를 중지해야 하는 상황이 발생하지 않도록 해야 한다.

키나아제 억제제 투여를 시작하기 전에 환자와 보호자에게 발생 가능한 이상반응의 종류와 이에 대한 예방 및 대처법에 대해서 미리

상세하게 설명해 줌으로써 이상반응의 발생 가능성을 줄일 수 있고, 이상반응이 발생할 경우 이를 조기에 발견하여 적절한 대처를 시행함으로써 이상반응의 심각도를 최대한으로 낮출 수 있다.

키나아제 억제제 이상반응이 발생하면 약물투여를 포함한 대증 요법을 통해 관리하고, 이상반응의 심각도에 따라 키나아제 억제제 투여를 일시 중지하거나 용량을 줄여 투여할 수 있다. 이상반응의 심각도가 높아 1차(first-line)로 투여한 키나아제 억제제를 투여할 수 없게 되면 2차(second-line) 키나아제 억제제로 교체하여 투여할 수 있다.

참고문헌

1. Bryan R Haugen, Erik K Alexander, Keith C Bible, Gerard M Doherty, Susan J Mandel, Yuri E Nikiforov, Furio Pacini, Gregory W Randolph, Anna M Sawka, Martin Schlumberger, Kathryn G Schuff, Steven I Sherman, Julie Ann Sosa, David L Steward. R Michael Tuttle. Leonard Wartofsky. 2015 American Thyroid Association Management Guidelines for Adult Patients with Thyroid Nodules and Differentiated Thyroid Cancer: The American Thyroid Association Guidelines Task Force on Thyroid Nodules and Differentiated Thyroid Cancer. Thyroid. 2016 Jan;26(1):1-133. doi: 10.1089/thy.2015.0020.
2. 이가희, 이은경, 강호철, 고윤우, 김선욱, 김인주, 나동규, 남기현, 박소연, 박진우, 배상균, 백승국, 백정환, 이병주, 정기욱, 정유석, 천기정, 김원배, 정재훈, 노영수. 2016년 대한갑상선학회 갑상선결절 및 암 진료 권고안 개정안. Int J Thyroidol. 2016; 9(2): 59-126.
3. Fabián Pitoia, Fernando Jerkovich. Selective use of sorafenib in the treatment of thyroid cancer. Drug Des Devel Ther. 2016 Mar 11;10:1119-31. doi: 10.2147/DDDT.S82972. eCollection 2016.
4. Martin Schlumberger 1, Makoto Tahara, Lori J Wirth, Bruce Robinson, Marcia S Brose, Rossella Elisei, Mouhammed Amir Habra, Kate Newbold, Manisha H Shah, Ana O Hoff, Andrew G Gianoukakis, Naomi Kiyota, Matthew H Taylor, Sung-Bae Kim, Monika K Krzyzanowska, Corina E Dutcus, Begoña de las Heras, Junming Zhu, Steven I Sherman. Lenvatinib versus placebo in radioiodine-refractory thyroid cancer. N Engl J Med. 2015 Feb 12;372(7):621-30. doi: 10.1056/NEJMoa1406470.
5. Marcia S Brose, Christopher M Nutting, Barbara Jarzab, Rossella Elisei, Salvatore Siena, Lars Bastholt, Christelle de la Fouchardiere, Furio Pacini, Ralf Paschke, Young Kee Shong, Steven I Sherman, Johannes W A Smit, John Chung, Christian Kappeler, Carol Peña, István Molnár, Martin J Schlumberger, DECISION investigators. Sorafenib in radioactive iodine-refractory, locally advanced or metastatic differentiated thyroid cancer: a randomised, double-blind, phase 3 trial. Lancet. 2014 Jul 26;384(9940):319-28. doi: 10.1016/S0140-6736(14)60421-9. Epub 2014 Apr 24.

6. Marcia S Brose, Bruce Robinson, Steven I Sherman, Jolanta Krajewska, Chia-Chi Lin, Fernanda Vaisman, Ana O Hoff, Erika Hitre, Daniel W Bowles, Jorge Hernando, Leonardo Faoro, Kamalika Banerjee, Jennifer W Oliver 11, Bhumsuk Keam 12, Jaume Capdevila 10. Cabozantinib for radioiodine-refractory differentiated thyroid cancer (COSMIC-311): a randomised, double-blind, placebo-controlled, phase 3 trial. Lancet Oncol. 2021 Aug;22(8):1126-1138. doi: 10.1016/S1470-2045(21)00332-6. Epub 2021 Jul 5.
7. Eun Sook Kim. Targeted Therapies in Thyroid Cancer. Endocrinol Metab. 25(2):94-97, June 2010 DOI: 10.3803/EnM.2010.25.2.94
8. Min Joo Kim. Young Joo Park. Adverse Events of Tyrosine Kinase Inhibitors in Patients with Advanced Thyroid Cancer. Int J Thyroidol. 2018 November 11(2): 61-70. https://doi.org/10.11106/ijt.2018.11.2.61.
9. M M Oken, R H Creech, D C Tormey, J Horton, T E Davis, E T McFadden, P P Carbone. Toxicity and response criteria of the Eastern Cooperative Oncology Group. Am J Clin Oncol. 1982 Dec;5(6):649-55.
10. Department of Health and Human Services. National Institutes of Health, National Cancer Institute. Common Terminology Criteria for Adverse Events (CTCAE). version 5.0. Nov-27. 2017. (https://ctep.cancer.gov/protocoldevelopment/electronic_applications/docs/ctcae_v5_quick_reference_8.5x11.pdf)

제 16 장

탈분화갑상선암의 재분화 요법

방사성요오드불응성 갑상선암은 분화갑상선암이 가지고 있었던 요오드 섭취능을 잃어버림으로 발생되므로, 요오드 섭취능을 다시 회복시킬 수 있으면 방사성요오드 치료에 다시 반응하게 된다. 현재 탈분화된 분화갑상선암이 요오드 섭취능을 다시 가지도록 하는 다양한 재분화요법(redifferentiation therapy)이 시도되고 있다. 레티노산(retinoic acid)을 비롯하여 히스톤 탈아세틸화 억제제(histone deacetylase(HDAC) inhibitor), PPARγ 작용제(gamma peroxisome proliferator-activated receptor γ agonist) 등이 탈분화갑상선암의 재분화를 위해 사용되었고, 이러한 약제를 이용한 갑상선암 재분화 시도 후 방사성요오드 치료를 시행하는 임상연구도 여러 연구자들에 의해 시도되었지만 치료효과가 크지 않아 현재 임상에서는 거의 이용되지 않고 있다.

암유전자변이에 의한 MAPK(mitogen-activated protein kinase) 신호전달경로 활성화가 분화갑상선암의 탈분화에 관련되는 것이 밝혀졌다. 또한 임상시험을 통해 활성화된 MAPK 신호전달경로 억제가 탈분화갑상선암의 재분화를 유도하고 요오드 섭취능을 회복시켜 방사성요오드 치료 효과도 높인다는 것이 보고되고 있다. 분화갑상선암의 탈분화에는 MAPK 신호전달경로 외에도 다양한 암유전자변이에 의한 PI3K/Akt를 포함한 여러 종류의 신호전달경로의 활성화, DNA 메틸화 및 히스톤 탈아세틸화와 같은 후성변이(epigenetic modification)를 포함한 다양한 분자생물학적 기전이 관련되어 있다. 또한 암유전자변이가 누적됨에 따라 분화갑상선암이 점차적으로 더욱 탈분화되므로, 탈분화에 기여하는 암유전자변이와 이와 관련된 신호전달경로를 표적으로 한 다양한 재분화 연구가 진행되고 있다.

탈분화갑상선암의 발생기전이 점진적으로 밝혀지고 있어, 개별 환자에 따른 특이 탈분화기전을 확인하고, 관련된 기전만을 특이적으로 조절하여 효과적인 재분화를 유도하는 맞춤 재분화요법 시대가 도래할 것으로 생각된다.

1. 재분화 요법의 기전

갑상선소포세포에서 유래하는 분화갑상선암의 발생과 진행에 관련된 암유전자변이 및 이와 관련된 분자생물학적 연구결과가 지속적으로 축적되고, 분화갑상선암이 요오드 섭취능을 소실하게 되는 탈분화와 관련된 암유전자변이 및 분자생물학적 기전도 지속적으로 규명되고 있다. 탈분화갑상선암의 재분화는 이론적으로 탈분화와 관련된 기전을 억제함으로써 달성 가능하다고 생각할 수 있으나, 탈분화에는 다양한 탈분화 기전이 중복적으로 작용할 수 있고, 아직 밝혀지지 않은 탈분화 기전도 존재할 가능성이 매우 높다. 이러한 이유로 탈분화갑상선암을 임상적으로 의미 있는 수준으로 재분화시키려면 추가적 전임상 및 임상 연구와 같은 많은 노력이 필요한 실정이다.

갑상선암의 재분화를 위해 레티노산(retinoic acid), HDAC 억제제, PPARγ 작용제가 수십 년 전부터 이용되어 왔으나 치료효과가 높지 않아 임상에 널리 사용되지 못하였다. 최근 들어 갑상선암의 탈분화와 관련된 분자생물학적 연구결과가 축적되고, 탈분화와 관련된 표적에 영향을 주는 표적치료제가 임상연구에 도입되어 희망적인 결과를 보여주고 있다.

2. 재분화 요법 종류

가. 레티노산

레티노산은 비타민 A의 활성화 대사산물로서, 핵수용체인 retinoic acid receptor(RAR) 및 retinoid X receptor(RXR)와 결합하여 표적유전자의 전사를 일으킨다. 레티노산은 세포의 분화, 증식에 영향을 미치며 일부 암종에서는 재분화와 암세포 증식을 억제하여 항암효과를 나타낸다. 레티노산은 갑상선암에서 나트륨요오드공동수송체(sodium iodide symporter: NIS)를 포함한 갑상선특이단백을 증가시키는 효과가 있다고 알려져, 방사성요오드불응성 갑상선암에서 방사성요오드 치료 재도입을 위해 많은 임상연구가 진행되었다.

방사성요오드불응성 갑상선암에서 레티노산 전처치 후 방사성요오드 치료를 시행한 후 적지 않은 환자에게서 종양병소에 방사성요오드 섭취가 증가되는 것이 확인되었고, 이 영상결과가 갑상선암의 재분화가 일어난 증거로 받아들여졌다. 뿐만 아니라 방사성요오드 치료 후 스캔에서 간에 방사능 섭취 증가가 관찰되는데, 이 역시 갑상선암세포에서 분비되는 갑상선호르몬 및 갑상선글로불린이 간에서 대사되어 나타나는 것으로서 갑상선암의 재분화에 의한 것으로 해석되었다. 하지만 방사성요오드 치료 후 스캔으로 레티노산의 갑상선암 재분화 효과가 일부 확인되더라도, 치료용량의 방사성요오드 투여에 의한 종양 사멸효과가 없거나 미미하여 임상적으로 큰 의미를 가지지 못하고 있다.

나. 히스톤 탈아세틸화효소 억제제

히스톤의 아세틸화(acetylation) 혹은 탈아세틸화(deacetylation)는 DNA와 히스톤이 결합하는 정도를 변화시켜 유전자 발현 정도를 조절하는 후성유전학적 조정(epigenetic modulation)이다. 후성유전학적 조정은 유전자 발현을 조절하는 주요기전의 하나로서 갑상선암을 비롯한 여러 암에서 암 발생과정에 관여하는 것으로 알려져 있다.

히스톤에는 리신(lysine)이 있는데, 리신은 보통 양성자가 붙은 아미노산 상태라서 음전하를 띠는 DNA와 강하게 결합하는 성질이 있다. 히스톤의 아세틸화는 히스톤의 리신기에 아세틸기가 도입되는 것이다. 이는 리신의 양성 상태를 중성화(neutralize)하며 히스톤 단백질과 DNA의 결합을 약하게 하여 DNA를 풀린 상태(open structure)로 만들어 준다. 풀린 상태의 DNA에는 이전에 비해 전사인자들의 접근이 쉬워지므로, 전사가 활성화되어 유전자 발현에 유리한 형태가 된다. 히스톤 탈아세틸화는 이와 반대되는 과정으로 리신에서 아세틸기를 떼어내어 히스톤이 DNA와 더욱 강력하게 결합하게 되어 해당 부위의 DNA에 전사인자의 접근이 어려워지고, 이로 인해 해당 부위에 존재하는 유전자의 전사가 감소하고 관련 단백의 발현이 줄어들게 된다.

히스톤의 탈아세틸화를 억제하는 HDAC 억제제는 히스톤의 리신으로부터 아세틸기가 제거되는 것을 억제하므로 히스톤과 DNA의 결합력이 낮은 상태를 유지하게 하여 유전자 발현을 증가시키는 역할을 한다. HDAC 억제제는 급성전골수구성백혈병세포의 분화를 유도하는 것이 밝혀져 급성전골수구성백혈병 치료에 이용되어 왔다. 이 HDAC 억제제가 갑상선암에서 하향 조절되어 있는 히스톤 아세틸화를 다시 높여 갑상선암의 재분화를 유도할 수 있을 것으로 기대되었고, HDAC 억제제가 갑상선암에서 NIS, 갑상선과산화효소(thyroid peroxidase) 등을 비롯한 갑상선특이단백 발현을 증가시키는 것으로 밝혀졌다.

전임상연구에서 밝혀진 HDAC 억제제의 갑상선암 재분화 작용기전을 바탕으로 임상연구가 시행되었고, HDAC 억제제 전처치 시 갑상선암의 방사성요오드 섭취가 일부 증가하는 결과가 나타났다. 하지만 임상적으로 유의미한 방사성요오드 치료효과 향상을 나타내지 못하여 현재 임상에서 HDAC 억제제가 갑상선암의 재분화 목적으로 이용되지 못하고 있다.

다. PPARγ 작용제

Peroxisome proliferator-activated receptor(PPAR)는 RXR과 이종이량체(heterodimer)를 이루어 작용하는 핵수용체의 일종으로, PPARα, PPARβ, PPARγ 세 가지 아형이 존재한다. 이 중 PPARγ는 당 대사에 관여하여 PPARγ 작용제가 당뇨병 치료제로 사용되고 있다. 하지만 PPARγ가 세포 주기 조절에도 작용하며, PPARγ 작용제가 세포 증식과 혈관 생성을 억제하여 종양 증식을 저해할 수 있고,

갑상선암의 재분화도 유도할 수 있다는 것이 밝혀졌다.

PPARγ 작용제는 레티노산과 유사한 기전으로 갑상선암의 재분화를 유도하는데, PPAR가 발현되는 갑상선암 세포주에서 NIS 발현을 증가시킨다. 이러한 PPARγ 작용제의 재분화 기전을 바탕으로 방사성요오드불응성 갑상선암의 재분화 후 방사성요오드 치료 임상연구가 진행되었다. 하지만 PPARγ 작용제는 일부 환자에게서 종양의 방사성요오드 섭취증가를 발생시키나 의미가 있는 방사성요오드 치료효과 상승을 보여주지 못하여 현재 임상에 이용되지 못하고 있다.

라. 키나아제 억제제

정밀의료(precision medicine)가 발전해 가면서 암세포의 분열, 성장, 전이에 관여하는 단백에 대한 표적치료가 다양한 악성종양 치료영역에서 점진적으로 발전하고 있으며, 갑상선암에서도 키나아제 억제제를 이용한 표적치료가 대두되고 있다. 또한 갑상선암의 발생과 진행에 관련된 유전자변이 및 신호전달경로 활성변화가 갑상선암의 탈분화 진행에도 유사한 역할을 한다는 연구결과가 밝혀져, 이를 표적하는 재분화 치료연구가 각광을 받고 있다.

갑상선암 발생기전과 관련이 깊은 것으로 알려진 대표적 신호전달경로는 MAPK 신호전달경로와 PI3K/Akt 신호전달경로이다. 갑상선암세포에서 MAPK 신호전달경로와 PI3K/Akt 신호전달경로가 지속적으로 활성화되면, 세포가 지속적으로 증식하게 된다.

분화갑상선암에서 흔히 발견되는 유전자변이 가운데 *BRAF* 변이는 MAPK 신호전달경로를 통해 갑상선암의 발생기전에 중요한 역할을 담당하며, 갑상선암의 진행에도 관련이 크다. *BRAF* 변이는 갑상선암의 갑상선외 침범(extrathyroidal extension), 림프절전이와 같은 불량한 예후와 관련된 조직병리학적 요인들과 연관되어 있으며, 갑상선암의 재발과도 양의 상관관계가 있다고 알려져 있다.

BRAF 변이는 갑상선암 세포 내에서 MAPK 신호전달경로를 활성화시켜, 갑상선특이단백의 발현을 저하시키고, 방사성요오드 섭취능을 낮춘다. 이는 분화갑상선암이 방사성요오드 치료에 저항성을 가지게 하여 환자의 예후를 불량하게 만든다. 실험을 통해 *BRAF* 변이가 갑상선특이단백 발현을 억제하는 것이 확인되었고, BRAF 단백을 억제하면 갑상선암의 분화도가 높아지는 것도 확인되었다.

이러한 배경에서 방사성요오드불응성 갑상선암에서 방사성요오드 섭취를 회복시킬 목적으로 MAPK 신호전달경로를 억제할 수 있는 MEK의 선택적 억제제인 selumetinib이 사용되었고, 방사성요오드불응성 갑상선암 환자를 대상으로 한 임상연구를 통해 selumetinib의 전처치가 방사성요오드 치료 효과를 증진시키는 것으로 알려져 있다. Ho 등은 방사성요오드불응성 갑상선암 환자 20명에게 selumetinib을 투여한 결과, 그 가운데 12명에게서 방사성요오드 섭취가 증가했다고 발표하였다. 또한 selumetinib에 의한 갑상선암의 재분화 후 방사성요오드 치료효과는 *NRAS* 변이 환자에서 더 높다고 발표하여, selumetinib의 재분화 효과가 갑상선암이 가진 유전자변이 종류에 따라 차이가 발생함을 보고하였다. 이는 환자가 가진 갑상선암의 유전자변이 및 분자생물학적 특징을 재분화치료 시행 전에 파악하는 것이 필요할 수 있음을 보여주었다.

BRAF의 선택적 억제제인 dabrafenib이나 vemurafenib이

BRAF 변이를 가진 방사성요오드불응성 갑상선암에서 방사성요오드 섭취를 회복시키며, 방사성요오드 치료 효과를 증진시키는 것으로 확인되었다. Rothenberg 등은 dabrafenib을, Dunn 등은 vemurafenib을 *BRAF* 변이를 가진 방사성요오드불응성 갑상선암 환자에서 투여하였고, 두 연구자 모두 일부의 환자에게서 갑상선암의 방사성요오드 섭취가 증가됨을 발표하였다.

방사성요오드불응성 갑상선암에서 MEK의 선택적 억제제(trametinib)와 BRAF의 선택적 억제제(dabrafenib)를 병용으로 사용한 임상연구에서도 방사성요오드 섭취가 회복되고, 방사성요오드 치료 효과가 증진될 수 있음이 나타났다. 하지만 이러한 병용요법을 시행할 때, *BRAF* 변이가 없는 갑상선암 환자에게 BRAF 억제제 사용이 꼭 필요한가에 대한 의문이 제기되고 있다.

NTRK의 선택적 억제제도 *NTRK* 변이를 가진 방사성요오드불응성 갑상선암에서 방사성요오드 섭취를 회복시키는 것으로 확인되었다. Groussin 등은 larotrectinib을 *NTRK* 변이를 가진 방사성요오드불응성 갑상선암 환자에서 투여하여, 병소의 방사성요오드 섭취가 증가됨을 발표하였다. 하지만 대상환자 모두에게서 종양의 방사성요오드 섭취능이 증가한 것은 아니었고, 치료용량의 방사성요오드를 투여한 것도 아니므로 추적연구가 필요함을 기술하였다.

Lee 등은 *RET* 변이 방사성요오드불응성 갑상선암을 가진 소아에서 RET 특이억제제인 selpercatinib을 처리하면 방사성요오드 섭취가 증가됨을 보여 주었다. Groussin 등은 *RET* 변이 방사성요오드불응성 갑상선암을 가진 성인에서도 selpercatinib을 처리하면 방사성요오드 섭취가 증가됨을 보여주었다. 그들은 *RET* 변이 방사성요오드불응성 갑상선암을 RET 특이억제제로 재분화 후 치료용량의 방사성요오드 투여가 치료 효과가 있을 수 있을 것이며, 이러한 재분화 후 방사성요오드 치료법은 RET 특이억제제의 저항성 발생 문제도 최소화할 수 있을 것으로 예측하였다.

방사성요오드불응성 갑상선암의 포도당 대사가 높으면 방사성요오드 섭취가 낮은 역상관성이 잘 밝혀져 있는데, F-18 FDG 섭취가 높은 종양은 재분화요법에 반응이 낮다고 보고되어 있다. 따라서 재분화 요법 시 갑상선암의 포도당 대사를 미리 평가하는 것이 도움이 될 수 있다.

Chan 등은 *RET* 변이 방사성요오드불응성 갑상선암에 대해 RET 특이억제제인 pralsetinib을 처리하면, 종양의 방사성요오드 섭취가 증가하고 FDG의 섭취가 감소함을 보여 주였다. 이는 RET 특이억제제의 갑상선암의 재분화 효과와 요오드와 포도당 섭취의 플립플롭현상(flip-flop phenomenon)이 있음을 함께 보여주었다.

분자생물학적 연구기법과 검사장비 기술이 발전함에 따라 차세대 염기서열분석(next generation sequencing: NGS) 이용이 점차로 용이해져 갑상선암의 유전자변이 평가가 점진적으로 많아지고 있다.

3. 재분화 요법의 향후 전망

방사성요오드불응성 갑상선암을 효과적으로 치료하는 방법이 아직 개발되지 않은 상태에서 이를 약물을 이용하여 재분화시킨 후 방사성요오드 치료를 다시 시도하고자 하는 전략이 여러 연구자들에 의해 시도되고 있다. 일부 기관에서는 키나아제 억제제를 사용하여 방사성요오드 치료 효과를 증진시키려는 시도를 하고 있다. 하지만, 분화갑상선암의 탈분화에 다양한 기전이 작동하고 있어, 한 가지 방법으로 대다수의 탈분화갑상선암을 재분화시키는 것은 효과가 높지 않다. 아쉽게도 현재까지 일상적으로 시도되는 탈분화 갑상선암의 재분화 방법은 없는 상태이다. 이를 해결하기 위해 탈분화 갑상선암의 재분화 기전과 이를 효율적으로 달성하기 위한 전임상 및 임상연구가 현재 활발히 진행되고 있는데, 이에 대한 자료가 부록에 자세히 기술되어 있다.

분화갑상선암의 종양미세환경(tumor microenvironment)도 갑상선암의 탈분화에 영향을 준다고 알려져 있다. 갑상선암 종괴에는 암세포뿐만 아니라 대식세포, 섬유아세포를 포함한 다양한 세포와 세포외 기질이 포함되어 있다. 암관련섬유모세포(cancer-associated fibroblast: CAF)는 활성화된 섬유모세포로, 종양의 미세환경에 중요한 구성세포로서 종양세포에 상호작용하여 종양의 성장, 진행 및 전이에 영향을 주며, 신생혈관이 만들어지는 데도 역할을 한다. 또한 CAF는 갑상선암의 탈분화에도 관련되어 있다고 알려져 있다. 종양의 미세환경 조정을 통한 탈분화갑상선암의 재분화도 새로운 영역으로 부상하고 있다.

환자에 따라 분화갑상선암의 탈분화와 관련된 기전에 차이가 있으므로, 개별 환자마다 최적의 재분화 방법을 찾아내어, 이와 관계된 기전을 특이적으로 억제하는 것이 재분화의 효과를 높이고 약제에 의한 부작용을 최소화할 수 있는 방법이다.

키나아제 억제제를 이용한 재분화에 이은 방사성요오드 치료 전략을 수립할 때는 다음과 같은 점을 고려해야 한다. 첫째, 적절한 대상을 선택하였는가? 둘째, 적절한 키나아제 억제제를 선정하였는가?

셋째, 방사성요오드 투여 시기와 관련하여 언제부터 키나아제 억제제를 투여할 것인가? 넷째, 방사성요오드 치료 후 언제까지 키나아제 억제제를 투여할 것인가? 다섯째, 방사성요오드 치료 전처치를 어떻게 준비할 것인가?

방사성요오드불응성 갑상선암 환자를 대상으로 재분화요법 후 방사성요오드 치료를 시행하는 임상연구는 적합한 대상을 선정하는 데 어려움이 있다. 그 이유로는 임상연구에서는 객관적 치료효과 평가를 위해 크기 측정이 가능한 표적 병소(target lesion)를 이용하게 되는데, 크기 측정이 가능한 큰 병소는 방사성요오드 치료효과가 높지 않기 때문이다. 또한 방사성요오드 치료효과가 좋을 것으로 예측되는 작은 크기의 분화갑성성암을 가진 환자는 다른 악성종양을 가진 환자에 비해 장기생존율이 높아 비교적 오랫동안 경과관찰을 시행하여야 재분화요법에 이은 방사성요오드 치료의 생존율에 미치는 효과를 확인할 수 있기 때문이다.

전 세계적으로 적지 않은 연구자들이 재분화요법에 이은 방사성요오드 치료 개발에 노력하고 있다. 미래에는 방사성요오드불응성 갑상선암 환자마다 최적의 재분화 전략을 개별화하여 설계한 맞춤 재분화 및 방사성요오드 치료가 주된 치료 전략이 될 것으로 예상되고 있다.

참고문헌

1. Bryan R Haugen, Erik K Alexander, Keith C Bible, Gerard M Doherty, Susan J Mandel, Yuri E Nikiforov, Furio Pacini, Gregory W Randolph, Anna M Sawka, Martin Schlumberger, Kathryn G Schuff, Steven I Sherman, Julie Ann Sosa, David L Steward. R Michael Tuttle. Leonard Wartofsky. 2015 American Thyroid Association Management Guidelines for Adult Patients with Thyroid Nodules and Differentiated Thyroid Cancer: The American Thyroid Association Guidelines Task Force on Thyroid Nodules and Differentiated Thyroid Cancer. Thyroid. 2016 Jan;26(1):1-133. doi:

10.1089/thy.2015.0020.
2. 이가희, 이은경, 강호철, 고윤우, 김선욱, 김인주, 나동규, 남기현, 박소연, 박진우, 배상균, 백승국, 백정환, 이병주, 정기욱, 정유석, 천기정, 김원배, 정재훈, 노영수. 2016년 대한갑상선학회 갑상선결절 및 암 진료 권고안 개정안. Int J Thyroidol. 2016; 9(2): 59-126.
3. Shishuai Wen, Ning Qu, Ben Ma, Xiao Wang, Yi Luo, Weibo Xu, Hongyi Jiang, Yan Zhang, Yu Wang, Qinghai Ji. Cancer-Associated Fibroblasts Positively Correlate with Dedifferentiation and Aggressiveness of Thyroid Cancer. Onco Targets Ther. 2021 Feb 22;14:1205-1217. doi: 10.2147/OTT.S294725. eCollection 2021.
4. Ji Min Oh, Byeong-Cheol Ahn. Molecular mechanisms of radioactive iodine refractoriness in differentiated thyroid cancer: Impaired sodium iodide symporter (NIS) expression owing to altered signaling pathway activity and intracellular localization of NIS. Theranostics. 2021 Apr 15;11(13):6251-6277. doi: 10.7150/thno.57689. eCollection 2021.
5. So Won Oh, Jin Chul Paeng, June-Key Chung. New Strategies for Combined Radioiodine Therapy in Refractory Thyroid Cancer. Clin Exp Thyroidol. 2015 May 8(1): 26-35 http://dx.doi.org/10.11106/cet.2015.8.1.26
6. Chae Moon Hong, Byeong-Cheol Ahn. Redifferentiation of Radioiodine Refractory Differentiated Thyroid Cancer for Reapplication of I-131 Therapy. Front Endocrinol (Lausanne). 2017 Oct 12;8:260. doi: 10.3389/fendo.2017.00260. eCollection 2017
8. Altucci L, Gronemeyer H. The promise of retinoids to fight against cancer. Nat Rev Cancer 2001;1(3):181-93.
9. Schmutzler C, Schmitt TL, Glaser F, Loos U, Kohrle J. The promoter of the human sodium/iodide-symporter gene responds to retinoic acid. Mol Cell Endocrinol 2002;189(1-2):145-55.
10. Jeong H, Kim YR, Kim KN, Choe JG, Chung JK, Kim MK. Effect of all-trans retinoic acid on sodium/iodide symporter expression, radioiodine uptake and gene expression profiles in a human anaplastic thyroid carcinoma cell line. Nucl Med Biol. 2006;33(7):875-82.
11. Hoffmann S, Rockenstein A, Ramaswamy A, Celik I, Wunꠧderlich A, Lingelbach S, et al. Retinoic acid inhibits angioꠧgenesis and tumor growth of thyroid cancer cells. Mol Cell Endocrinol. 2007;264(1-2):74-81.
12. Simon D, Kohrle J, Schmutzler C, Mainz K, Reiners C, Roher HD. Redifferentiation therapy of differentiated thyroid carcinoma with retinoic acid: basics and first clinical results. Exp Clin Endocrinol Diabetes 1996;104 Suppl 4:13-5.
13. Simon D, Koehrle J, Reiners C, Boerner AR, Schmutzler C, Mainz K, et al. Redifferentiation therapy with retinoids: therapeutic option for advanced follicular and papillary thyroid carcinoma. World J Surg 1998;22(6):569-74.
14. Grunwald F, Menzel C, Bender H, Palmedo H, Otte R, Fimmers R, et al. Redifferentiation therapy-induced radioiodine uptake in thyroid cancer. J Nucl Med 1998;39(11):1903-6.
15. Simon D, Korber C, Krausch M, Segering J, Groth P, Gorges R, et al. Clinical impact of retinoids in redifferentiation therapy of advanced thyroid cancer: final results of a pilot study. Eur J Nucl Med Mol Imaging 2002;29(6):775-82.
16. Chung JK, Lee YJ, Jeong JM, Lee DS, Lee MC, Cho BY, et al. Clinical significance of hepatic visualization on iodine-131 whole-body scan in patients with thyroid carcinoma. J Nucl Med 1997;38(8):1191-5.
17. Short SC, Suovuori A, Cook G, Vivian G, Harmer C. A phase II study using retinoids

as redifferentiation agents to increase iodine uptake in metastatic thyroid cancer. Clin Oncol (R Coll Radiol) 2004;16(8):569-74.
18. Courbon F, Zerdoud S, Bastie D, Archambaud F, Hoff M, Eche N, et al. Defective efficacy of retinoic acid treatment in patients with metastatic thyroid carcinoma. Thyroid 2006;16(10): 1025-31.
19. Handkiewicz-Junak D, Roskosz J, Hasse-Lazar K, SzpakㅌUlczok S, Puch Z, Kukulska A, et al. 13-cis-retinoic acid re-differentiation therapy and recombinant human thyrotropinㅌaided radioiodine treatment of non-Functional metastatic thyroid cancer: a single-center, 53-patient phase 2 study. Thyroid Res 2009;2(1):8.
20. Gruning T, Tiepolt C, Zophel K, Bredow J, Kropp J, Franke WG. Retinoic acid for redifferentiation of thyroid cancer--does it hold its promise? Eur J Endocrinol 2003;148(4):395-402.
21. Kim WG, Kim EY, Kim TY, Ryu JS, Hong SJ, Kim WB, et al. Redifferentiation therapy with 13-cis retinoic acids in radioiodine-resistant thyroid cancer. Endocr J 2009;56(1):105-12.
22. Fernandez CA, Puig-Domingo M, Lomena F, Estorch M, Camacho Marti V, Bittini AL, et al. Effectiveness of retinoic acid treatment for redifferentiation of thyroid cancer in relation to recovery of radioiodine uptake. J Endocrinol Invest 2009; 32(3):228-33.
23. Oh SW, Moon SH, Park do J, Cho BY, Jung KC, Lee DS, et al. Combined therapy with 131I and retinoic acid in Korean patients with radioiodine-refractory papillary thyroid cancer. Eur J Nucl Med Mol Imaging 2011;38(10):1798-805.
24. Xing M. Molecular pathogenesis and mechanisms of thyroid cancer. Nat Rev Cancer 2013;13(3):184-99.
25. Kitazono M, Robey R, Zhan Z, Sarlis NJ, Skarulis MC, Aikou T, et al. Low concentrations of the histone deacetylase inhibitor, depsipeptide (FR901228), increase expression of the Na(+)/I(-) symporter and iodine accumulation in poorly differentiated thyroid carcinoma cells. J Clin Endocrinol Metab 2001;86(7): 3430-5.
26. Furuya F, Shimura H, Suzuki H, Taki K, Ohta K, Haraguchi K, et al. Histone deacetylase inhibitors restore radioiodide uptake and retention in poorly differentiated and anaplastic thyroid cancer cells by expression of the sodium/iodide symporter thyroperoxidase and thyroglobulin. Endocrinology 2004;145(6):2865-75.
28. Zarnegar R, Brunaud L, Kanauchi H, Wong M, Fung M, Ginzinger D, et al. Increasing the effectiveness of radioactive iodine therapy in the treatment of thyroid cancer using Trichoㅌstatin A, a histone deacetylase inhibitor. Surgery 2002;132(6): 984-90; discussion 990.
29. Fortunati N, Catalano MG, Arena K, Brignardello E, Piovesan A, Boccuzzi G. Valproic acid induces the expression of the Na+/I- symporter and iodine uptake in poorly differㅌentiated thyroid cancer cells. J Clin Endocrinol Metab 2004; 89(2):1006-9.
30. Puppin C, D'Aurizio F, D'Elia AV, Cesaratto L, Tell G, Russo D, et al. Effects of histone acetylation on sodium iodide symporter promoter and expression of thyroid-specific transcripㅌtion factors. Endocrinology 2005;146(9):3967-74.
31. Kelly WK, O'Connor OA, Krug LM, Chiao JH, Heaney M, Curley T, et al. Phase I study of an oral histone deacetylase inhibitor, suberoylanilide hydroxamic acid, in patients with advanced cancer. J Clin Oncol 2005;23(17):3923-31.
32. Woyach JA, Kloos RT, Ringel MD, Arbogast D, Collamore M, Zwiebel JA, et al. Lack of therapeutic effect of the histone deacetylase inhibitor vorinostat in patients with metastatic radioiodine-refractory thyroid carcinoma. J Clin Endocrinol Metab

2009;94(1):164-70.
33. Hou P, Bojdani E, Xing M. Induction of thyroid gene expression and radioiodine uptake in thyroid cancer cells by targeting major signaling pathways. J Clin Endocrinol Metab 2010;95(2):820-8.
34. Kroll TG, Sarraf P, Pecciarini L, Chen CJ, Mueller E, Spiegelman BM, et al. PAX8-PPARgamma1 fusion oncogene in human thyroid carcinoma [corrected]. Science 2000;289(5483): 1357-60.
35. Karger S, Berger K, Eszlinger M, Tannapfel A, Dralle H, Paschke R, et al. Evaluation of peroxisome proliferator-activated receptor-gamma expression in benign and malignant thyroid pathologies. Thyroid 2005;15(9):997-1003.
36. Park JW, Zarnegar R, Kanauchi H, Wong MG, Hyun WC, Ginzinger DG, et al. Troglitazone, the peroxisome proliferator-activated receptor-gamma agonist, induces antiproliferation and redifferentiation in human thyroid cancer cell lines. Thyroid 2005;15(3):222-31.
37. Philips JC, Petite C, Willi JP, Buchegger F, Meier CA. Effect of peroxisome proliferator-activated receptor gamma agonist, rosiglitazone, on dedifferentiated thyroid cancers. Nucl Med Commun 2004;25(12):1183-6.
38. Kebebew E, Peng M, Reiff E, Treseler P, Woeber KA, Clark OH, et al. A phase II trial of rosiglitazone in patients with thyroglobulin-positive and radioiodine-negative differentiated thyroid cancer. Surgery 2006;140(6):960-6; discussion 996-7.
39. Kebebew E, Lindsay S, Clark OH, Woeber KA, Hawkins R, Greenspan FS. Results of rosiglitazone therapy in patients with thyroglobulin-positive and radioiodine-negative advanced differentiated thyroid cancer. Thyroid 2009;19(9):953-6.
40. Tepmongkol S, Keelawat S, Honsawek S, Ruangvejvorachai P. Rosiglitazone effect on radioiodine uptake in thyroid carcinoma patients with high thyroglobulin but negative total body scan: a correlation with the expression of peroxisome proliferator-activated receptor-gamma. Thyroid 2008;18(7):697- 704.
41. Liu Z, Hou P, Ji M, Guan H, Studeman K, Jensen K, et al. Highly prevalent genetic alterations in receptor tyrosine kinases and phosphatidylinositol 3-kinase/akt and mitogen-activated protein kinase pathways in anaplastic and follicular thyroid cancers. J Clin Endocrinol Metab 2008;93(8):3106-16.
42. Xing M, Westra WH, Tufano RP, Cohen Y, Rosenbaum E, Rhoden KJ, et al. BRAF mutation predicts a poorer clinical prognosis for papillary thyroid cancer. J Clin Endocrinol Metab 2005;90(12):6373-9.
43. Liu D, Hu S, Hou P, Jiang D, Condouris S, Xing M. Suppression of BRAF/MEK/MAP kinase pathway restores expression of iodide-metabolizing genes in thyroid cells expressing the V600E BRAF mutant. Clin Cancer Res 2007;13(4):1341-9.
44. Gupta-Abramson V, Troxel AB, Nellore A, Puttaswamy K, Redlinger M, Ransone K, et al. Phase II trial of sorafenib in advanced thyroid cancer. J Clin Oncol 2008;26(29):4714-9.
45. Kloos RT, Ringel MD, Knopp MV, Hall NC, King M, Stevens R, et al. Phase II trial of sorafenib in metastatic thyroid cancer. J Clin Oncol 2009;27(10):1675-84.
46. Ahmed M, Barbachano Y, Riddell AM, Whittaker S, Newbold K, Harrington K, et al. An open labelled phase 2 study evaluating the safety and efficacy of sorafenib in metastatic advanced thyroid cancer [abstract]. Ann Oncol 2008;19Suppl 8:218.
47. Hoftijzer H, Heemstra KA, Morreau H, Stokkel MP, Corssmit EP, Gelderblom H, et al. Beneficial effects of sorafenib on tumor progression, but not on radioiodine uptake in

patients with differentiated thyroid carcinoma. Eur J Endocrinol 2009;161(6):923-31.
48. Cohen EE, Rosen LS, Vokes EE, Kies MS, Forastiere AA, Worden FP, et al. Axitinib is an active treatment for all histologic subtypes of advanced thyroid cancer: results from a phase II study. J Clin Oncol 2008;26(29):4708-13.
49. Sherman SI, Wirth LJ, Droz JP, Hofmann M, Bastholt L, Martins RG, et al. Motesanib diphosphate in progressive differentiated thyroid cancer. N Engl J Med 2008;359(1):31-42.
50. Maria E Cabanillas, Naifa L Busaidy, Steven I Sherman. Redifferentiation Therapy-Returning to Our Roots in a Post-Kinase Inhibitor World. Clin Cancer Res. 2022 Oct 3;28(19):4164-4166. doi: 10.1158/1078-0432.CCR-22-1710.
51. Lionel Groussin, Hélène Theodon, Laura Bessiene1, Leopoldine Bricaire, Fidéline Bonnet-Serrano, Béatrix Cochand-Priollet, Karen Leroy, Simon Garinet, Eric Pasmant, Jérémie Zerbit, Romain Seban, François Goldwasser, Jérôme Clerc, Anne Segolene Cottereau, Olivier Huillard. Redifferentiating Effect of Larotrectinib in NTRK-Rearranged Advanced Radioactive-Iodine Refractory Thyroid Cancer. Thyroid. 2022 May;32(5):594-598. doi: 10.1089/thy.2021.0524. Epub 2022 Mar 17.
52. Lionel Groussin, Laura Bessiene, Jennifer Arrondeau, Simon Garinet, Béatrix Cochand-Priollet, Audrey Lupo, Jérémie Zerbit, Jérôme Clerc, Olivier Huillard. Letter to the Editor: Selpercatinib-Enhanced Radioiodine Uptake in RET-Rearranged Thyroid Cancer. Thyroid. 2021 Oct;31(10):1603-1604. doi: 10.1089/thy.2021.0144. Epub 2021 Sep 17.
54. Hung-Pin Chan, I-Feng Chen, Fu-Ren Tsai, Chun-Hao Kao, Daniel Hueng-Yuan Shen. Reversing "Flip-Flop" Phenomenon of I-131 and Glucose Avidity in RET-Fusion Positive Radioiodine-Refractory Thyroid Cancer Lesions After Treatment of Pralsetinib. *Clin Nucl Med.* 2022 Nov 11. doi: 10.1097/RLU.0000000000004475.

제 17 장

NIS 유전자를 이용한 종양 유전자치료

유전자치료는 비정상유전자를 정상유전자로 대체시켜 유전적 결함을 치료하는 개념으로 시작되었으나, 현재는 치료용 유전자를 환자에게 도입하여 유전자 결함을 교정하거나 비정상적인 유전자 발현을 억제함으로써 질병을 치료하는 것으로 정의할 수 있다. 실제로 유전자 치료는 결함이 있는 유전질환 치료보다 악성종양 치료에 더 광범위하게 연구·이용되고 있다.

악성종양에 대한 유전자치료는 면역유전자, 자살유전자, 종양유전자 억제 등의 방법으로 시도된다. 갑상선특이 나트륨요오드공동수송체(sodium iodide symporter: NIS) 유전자는 방사성요오드 치료를 추가하여 자살유전자 역할로 이용할 수 있다.

갑상선소포세포, 위점막세포, 침샘세포 등에는 다른 조직과 달리 NIS 단백이 특이하게 발현되는데, NIS 단백은 세포 내에 요오드를 축적시키는 역할을 한다. 분화갑상선암은 내인적 NIS 발현이 있어 방사성요오드를 이용하여 사멸시킬 수 있으므로 수술로 제거할 수 없는 잔존 및 전이병소를 방사성요오드를 투여로 제거할 수 있다. 요오드 섭취능이 없는 종양도 NIS 유전자를 이입시키면 종양이 요오드축적능을 가지게 되고, 요오드축적능이 높은 암세포는 베타선이 방출되는 I-131, Re-186 혹은 Re-188 투여로 사멸시킬 수 있으며, I-123, I-124, Tc-99m pertechnetate와 같은 진단용 방사성핵종으로 NIS 유전자가 치료하고자 하는 종양세포에 잘 이입되었는지도 영상으로 확인할 수 있다.

NIS 유전자는 방사성핵종 기반 치료용 유전자(radionuclide-based therapeutic gene)인 동시에 방사성핵종 기반 리포터유전자(radionuclide-based imaging reporter gene)로서의 기능도 수행할 수 있는 방사성핵종 기반 진단·치료 유전자(radionuclide-based theranostic gene)이다. NIS가 발현되지 않는 암세포라도 NIS 유전자를 생명공학기술로 이입하면, NIS에 의해 수송되는 다양한 방사성핵종을 이용하여 NIS 유전자가 이입된 세포를 영상화하거나 사멸시킬 수 있다.

1. 방사성핵종 기반 유전자이입을 통한 종양 유전자치료

NIS 유전자 발현만으로 세포독성이 나타나지 않으므로 NIS 유전자이입으로 종양세포 사멸을 유발하기 위해서는 두 가지 단계가 필요하다.

첫 번째 단계는 종양세포에 NIS 유전자를 이입시켜 NIS 단백을 종양세포에 발현시키는 과정이다. 두 번째 단계는 치료용 방사성핵종을 투여하여 NIS 유전자 이입으로 NIS 단백이 발현된 종양세포의 사멸을 유도하는 과정이다. 치료용 방사성핵종으로는 일반적으로 세포사멸 효과가 있는 베타선 방출 혹은 알파선 방출 방사성핵종이 사용된다. 치료용 방사성핵종 투여 전에 종양세포에서 NIS 유전자 발현으로 치료용 방사성핵종을 종양세포 내로 축적할 NIS 단백이 충분히 발현되었는지를 영상용 방사성핵종을 이용하여 미리 확인이 가능하다. 영상용 방사성핵종으로는 조직 투과성이 좋은 감마선을 방출하는 방사성핵종을 사용한다. 일반적으로 NIS 유전자가 이입되어 NIS 단백이 발현된 종양세포를 영상용 방사성핵종으로 NIS 단백의 기능이 작동함을 확인한 후 치료용 방사성핵종을 투여함으로써 치료효과의 발생을 사전에 담보할 수 있다. 따라서 치료용 방사성핵종 투여 전에, 진단용 방사성핵종으로 얻은 영상을 이용하여 개별화된 치료용 방사성핵종 이용 맞춤치료계획을 수립하여 최적의 치료효과를 얻을 수 있게 된다. 예를 들어 악성종양세포에 NIS 유전자를 이입하고, I-123, I-124 혹은 Tc-99m pertechnetate와 같은 진단용 방사성핵종으로 핵의학분자영상을 얻어 종양의 NIS 유전자 발현여부와 발현정도를 평가한 후 부작용을 최소화하면서 적절한 종양사멸효과를 얻을 수 있는 최적의 I-131, Re-186 혹은 Re-188 용량을 결정하여 투여한다.

NIS 유전자 이입을 통한 악성종양치료 시 최고의 효과를 얻기 위해서는 몇 가지 요소가 추가적으로 필요하다. 첫 번째 요소는 유전자 발현을 조절하는 촉진자(promoter)와 NIS 유전자의 조합, 두 번째 요소는 촉진자와 결합된 NIS 유전자를 종양세포로 이입하는 전달체(delivery vehicle), 세 번째 요소는 유전자이입으로 발현된 NIS 단백과 상호작용할 영상용 및 치료용 방사성핵종의 조합이다.

치료용 유전자로 악성종양을 사멸시키려면 치료용 유전자가 악성종양세포에서 발현이 되어야 한다. 치료용 유전자를 종양에 전달하기 위해서 치료용 유전자를 종양 내로 직접주사(direct injection)하는 방법이 있다. 종양 내 직접주사는 단순하고 손쉬운 방법이지만, 임상에 적용 불가능한 경우가 많다. 주사로 접근이 어렵거나 불가능한 부위에 발생한 종양에는 직접주사가 불가능하고, 종양이 영상으로 보이지 않거나 보이더라도 매우 작으면 직접주사를 시행할 수 없다. 또한, 종양병소의 숫자가 매우 많은 경우는 실제적으로 모든 병소에 직접주사하는 것이 불가능하다.

악성종양의 원발병소와 다발성 전이병소 모두에 치료용 유전자를 한꺼번에 전달하는 최적의 경로는 혈행을 통하는 것이라 할 수 있다. 혈행을 통한 치료용 유전자 전달법의 문제점은 세포독성을 가진 치료용 유전자가 악성종양이 아닌 정상조직에도 동시에 전달될 수 있고, 그 결과 정상조직에서도 치료용 유전자 발현에 의한 세포독성이 발생될 수 있다는 것이다. 정상조직에서의 부작용은 종양을 사멸시킬 정도의 고강도 유전자치료의 시행을 어렵게 하고 정상조직 부작용이 심각하면 사망까지 초래할 수 있어, 해당 유전자치료를 악성종양치료에 적용할 수 없게 된다.

혈행을 통한 치료용 유전자 전달은 전신의 다양한 곳에 존재하는 다발성병소 모두에 치료용 유전자를 전달하는 데 유용한 방법이지만, 정상조직과 악성종양 모두에 치료용 유전자가 전달되어 종양유전자치료에 한계점으로 작용하게 된다. 이 약점을 극복하기 위해 치료용 유전자가 악성종양에만 전달되거나, 정상조직 및 악성종양에 모두 전달되어도 악성종양에서만 특이하게 발현하도록 하여 정상조직에 미치는 독성을 없애거나 줄이고자 하는 노력이 지속적으로 시도되고 있다. 그 예로 선택적 이입(selective transduction or transductional targeting)과 선택적 전사(selective trasnscription or transcriptional targeting)가 있다.

2. 치료용 유전자의 선택적 이입

치료용 유전자를 표적세포에 전달하는 것은 유전자치료의 첫 번째 단계로서 성공적인 유전자치료 목표달성을 위한 시작점이다. 치료용 유전자 발현이 이루어지기 위해서는 핵 내로 치료용 유전자가 도달하여야 하나, 치료용 유전자의 크기와 전하로 인해 전달체(vehicle) 도움 없이 유전자 자체가 표적세포의 핵 내로 이동하기는 어렵다. 유전자를 세포 내로 전달하는 전달체를 벡터(vector)라고 부르며, 바이러스성 벡터와 비바이러스성 벡터로 나눌 수 있다.

바이러스성 벡터는 바이러스의 유전자 가운데 질병을 유발하는 유전자를 제거하여 자가복제를 불가능하게 만든 후 치료용 유전자를 전달하는 전달체로 이용하는데, 대체적으로 비바이러스성 벡터에 비해 안전성은 낮으나 유전자 전달효율이 높다. 주로 이용되는 바이러스로는 아데노바이러스(adenovirus), 레트로바이러스(retrovirus), 백시니아 바이러스(vaccinia virus), 폭스바이러스(poxvirus), 아데노연관바이러스(adeno-associated virus), 단순헤르페스바이러스(herpes simplex virus), 렌티바이러스(lentivirus) 등이 있다. 바이러스성 벡터는 3개의 구성요소를 가진다. 첫 번째는 전달하고자 하는 치료용 유전자를 내부에 싣고 표적세포로 가서 유전자를 전달하는 바이러스 껍질이고, 두 번째는 표적세포에서 발현시키고자 하는 치료용 유전자이며, 세 번째는 유전자 발현을 조절하는 촉진자 등을 포함하는 조절카세트이다.

바이러스성 벡터를 이용하여 치료용 유전자를 표적세포에 전달하고자 할 때, 바이러스 종류에 따라 특정 조직이나 세포에 대한 자연적 친화도(natural tropism)로 인해 치료용 유전자의 표적세포에 대한 전달효율이 낮아져 효과가 감소하고, 친화도가 높은 세포와 조직으로 치료용 유전자가 많이 전달되어 정상조직에 손상을 발생시킬 수 있다. 그 예로 아데노바이러스는 세포 표면에 발현되는 coxsackievirus and adenovirus receptor(CAR)와 결합하여 세포에 부착한 후 유전자물질을 세포 내로 전달한다. 아데노바이러스 벡터로 치료용 유전자를 전달하면 CAR이 많이 발현되는 간세포에 치료용 유전자가 다량 전달되어, 간조직에서 치료용 유전자가 많이 발현하게 된다. 아데노바이러스를 이용하여 악성종양 유전자 치료 시, 간조직 독성이 제한점이 되고 종양치료 효율은 감소하게 된다.

악성종양을 포함한 특정 표적조직 혹은 표적세포로의 치료용 유전자 전달효율을 높이기 위해 전달체인 아데노바이러스 표면에 존재하는 단백의 아미노산을 변경할 수 있다. 악성종양에는 신생혈관이 많이 생기는 것이 일반적인데, 이 종양신생혈관에는 αvβ3 integrin이 많이 발현된다. 아데노바이러스가 세포에 결합하는 표면단백의 아미노산 서열을 RGD로 바꾸면, 아데노바이러스가 종양신생혈관이 만들어진 부위로 치료용 유전자를 더욱 효율적으로 전달하게 된다. 바이러스성 벡터의 구조를 변형시키지 않고 바이러스성 벡터와 표적세포를 상호연결해줄 수 있는 펩타이드나 항체를 사용하여 표적세포 내로 유전자전달효율을 증가시키는 방법도 있다.

바이러스성 벡터를 이용하여 치료용 유전자를 표적세포에 전달하고자 계획할 때, 바이러스에 대한 환자의 면역상태를 고려해야 한다. 적지 않은 환자가 유전자치료 전에 이미 아데노바이러스에 대하여 면역성을 가지고 있어, 아데노바이러스 혹은 아데노연관바이러스를 치료용 유전자의 전달체로 이용하는 것이 불가능하거나, 이용하여도 치료용 유전자의 전달효율이 매우 낮아지게 된다. 면역반응을 일으키는 바이러스 표면의 단백을 변형시키거나, 혈액 내 항체를 일시적으로 제거하여 기존 면역에 의한 유전자치료 방해의 문제점을 일부 해결할 수 있다. 유전자치료에서 바이러스성 벡터를 반복적으로 사용하고자 할 때는 첫 번째 유전자치료 시 면역억제를 시행하여 바이러스성 벡터에 대한 면역 형성을 낮출 필요가 있다. 이러한 면역억제를 시행하면 동일한 바이러스성 벡터를 이용한 두 번째 유전자치료가 가능하게 된다.

정상세포에 대한 자연적 친화도, 기존 면역 등의 단점 외에도 바이러스성 벡터는 유전자변이를 일으킬 수 있고, 대량생산에 어려움이 있다. 바이러스의 생물학적 기전과 작용에 대한 지식이 축적되어 감에 따라 바이러스성 벡터의 성능은 점차적으로 개선되고 있다. 바이러스가 자연적으로 가진 유전자 전달 기능으로 인해 치료용 유전자 전달에 바이러스성 벡터가 먼저 사용되었으나, 앞서 기술한 바이러스성 벡터가 가진 다양한 제한점으로 인해 비바이러스성 벡터를 이용한 치료용 유전자 전달방법의 개발이 시작되었다.

비바이러스성 벡터로는 양성지질, 폴리머, 펩타이드, 나노입자 등이 이용되며, 벡터를 복합적으로 이용하면 각각의 벡터가 가진 장점을 함께 나타나게 할 수 있다. 이러한 비바이러스성 벡터는 면역성, 독성과 유전자변이를 일으킬 가능성이 낮고 저비용으로 쉽게 대량을 제작할 수 있다는 장점이 있다. 하지만 대체적으로 비바이러스성 벡터는 바이러스성 벡터에 비해 치료용 유전자의 전달효율이 낮고 발현기간이 짧다는 단점이 있다.

비바이러스성 벡터의 낮은 면역성은 유전자치료의 임상전환 시 매우 큰 강점이 되는데, 이러한 낮은 면역성으로 동일한 비바이러스성 벡터로 치료용 유전자를 반복적으로 전달하는 것이 가능하게 된다. 비바이러스성 벡터의 치료용 유전자 전달효율을 높이기 위해 비바이러스성 벡터와 표적세포를 연결해줄 수 있는 펩타이드나 항체 등을 함께 사용할 수 있다.

바이러스성 벡터나 비바이러스성 벡터를 이용하지 않고, 치료용 유전자를 세포로 바로 전달하기 위해 다양한 물리적 방법이 시도되고 있다. 고압정맥주사(hydrodynamic injection), 유전자총(gene gun), 자기천공법(magnetoporation), 초음파천공법(sonoporation), 전기천공법(electroporation), 광천공법(optoporation) 등을 세포로의 유전자 전달에 적용할 수 있다. 하지만 이러한 물리적 방법은 대체로 유전자 전달효율이 높지 않다는 단점과 주위 세포에 영향을 줄 수 있다는 문제점이 있다. 반면 물리적 방법의 장점은 단순하여 쉽게 적용할 수 있고, 바이러스성 벡터 혹은 비바이러스성 벡터의 이용과는 달리 면역성이나 독성을 일으키는 물질을 전혀 사용하지 않아도 된다는 장점이 있다. 또한 벡터를 이용한 치료용 유전자 전달 시 물리적 전달법을 함께 사용하면 유전자 전달효율을 높일 수 있다.

표 17-1. 유전자 전달의 물리적 방법

Physical techniques	Principle	Materials	Advantages	Disadvantages
Electroporation	Perforating cell membrane by electric field	Electrodes; Pulse generator	Simplicity; Lower cost; No need for vector	Invasiveness; Short-term pain; Tissue damage
Magnetoporation	Perforating cell membrane by magnetic field	Magnetic field; Magnetic transfection reagents	Noninvasive; Transfection reagents increase the efficiency	Lower efficiency with naked DNA; Transfection reagents aggregation

Physical techniques	Principle	Materials	Advantages	Disadvantages
Sonoporation	Perforating cell membrane by ultrasound	Ultrasound probe; Ultrasound contrast agents	Noninvasive; Ultrasound contrast agents increase the efficiency	Lower precision; Lower Reproducibility; Tissue damage
Optoporation	Perforating cell membrane by laser pulse	Laser microscope system; Nanoparticles	Less dependent on cell type; Single-cell poration	Tissue damage; Low irradiation area; Low penetration capacity

(Advanced physical techniques for gene delivery based on membrane perforation. Drug Deliv. 2018 Nov;25(1):1516-1525. 인용)

3. 치료용 유전자의 선택적 전사 및 발현

종양에 유전자치료를 적용할 때 종양세포에만 선택적으로 치료용 유전자를 이입하여 종양세포에서만 치료효과를 발휘하는 단백이 발현되게 함으로써, 정상조직에 부작용이 발생하지 않게 하는 것이 최적이다. 이를 위해 종양에만 치료용 유전자를 전달하기 위한 기술이 연구되고 있지만, 현재의 기술수준으로는 종양세포뿐만 아니라 정상세포에도 치료용 유전자가 이입되어, 대부분에서 정상세포에도 치료용 유전자가 발현된다. 치료용 유전자 발현에 의한 정상세포의 독성을 없애거나 줄이기 위하여, 치료용 유전자의 선택적 전사(selective transcription, transcriptional targeting) 전략을 이용할 수 있다.

전사(transcription)는 DNA를 주형(templete)으로 하여 상보적인 RNA 염기서열을 만드는 유전자 발현의 첫 과정으로, 촉진자(promoter)나 증강인자(enhancer)에 의해 그 정도가 조절된다. 세포특이성을 가진 촉진자와 증강인자를 이용하면 치료용 유전자를 특정세포에서만 발현시킬 수 있는데, 이를 이용한 선택적 유전자 발현으로 표적세포만을 치료할 수 있다. 선택적 전사 전략도 선택적 이입과 동일하게, 표적세포가 아닌 정상세포 및 조직에서 치료유전자 발현에 의한 부작용 발생을 방지 혹은 억제하기 위해 이용된다.

종양에서만 특이적으로 전사 및 발현을 발생시키는 종양특이촉진자(tumor specific promoter)로는 범종양성촉진자(cancer-specific promoter), 종양별특이촉진자(cancer-type specific promoter) 및 종양미세환경성촉진자(tumor microenvironment related promoter) 등이 있다. 범종양성촉진자로는 hTR(human telomerase RNA), hTERT(human telomerase reverse transcriptase) 및 survivin 촉진자 등이 있으며, 종양별특이촉진자로는 CEA(carcinoembryonic antigen), PSA(prostate specific antigen) 및 AFP(α-fetoprotein) 촉진자, TTF-1(thyroid transcription factor 1) 촉진자, GPC3(glypican-3 protein) 촉진자, MUC1(Mucin 1) 촉진자 등이 있고, 종양미세환경성촉진자로는 VCAM(vascular cell adhesion molecule) 및 hexokinase 촉진자 등이 있다.

치료용 유전자 발현 조절에 종양특이촉진자를 이용하면 정상세포 내의 치료용 유전자 발현이 거의 없어지거나 매우 낮아져서 정상세포의 독성을 줄일 수 있다. 하지만 종양특이촉진자는 대체로 전사활성도가 높지 않아, 종양특이촉진자로 치료용 유전자를 발현시키면, 종양세포 내의 치료용 유전자의 발현정도가 높지 않아 종양치료효과가 제한적인 경우가 적지 않다. 종양세포에서 특이적으로 발현되면서도 발현이 높은 촉진자 및 증강인자에 대한 지속적인 연구가 종양에 대한 유전자치료술의 효과를 더 높여 줄 것이다.

표 17-2. 악성종양별 유전자 치료에 이용되는 종양특이촉진자와 치료용 유전자의 종류

Cancer type	Promoter	Type of gene used	Specificity	Advantages	Disadvantages
Hepatocellular carcinoma	AFP	sensitivity NIS; Suicide gene HSV1-tk; shRNA against Beclin1	High activity in liver cancer	Tumor specificity	Weak promoter
	EA4D (enhanced AFP)	Apoptotic protein tBid	High activity in liver cancer	Stronger than wild type AFP promoter and the same tumor specificity	Useless in other types of tumors
	a2bm (variant AFP)	Oncolytic adenovirus E1A	High activity in liver cancer	Stronger than wild type AFP promoter and the same tumor specificity	Useless in other types of tumors
	hTERT	Cytotoxic gene ADI	High activity in a wide variety of tumor cells	Widely used for other tumors	Tumor non-specificity, basal expression in normal cells
	GPC3	CD	High activity in liver cancer	Tumor specificity, stronger than AFP	Useless in other types of tumors
Breast Cancer	ErbB2	Suicide gene HSV1-tk	High activity in breast and prostate cancer	Tumor specificity	Useful in a limited number of tumors
	MUC1	Suicide gene HSV1-tk	High activity in breast cancer, pancreatic cancer and cholangiocarcinoma	Higher activity in tumor cells	Basal expression in some normal cells
	LALBA	Adenoviral genes E1A and E1B	High activity in breast cancer	Tumor specificity	Useless in other types of tumors
Lung cancer	hTERT	Pro-apoptotic protein MP-VSV	High activity in a wide variety of tumor cells	Widely used for other tumors	Tumor non-specificity, basal expression in normal cells
	TTF-1	Tumor suppressor miR-7	High activity in lung cancer	Tumor specificity	Useless in other types of tumors
	hSLPI	Combinations: suicide gene HSV1-tk and IL-12 gene; miRNA targeting EGFR and CASP3	High activity in lung, breast and ovary cancer	Tumor specificity	Useful in a limited number of tumors
	CEA	Suicide gene E and drug PTX	High activity in lung, gastrointestinal, colorectal and breast cancers	Tumor specificity	Useful in a limited number of tumors

Cancer type	Promoter	Type of gene used	Specificity	Advantages	Disadvantages
Colorectal cancer	CEA	Suicide gene E	High activity in colorectal, gastrointestinal, lung and breast cancers	Tumor specificity	Useful in a limited number of tumors
	COX-2	Tumor suppressor 15-PGDH	High activity in colorectal cancer	Tumor specificity	Useless in other types of tumors
	A33	Adenoviral gene E1A	High activity in colorectal, intestinal-type gastric and pancreas cancer	Higher activity in tumor cells	Tumor non-specificity, basal expression in normal cells
	hTERT	Adenoviral gene E1A; combination of suicide gene HSV1-tk and IL-18 gene	High activity in colorectal, intestinal-type gastric and pancreas cancer	Widely used for other tumors	Tumor non-specificity, basal expression in normal cells
	uPAR	Suicide gene HSV1-tk	High activity in a wide variety of tumor cells	Widely used for other tumors	Specificity in the invasive edge of a tumor
	FGF18	Suicide gene HSV1-tk	High activity in a wide variety of tumor cells	Widely used for other tumors	Tumor non-specificity, basal expression in normal cells
	KDR	Combination of suicide genes HSV1-tk and CD	High activity in a wide variety of tumor cells	Widely used for other tumors	Tumor non-specificity, basal expression in normal cells
Pancreatic Cancer	CCKAR	Pro-apoptotic gene BikDD	Oncolytic adenovirus Telomelysin	Tumor specificity	Useless in other types of tumors
	MUC1	DTA toxin	High activity in pancreatic cancer, breast cancer and cholangiocarcinoma	Higher activity in tumor cells	Basal expression in some normal cells
	hTERT	Oncolytic adenovirus Telomelysin	High activity in a wide variety of tumor cells	Widely used for other tumors	Tumor non-specificity, basal expression in normal cells
	SHIP1	RNAi to PDX-1	High activity in pancreatic adenocarcinoma that overexpresses PDX-1	Stronger than wild type insulin promoters	Tumor non-specificity, basal expression in normal cells
Prostate cancer	GRP78	Suicide gene HSV1-tk	High activity in prostate, gastric, breast, pancreatic, lung and colon cancers	Tumor specificity	Useful in a limited number of tumors

Cancer type	Promoter	Type of gene used	Specificity	Advantages	Disadvantages
	hON-522E	Suicide gene HSV1-tk	High activity in prostate cancer and in a wide variety of other tumor cells	Higher activity in tumor cells	Tumor non-specificity, basal expression in normal cells
	PSA	Suicide gene thymidine kinase; apoptotic protein Apoptin	High activity in prostate cancer	Higher activity in tumor cells	Tumor non-specificity, reported expression in normal cells
	PSMA	Apoptotic protein Apoptin	High activity in prostate cancer	Higher activity in tumor cells	Tumor non-specificity, reported expression in normal cells

Strategies for Targeting Gene Therapy in Cancer Cells With Tumor-Specific Promoters. Front Oncol. 2020 Dec 14;10:605380. doi: 10.3389/fonc.2020.605380. eCollection 2020. 인용.

4. 치료용 유전자의 발현증폭

치료용 유전자 발현으로 악성종양을 치료하기 위해서는 치료효과를 발생시킬 수 있을 정도의 치료용 단백이 악성종양세포 내에서 발현되어야 한다. 종양특이촉진자를 이용하여 치료용 유전자를 발현시킬 경우 치료용 유전자의 발현이 충분하지 않아, 해당 단백발현을 강화시키기 위해 해당 촉진자에 염기서열을 추가하거나 제거하는 방법으로 유전자 발현을 높일 수 있다. 유전자조작을 통한 촉진자 발현강화를 시행한 경우, 종양특이촉진자의 종양특이발현능이 감소하거나 소실될 수 있어 종양특이발현능이 잘 유지되는지에 대한 확인이 필요하다.

전사활성도가 약한 종양특이촉진자 자체의 유전자변형 없이 치료용 유전자 전사능력을 증폭시킬 수 있는 방법으로, GAL4-VP16과 VP16-LexA 등을 이용한 이중전사증폭(two step transcriptional amplification) 전략이 있다. 예를 들어 GAL4-VP16 이중전사증폭을 이용하는 경우, 전사활성도가 약한 종양특이촉진자가 GAL4-VP16 단백을 발현하게 하고, 발현된 소량의 GAL4-VP16 단백이 GAL4 DNA 결합도메인(GAL4 DNA binding domains: GAL4 DBD)에 결합하여 강력하게 치료용 유전자 전사를 발생시킨다. 이는 결국 치료용 유전자가 종양세포에서만 특이적으로 강하게 발현되게 함으로써, 정상조직에 대한 부작용을 최소화하면서 목표로 한 종양세포 사멸효과를 강하게 해준다.

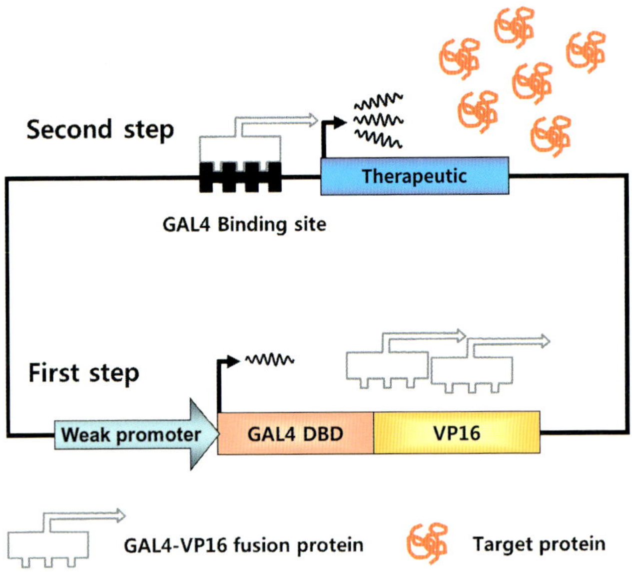

그림 17-1. 치료용 유전자의 발현증폭. GAL4-VP16을 이용한 이중전사증폭(two step transcriptional amplification). 종양특이촉진자가 약하게 GAL4-VP16 단백을 발현하게 하고, 소량의 GAL4-VP16 단백이 강력하게 치료용 유전자를 발현시킨다. (Requisites for successful theranostics with radionuclide-based reporter gene imaging. J Drug Target. 2014 May;22(4):295-303. doi: 10.3109/1061186X.2013.878940. 인용)

5. 진단·치료유전자를 이용한 유전자치료

NIS와 같은 진단·치료유전자(theranostic gene)는 분자영상술과 세포치료술이 모두 가능한 유전자이므로 유전자치료 전략개발 및 최적화에 매우 유용하다. 분자영상술은 살아있는 개체에서 실시간이면서 비침습적으로 유전자 발현을 시각적으로 보여주어 종양에 대한 유전자치료술 연구개발에 매우 도움이 된다. 특히 NIS 유전자의 발현을 영상화하는 데는 현재 임상에서 널리 사용되는 방사성요오드나 Tc-99m pertechnetate가 이용될 수 있어 임상전환에 매우 유리하다.

분화갑상선암의 진단과 치료에서 기본 원리로 이용되는 NIS 단백의 기능이 방사성핵종 기반 NIS 유전자치료술의 개발배경이 되었다. 치료에 이용할 수 있는 NIS 단백의 발현을 임상에서 시행되고 있는 다양한 핵의학 영상기법으로 쉽게 확인할 수 있는 체계라는 장점은 개별화된 맞춤 유전자치료시대에 크게 기여할 것으로 예측된다. 분화갑상선암의 치료경험에서 축적된 임상경험이 NIS 유전자치료술을 발전시키고, 분화갑상선암을 넘어선 다양한 악성종양의 유전자치료기술의 발전에 큰 도움이 되고 있다. ZFNs(zinc-finger nucleases), TALENs(transcription activator-like effector nucleases), CRISPR(clustered regularly interspaced short palindromic repeat)/Cas9(Cas9 nucleases) 등과 같은 유전자 조작기술의 급격한 발전과 함께 유전자 치료기술의 임상 도입시기가 점점 빨라지고 있다.

참고문헌

1. SWADESH K. DAS, MITCHELL E. MENEZES, SHILPA BHATIA, XIANG-YANG WANG, LUNI EMDAD, DEVANAND SARKAR, PAUL B. FISHER. Gene Therapies for Cancer: Strategies, Challenges and Successes. J Cell Physiol. 2015 Feb; 230(2): 259–271. doi: 10.1002/jcp.24791
2. Byeong-Cheol Ahn. Requisites for successful theranostics with radionuclide-based reporter gene imaging. J Drug Target. 2014 May;22(4):295-303. doi: 10.3109/1061186X.2013.878940. Epub 2014 Jan 13.
3. Reena Goswami, Gayatri Subramanian, Liliya Silayeva, Isabelle Newkirk, Deborah Doctor, Karan Chawla, Saurabh Chattopadhyay, Dhyan Chandra, Nageswararao Chilukuri, Venkaiah Betapudi. Gene Therapy Leaves a Vicious Cycle. Front Oncol. 2019 Apr 24;9:297. doi: 10.3389/fonc.2019.00297. eCollection 2019.
4. Byeong-Cheol Ahn. Contribution of Radionuclide Theranostics for Managing Intractable Malignancies. Nucl Med Mol Imaging. 2018 Jun;52(3):168-169. doi: 10.1007/s13139-018-0526-9. Epub 2018 May 24.
5. Byeong-Cheol Ahn. Personalized Medicine Based on Theranostic Radioiodine Molecular Imaging for Differentiated Thyroid Cancer. Biomed Res Int. 2016;2016:1680464. doi: 10.1155/2016/1680464. Epub 2016 Apr 28.
6. Byeong-Cheol Ahn. Sodium iodide symporter for nuclear molecular imaging and gene therapy: from bedside to bench and back. Theranostics. 2012;2(4):392-402. doi: 10.7150/thno.3722. Epub 2012 Apr 11.
7. Jote T Bulcha, Yi Wang, Hong Ma, Phillip W L Tai, Guangping Gao. Viral vector platforms within the gene therapy landscape. Signal Transduct Target Ther. 2021 Feb 8;6(1):53. doi: 10.1038/s41392-021-00487-6.
8. Karen Bulaklak, Charles A Gersbach. The once and future gene therapy. Nat Commun. 2020 Nov 16;11(1):5820. doi: 10.1038/s41467-020-19505-2.
9. Hui Zu, Danchen Gao. Non-viral Vectors in Gene Therapy: Recent Development, Challenges, and Prospects. AAPS J. 2021 Jun 2;23(4):78. doi: 10.1208/s12248-021-00608-7.
10. Xiaofan Du, Jing Wang, Quan Zhou, Luwei Zhang, Sijia Wang, Zhenxi Zhang, Cuiping Yao. Advanced physical techniques for gene delivery based on membrane perforation. Drug Deliv. 2018 Nov;25(1):1516-1525. doi: 10.1080/10717544.2018.1480674.
11. Mariela Montaño-Samaniego, Diana M Bravo-Estupiñan, Oscar Méndez-Guerrero, Ernesto Alarcón-Hernández, Miguel Ibáñez-Hernández. Strategies for Targeting Gene Therapy in Cancer Cells With Tumor-Specific Promoters. Front Oncol. 2020 Dec 14;10:605380. doi: 10.3389/fonc.2020.605380. eCollection 2020.
12. B-C Ahn, J A Ronald, Y I Kim, R Katzenberg, A Singh, R Paulmurugan, S Ray, L V Hofmann, S S Gambhir. Potent, tumor-specific gene expression in an orthotopic hepatoma rat model using a Survivin-targeted, amplifiable adenoviral vector. Gene Ther. 2011 Jun;18(6):606-12. doi: 10.1038/gt.2011.5. Epub 2011 Feb 10.
13. Ray S, Paulmurugan R, Patel MR, Ahn BC, Wu L, Carey M, Gambhir SS. Noninvasive imaging of therapeutic gene expression using a bidirectional transcriptional amplification strategy. Mol Ther. 2008 Nov;16(11):1848-56. doi: 10.1038/mt.2008.180. Epub 2008 Sep 2.
14. Montaño-Samaniego M, Bravo-Estupiñan DM, Méndez-Guerrero O, Alarcón-Hernández E, Ibáñez-Hernández M. Strategies for Targeting Gene Therapy in Cancer Cells With Tumor-Specific Promoters. Front Oncol. 2020 Dec 14;10:605380. doi: 10.3389/fonc.2020.605380. eCollection 2020.

부록 1 분화갑상선암 치료의 실례

증례 1

· **성별 및 나이** | 여자 21세

· **병원 방문목적** | 전경부 종괴 발견.

· **이학적 소견** | 갑상선비대증. 양쪽경부림프절 촉진.

· **초음파 영상** | 미만성 갑상선 비대가 관찰되나, 갑상선결절은 관찰되지 않음. 양쪽 경부 림프절전이 소견 관찰됨.

· **초음파유도하 세침흡인 세포진 검사** | 갑상선유두암 소견.

· **수술 전 영상검사 소견**

Chest X-ray 특이소견 없음.

Neck/Chest CT 갑상선비대 및 경부 림프절전이 소견 관찰됨. 폐전이 소견 없음.

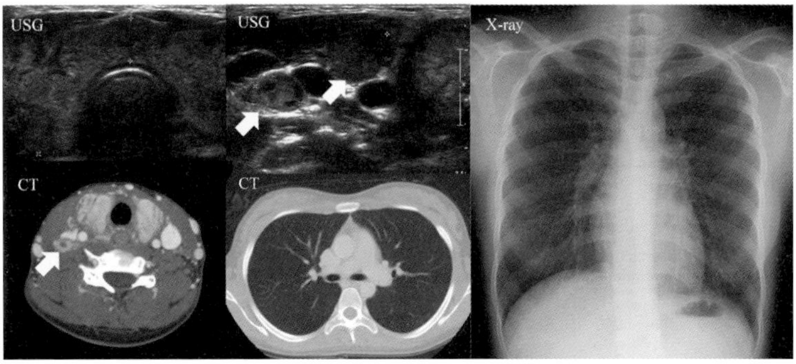

· **수술 전 진단검사 소견**

serum thyroglobulin 388ng/mL (TSH: 0.02mIU/L)

· **수술 소견(2008년 12월)**

gross extrathyroidal extension(+), muscle invasion(+), lateral neck LN enlargement(+).

· **수술 후 병리 소견**

papillary carcinoma, diffuse sclerosing variant, extrathyroidal extension(+) muscle invasion(+), 19 LNs metastases(+) among 42 resected LNs (bilateral internal jugular LNs involvements).

· **수술 후 진단검사 소견**

TSH stimulated serum thyroglobulin 3217ng/mL (TSH: 84.6mIU/L)

· **방사성요오드 치료술**

고위험군으로 I-131 180mCi를 경구 투여함(2009년 3월).

· **방사성요오드 치료 후 평면전신스캔**

양쪽 폐에 미만성섭취 및 우측경부에 국소적 섭취가 발견됨.
우측경부림프절 및 미만성 폐전이로 진단됨.

· **치료 및 경과**

7차례 방사성요오드 치료를 시행하였음(2009년 3월~2018년 1월).

누적용량 1.38Ci

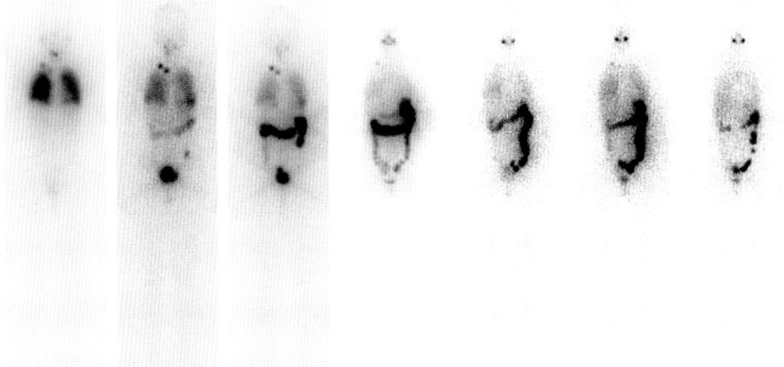

1차 치료 2차 치료 3차 치료 4차 치료 5차 치료 6차 치료 7차 치료

증례 1 **최종 경과 소견**

TSH suppressed serum thyroglobulin(2021년 10월)

25ng/mL (TSH: 0.02mIU/L)

Chest CT(2021년 10월)

numerous tiny metastastic nodules

구조적불완전반응(structural incomplete response) 상태이나, 폐전이병소의 크기가 10년 이상 유의미하게 커지지 않고 있으며, thyroglobulin 값도 안정적인 상태로 유지되고 있음.

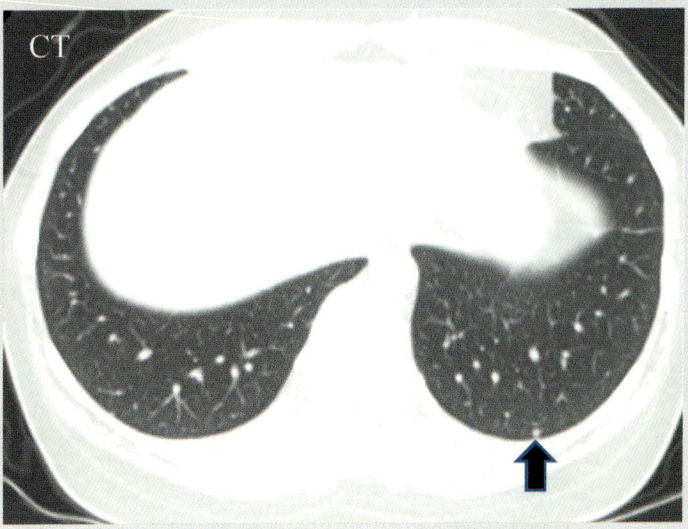

증례 2

· **성별 및 나이** | 여자 26세

· **병원 방문목적** | 전경부 종괴 발견.

· **이학적 소견** | 경부 정중앙에 4cm 결절. 왼쪽 경부에 림프절 비대.

· **초음파 영상** | 다발성 갑상선결절 및 왼쪽 경부 림프절전이 소견 관찰됨.

· **초음파유도하 세침흡인 세포진 검사** | 갑상선유두암 소견.

· **수술 전 영상검사 소견**

Chest X-ray 폐전이 병소가 관찰됨.

Neck/Chest CT 갑상선결절, 경부 림프절전이 소견. 다발성 폐전이 소견.

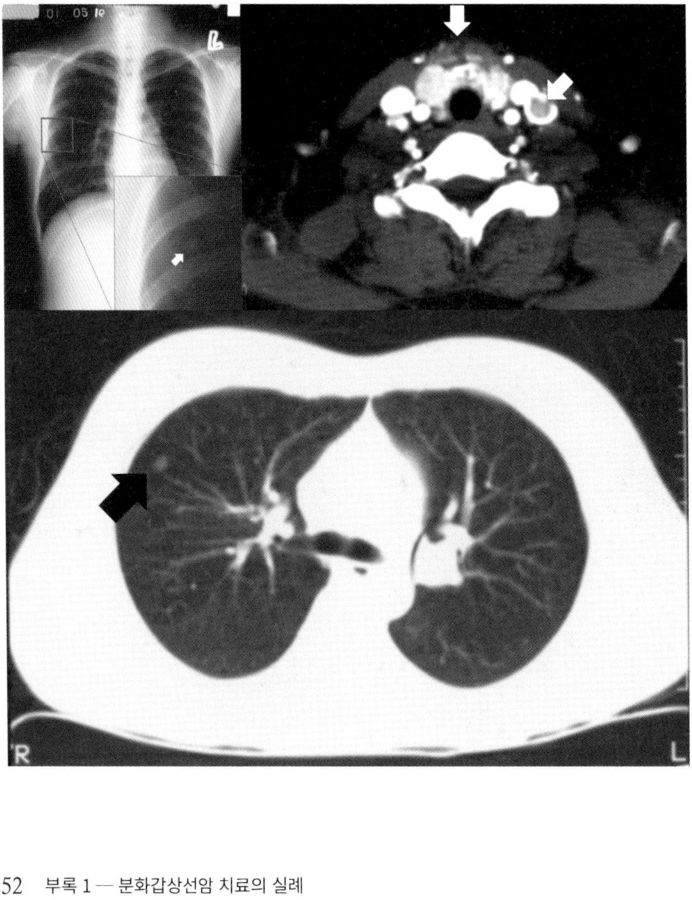

· **수술 소견(2001년 5월)**

gross extrathyroidal extension(+), muscle invasion(+), thyroid cartilage invasion (+), left lateral neck LN enlargement(+).

· **수술 후 병리 소견**

papillary carcinoma, extrathyroidal extension(+) muscle invasion(+), thyroid cartilage invasion(+), 14 LNs metastases(+) among 37 resected LNs(left internal jugular LNs involvements).

· **수술 후 진단검사 소견**

TSH stimulated serum thyroglobulin 65.6ng/mL(TSH: 12.1 mIU/L)

· **방사성요오드 치료술**

고위험군으로 I-131 150mCi를 경구 투여함(2001년 6월).

· **방사성요오드 치료 후 평면스캔**

양쪽 폐에 다발성 국소적 섭취, 우측 경부 림프절에 국소적 섭취가 발견됨.
우측 경부림프절 전이 및 다발성 폐전이로 진단됨.

· **치료 및 경과**

3차례 방사성요오드 치료를 시행하였음(2001년 6월~2004년 8월).

누적용량 550mCi

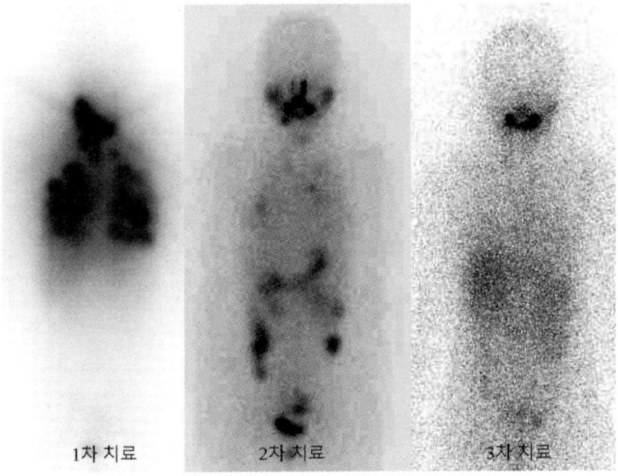

증례 2 최종 경과 소견

Serum thyroglobulin

0.2 미만 ng/mL (TSH: 0.10mIU/L) (2022년 4월)

Chest X-ray

no visible nodule

Chest CT(2022년 5월)

이전에 관찰되던 multiple metastatic nodule이 tiny fibrotic nodules 상태로 관찰됨.

완전반응(excellent response)으로 평가되고, 18년 이상 재발 없이 경과 관찰 중에 있음.

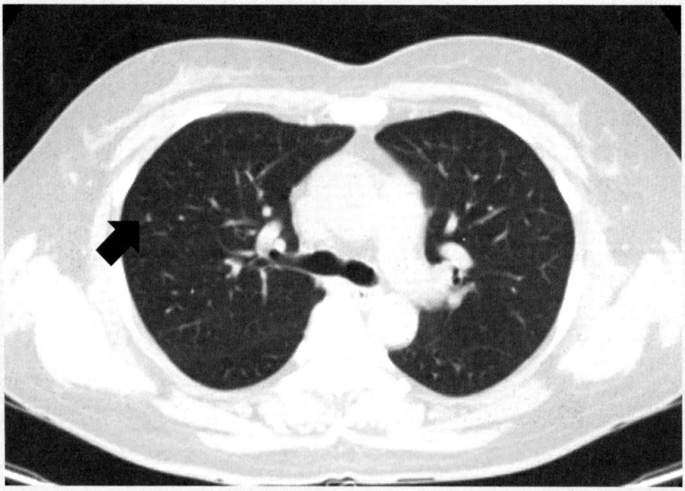

증례 3

· **성별 및 나이** | 여자 42세

· **병원 방문목적** | 갑상선암으로 수술 후 방사성요오드 치료를 위해.

· **이학적 소견** | 전경부에 수술 상흔.

· **수술(1997년 2월)**
Total thyroidectomy for papillary thyroid cancer(외부 병원에서 시행).

· **추적관찰 초음파 소견(2010년 6월)**
Right cervical LN metastasis 소견.

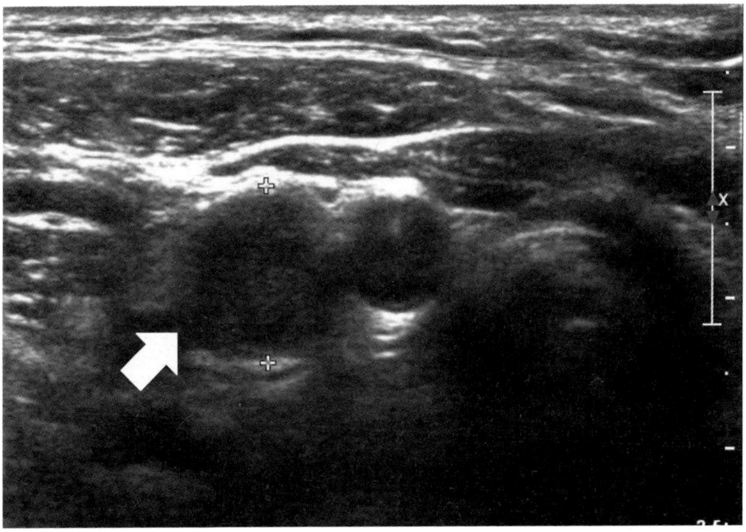

· **수술 소견(2010년 10월)**
Right modified radical neck dissection
right lateral neck LN enlargement(+)

· **수술 후 병리 소견**
2 LNs metastases(+) among 33 resected LNs(right internal jugular LNs involvements).

· **수술 후 진단검사 소견**

TSH stimulated serum thyroglobulin 8.0ng/mL (TSH: 36.61mIU/L)

· **방사성요오드 치료 전 Chest X-ray**

특이소견 없음.

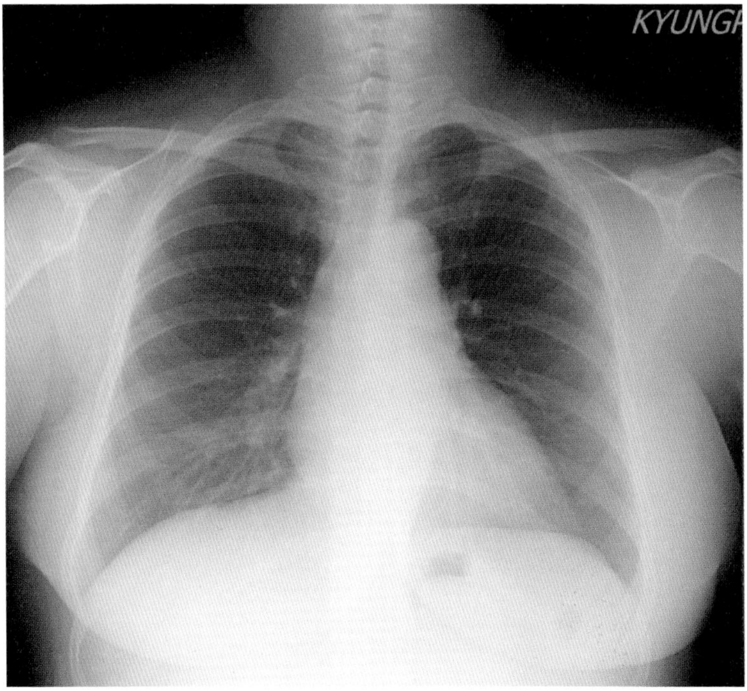

· **방사성요오드 치료술**

I-131 150mCi를 경구 투여함(2011년 3월).

· **방사성요오드 치료 후 평면전신스캔 및 SPECT/CT**

우측 폐 상엽에 국소적 섭취가 발견됨.

단일 폐전이로 진단됨.

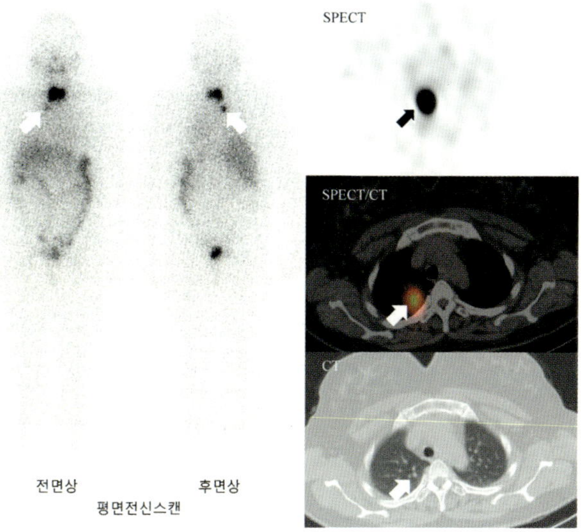

· **치료 및 경과**

1차례 방사성요오드 치료를 시행하였음(2011년 3월).

누적용량 150mCi

증례 3 최종 경과 소견

TSH suppressed serum thyroglobulin(2022년 9월)

0.21ng/mL (TSH: 0.02mIU/L)

Chest CT(2022년 2월)

이전에 관찰되던 우측 폐 상엽에 tiny nodule이 관찰되며, 2013년 5월 Chest CT와 차이가 없음.

구조적불완전반응(structural incomplete response) 상태이나, 폐결절의 크기가 10년 이상 유의미하게 커지지 않고 있으며, 혈청 thyroglobulin도 검출되지 않고 있음.

증례 4

· **성별 및 나이** | 남자 55세

· **병원 방문목적** | 갑상선암으로 수술 후 방사성요오드 치료를 위해.

· **이학적 소견** | 전경부에 수술 상흔.

· **수술(2012년 7월)**

Total thyroidectomy with central node dissection for papillary thyroid cancer.

· **수술 후 병리 소견**

papillary carcinoma, right lobe, 0.6cm, intrathyroidal, left lobe, 1cm, 0.5cm, 0.4cm, intrathyroidal, 5 LNs metastases(+) among 9 resected LNs.

· **수술 후 F-18 FDG PET CT 소견**

잔류 갑상선암 병소가 관찰되지 않음.

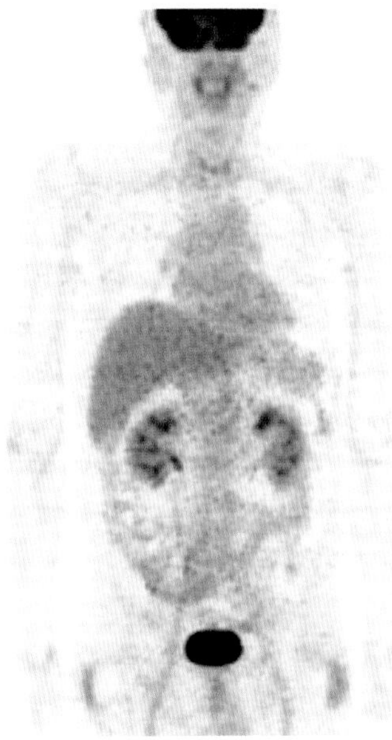

F-18 FDG PET

· **수술 후 진단검사 소견**

TSH stimulated serum thyroglobulin 1.44ng/mL (TSH: 45.82mIU/L)

· **방사성요오드 치료술**

I-131 150mCi를 경구 투여함(2012년 11월).

· **방사성요오드 치료 후 평면스캔 및 SPECT/CT**

양쪽 경부 림프절에 국소적 섭취가 발견됨.
양측 경부 림프절전이로 진단됨.

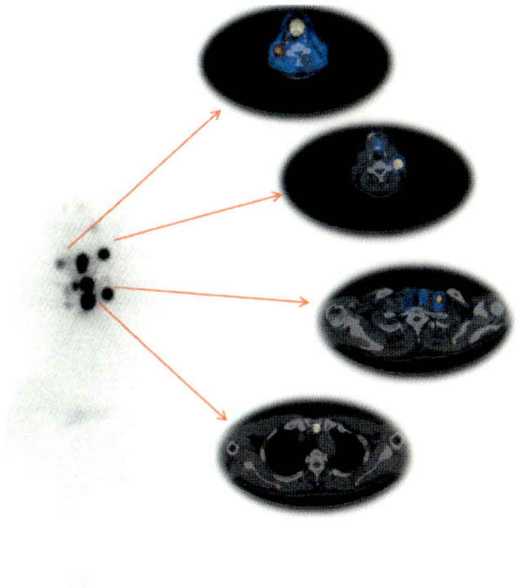

평면스캔

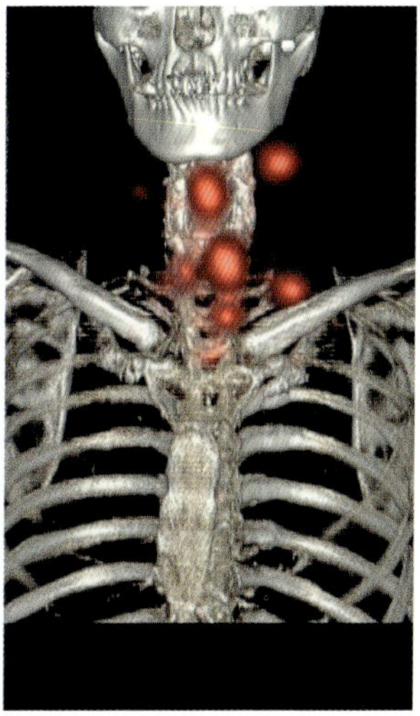

SPECT/CT

· **치료 및 경과**

1차례 방사성요오드 치료를 시행하였음(2012년 11월).

누적용량 150mCi

증례 4 최종 경과 소견

진단적 방사성요오드 평면스캔(I-123 5mCi) (2013년 7월)

no evidence of disease

Serum thyroglobulin(2022년 8월)

0.2ng 미만/mL (TSH: 1.52 mIU/L)

경부 초음파검사(2021년 4월)

no evidence of disease

완전반응(excellent response)으로 평가되고, 9년 이상 재발 없이 경과 관찰 중에 있음.

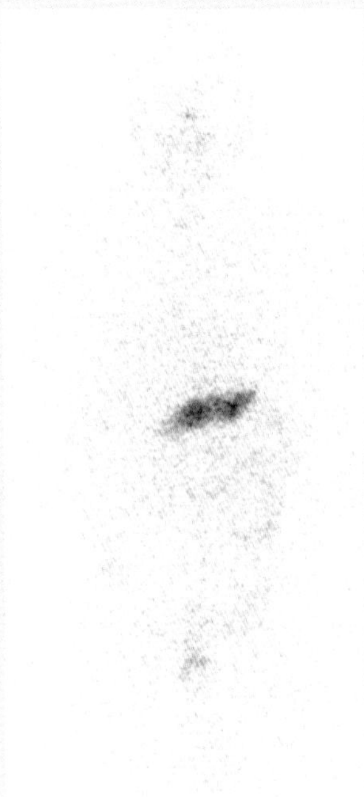

증례 5

· **성별 및 나이** | 여자 43세

· **병원 방문목적** | 타 병원에서 갑상선암 의심되어 수술 위해 의뢰됨.

· **병력** | 건강검진 목적으로 시행한 갑상선초음파에서 결절이 관찰되었고 세침흡인 세포진 검사상 유두암 소견 관찰됨.

· **초음파 영상** | 갑상선 좌엽에 1.7cm 크기의 isoechoic nodule이 관찰됨.

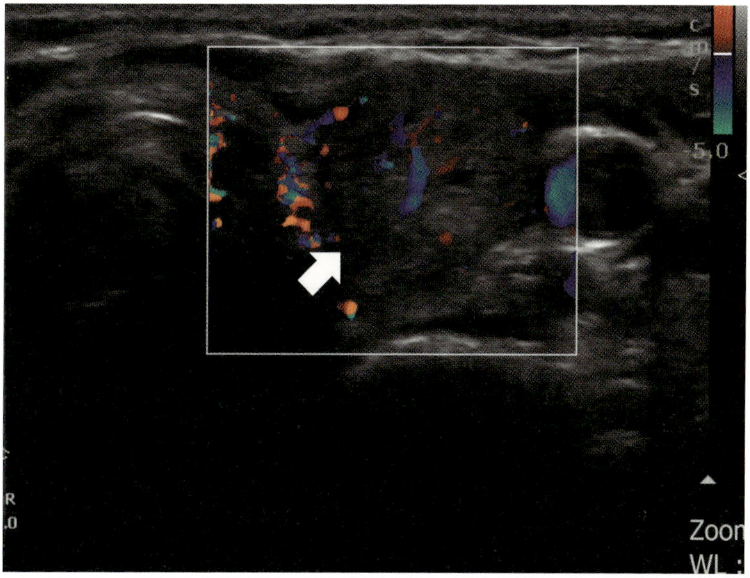

· **F-18 FDG PET 영상** | 갑상선 좌엽에 hypermetabolic lesion 관찰됨. 림프절 및 원격전이 병소 관찰되지 않음.

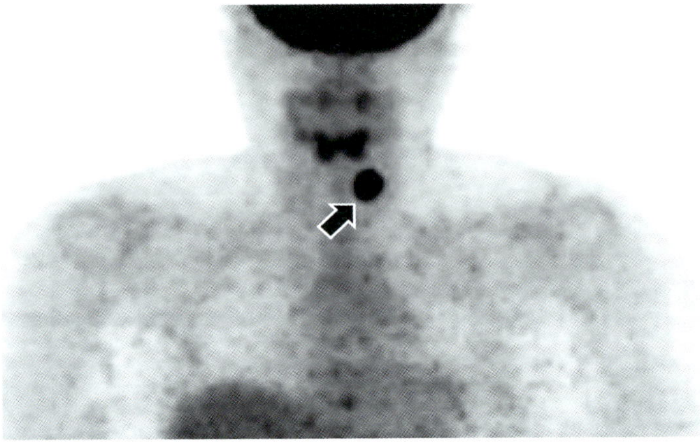

· **수술 소견(2011년 8월)**

Total thyroidectomy, LN enlargement(-).

· **수술 후 병리 소견**

papillary carcinoma, left, 1.5cm, intrathyroidal, LN dissection(-), BRAF mutation(+)

· **추적관찰 진단검사 소견**

TSH stimulated serum thyroglobulin(2012년 5월) 1.62ng/mL (TSH: 69.98mIU/L)

· **추적관찰 진단적 방사성요오드 평면스캔 및 SPECT/CT**

좌측 경부 림프절전이 소견.

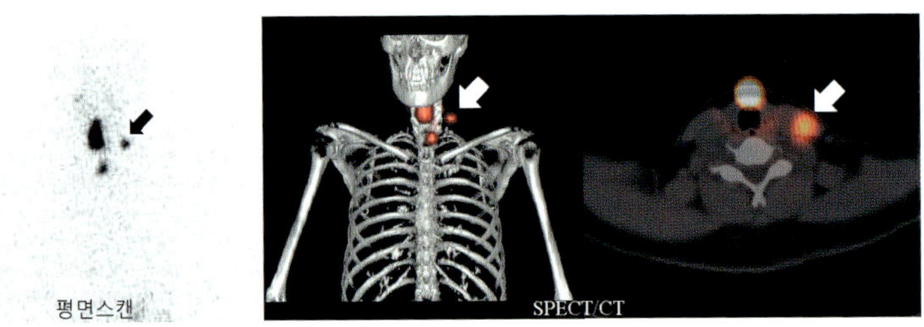

· **수술 소견(2013년 2월)**
Right modified neck dissection

· **수술 후 병리 소견**
papillary carcinoma, one LN metastasis (1.4cm) of 14 resected LNs.

· **방사성요오드 치료술**
I-131 150mCi를 경구 투여함(2013년 6월).

· **방사성요오드 치료 후 평면스캔**
잔류 정상 갑상선조직에 섭취가 발견되며, 이전에 진단적 방사성요오드 스캔에서 관찰되던 전이 병소는 소실됨.

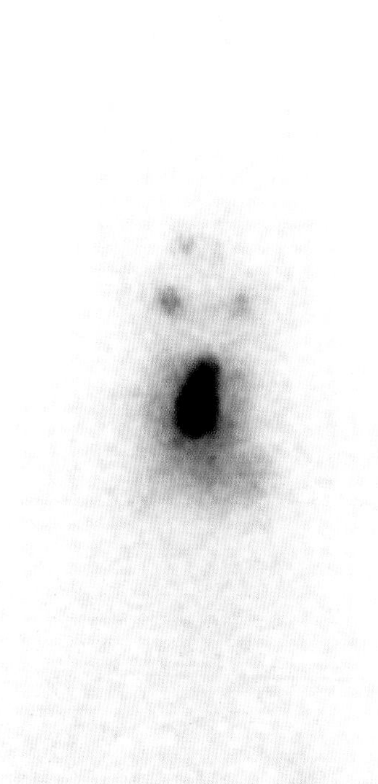

· **치료 및 경과**

1차례 방사성요오드 치료를 시행하였음(2013년 6월).

누적용량 150mCi

증례 5 최종 경과 소견

Serum thyroglobulin(2022년 6월)

0.2ng 미만/mL (TSH: 0.59mIU/L)

경부 초음파검사(2020년 6월)

no evidence of disease

완전반응(excellent response)으로 평가되고, 9년 이상 재발 없이 경과 관찰 중에 있음.

증례 6

· **성별 및 나이** | 여자 54세

· **병원 방문목적** | 갑상선결절에 대한 치료.

· **병력** | 11년 전부터 전경부 종괴가 발견되어 갑상선호르몬을 복약하고 결절에 대한 세포진 검사를 하면서 추적관찰을 하던 중 수술적 치료를 권고 받음.

· **초음파 영상** | 갑상선 좌엽에 1.7cm 크기의 isoechoic nodule이 관찰됨.

· **수술 소견(1993년 11월)**
Total thyroidectomy, right lobe, 3cm nodule, both lobes, small nodules, LN enlargement(-).

· **수술 후 병리 소견**
follicular carcinoma, right, 2.2cm, left, 1.1cm, widely invasive, LN dissection(-)

· **요추 MRI 및 골반 X-ray(2003년 4월)**
우측 엉덩이와 허리에 통증이 발생하여 영상검사를 시행하였으며 요추와 우측 장골(iliac bone)에 뼈전이 소견이 관찰됨.

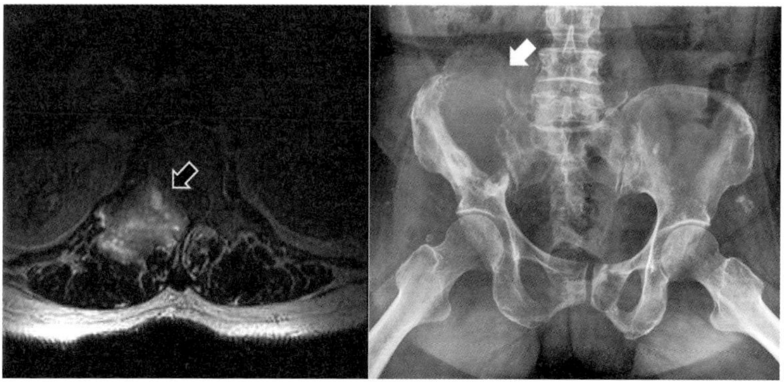

· **Brain MRI 및 Chest CT(2003년 2월)**
두개골 및 늑골에 뼈전이 및 폐전이가 추가로 관찰됨.

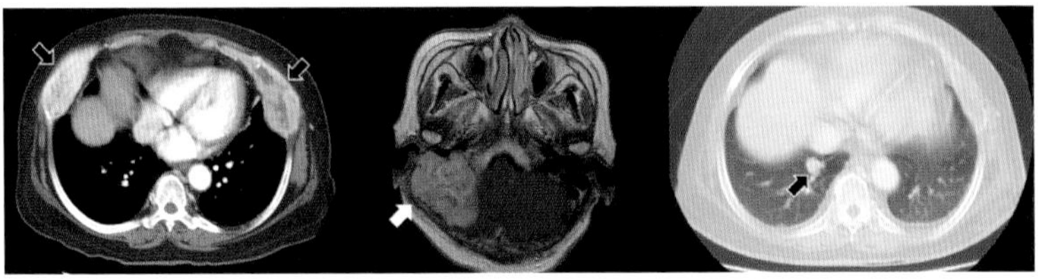

· **방사성요오드 치료술**
I-131 300mCi를 경구 투여함(2003년 4월).

· **방사성요오드 치료 후 전신평면스캔**
전이병소에 방사성요오드가 축적됨.

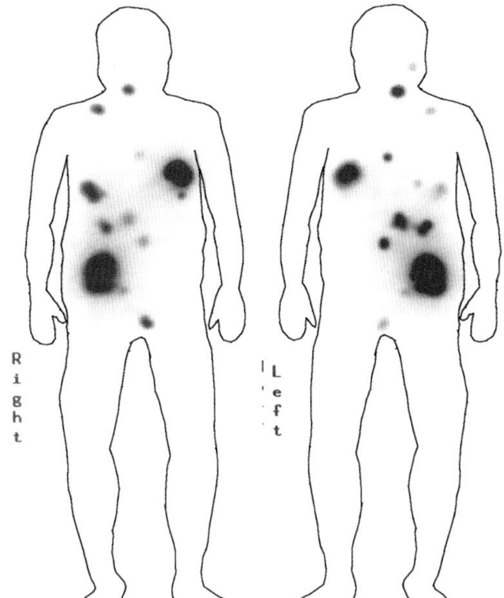

평면전신스캔

· **치료 및 경과**

3차례 방사성요오드 치료를 시행하였음(2003년 6월~2004년 6월).

누적용량 700mCi

· **3차 방사성요오드 치료 후 전신평면스캔(2004년 6월)**

전이병소에 방사성요오드가 여전히 축적됨.

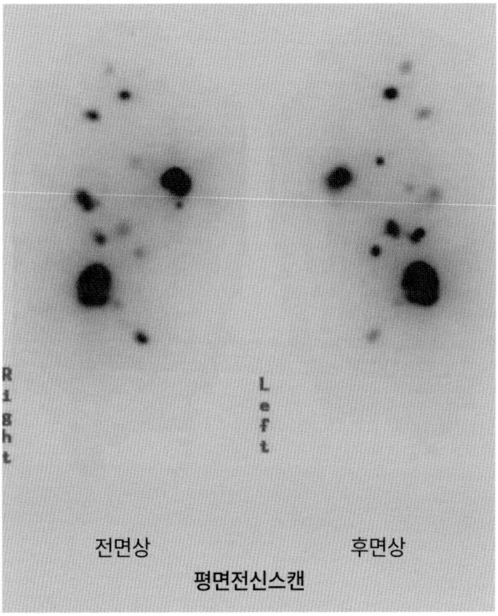

증례 6 최종 경과 소견

안구전이 및 우측 장골뼈 전이에 대한 외부 방사선치료를 시행함.

두개골 뼈전이에 대하여 외과적 절제술이 시행되었으나, 심한 출혈로 일부만 제거할 수 있었음.

대증요법으로 증상 조절 중 2006년 8월 사망함.

증례 7

· **성별 및 나이** | 남자 28세

· **병원 방문목적** | 갑상선암이 의심되어 수술 위해 방문함.

· **병력** | 전경부 종괴가 발견되어 외부 병원에서 초음파유도하 세침흡인 세포진 검사를 시행하여 유두암 및 경부 림프절전이로 진단되어 수술적 치료를 권고 받음.

· **초음파 영상** | 갑상선 양엽에 다발성결절(흰색 화살표)과 양측 경부에 림프절전이(푸른색 화살표) 소견이 관찰됨.

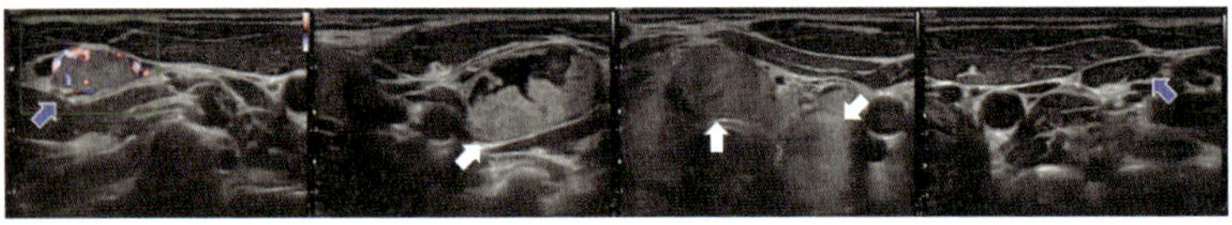

· **경부 및 흉부 CT 영상** | 갑상선 양엽에 석회화가 있는 다발성결절과 양측 경부 림프절전이 소견이 관찰됨. CT 영상에서 폐실질 내 전이병소는 관찰되지 않음.

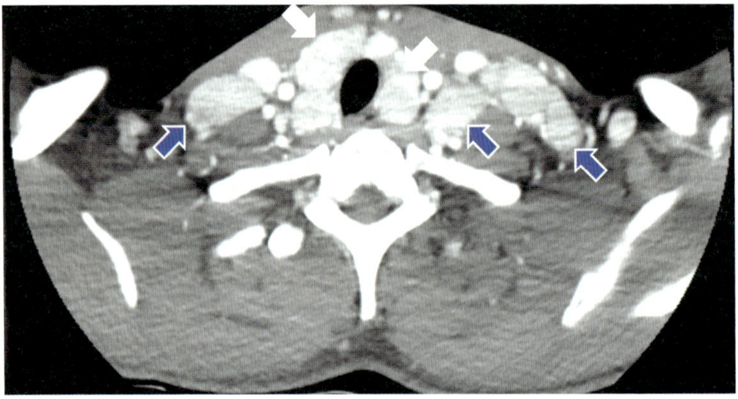

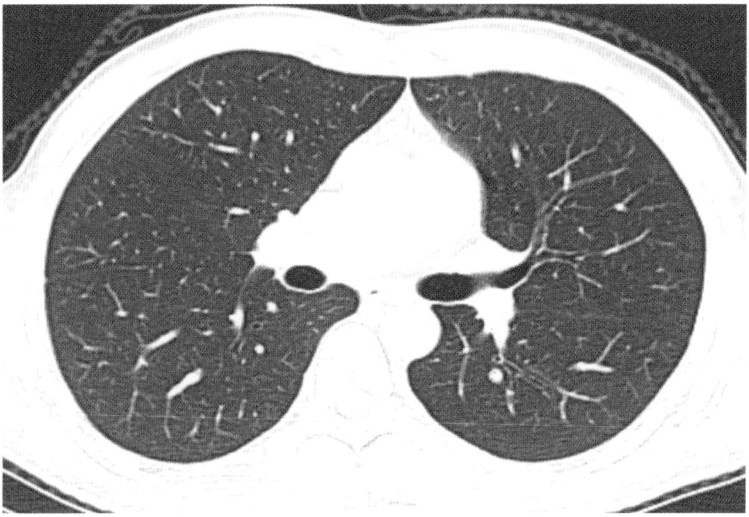

· **수술 전 진단검사 소견**

serum thyroglobulin 728.80ng/mL (TSH: 0.74mIU/L)

· **수술 소견(2020년 11월)**

Total thyroidectomy with both neck dissection, gross extrathyroidal extension(-), both neck LN enlargement(+).

· **수술 후 병리 소견**

papillary carcinoma, right, 3.4cm, intrathyroidal, left, multiple (largest 1.5cm), gross extrathyroidal extension(+), 7 LNs metastases(+) among 53 resected LNs, extranodal extension(+)

· **수술 후 진단검사 소견**

serum thyroglobulin 1.31ng/mL (TSH: 0.16mIU/L)

TSH stimulated serum thyroglobulin 8.89ng/mL (TSH: 181mIU/L) by recombinant human TSH injection

· **방사성요오드 치료술**

I-131 150mCi를 경구 투여함(2021년 2월).

· **방사성요오드 치료 후 평면스캔 및 SPECT/CT**

양쪽 경부 림프절에 국소적 섭취가 발견됨. 폐에는 방사성요오드 축적이 관찰되지 않음.

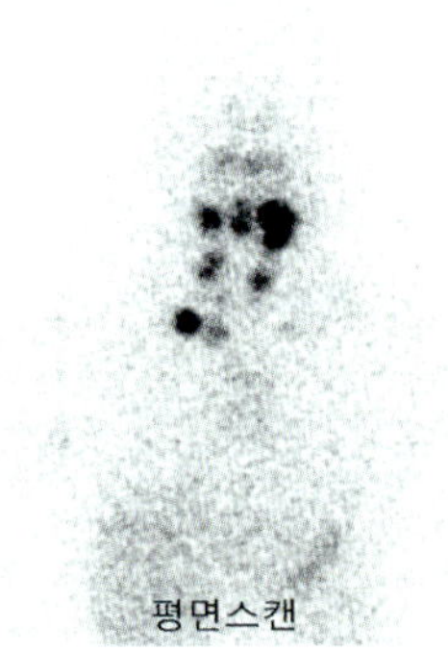
평면스캔

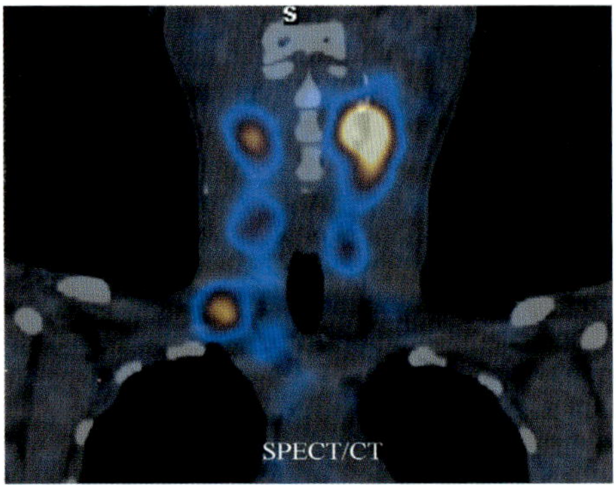

SPECT/CT

· **방사성요오드 치료술**

3차례 방사성요오드 치료를 시행하였음(2021년 2월~2022년 10월).

누적용량 450mCi

· **방사성요오드 치료 후 평면전신스캔**

1차 방사선요오드 치료 후 평면스캔에서는 양측 경부림프절 및 잔류 정상 갑상선 조직의 방사성요오드 축적이 관찰됨. 2차 치료 후 스캔에서는 림프절전이와 폐전이에 방사성요오드 축적이 관찰됨. 3차 치료 후 스캔에서는 림프절전이 병소의 방사성요오드 축적은 소실되었으며, 폐전이의 방사성요오드 축적도 감소됨.

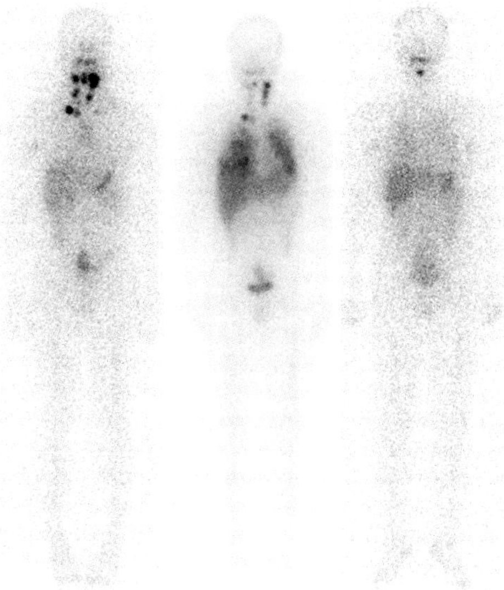

1차 치료　　2차 치료　　3차 치료

· **치료 및 경과**

3차례 방사성요오드 치료를 시행하였음(2021년 2월~2022년 10월).

누적용량 450mCi

증례 7 최종 경과 소견

CT상 구조적 폐전이병소가 관찰되지 않으나 양쪽 폐에 방사성요오드 축적이 관찰되어 미세 폐전이이며, 방사성요오드 치료에 반응이 좋음.

TSH suppressed serum thyroglobulin(2022년 7월)

0.25ng 미만/mL (TSH: 0.13mIU/L)

구조적불완전반응(structural incomplete response)으로 평가되나, 안정상태(stable disease)로 경과관찰 중임.

증례 8

· **성별 및 나이** | 여자 52세

· **병원 방문목적** | 1년 전 발견된 전경부 종괴 검사 위해 방문.

· **경부 CT 영상(2002년 3월)** | 갑상선 양엽에 다발성 결절 관찰됨.

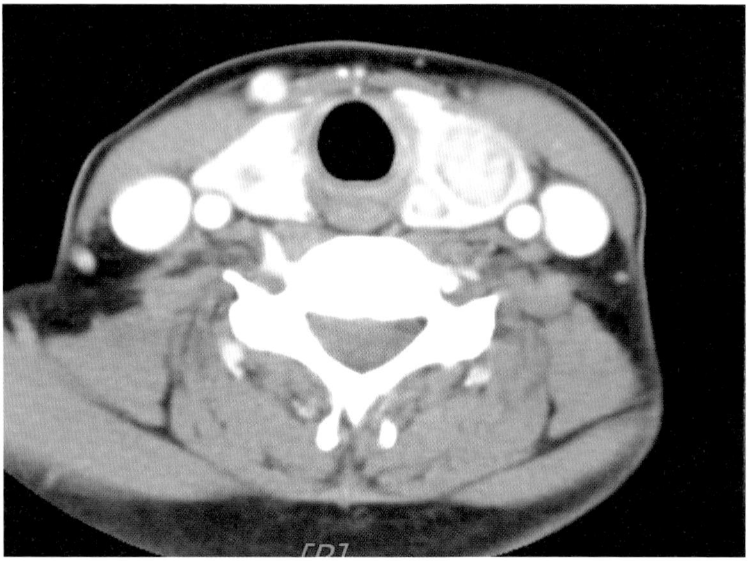

· **세침흡인 세포진 검사 소견**
follicular tumor

· **수술 소견(2004년 7월)**
Total thyroidectomy, Both lobe nodules, largest (left, 2cm), LN enlargement(-).

· **수술 후 병리 소견**
follicular carcinoma, left, 2cm, widely invasive, no LN metastasis among 7 resected LNs.

· **방사성요오드 치료술**

I-131 150mCi를 경구 투여함(2004년 9월).

· **방사성요오드 치료 후 평면전신스캔**

전경부에 잔존 정상갑상선조직에 방사성요오드 축적됨.

· **치료 및 경과**

serum thyroglobulin 증가로 3차례 방사성요오드 치료를 시행하였음(2004년 9월~2009년 2월).

누적용량 450mCi

· **1~3차 방사성요오드 치료 후 평면전신스캔 및 F-18 FDG PET/CT**

전이병소가 관찰되지 않음.

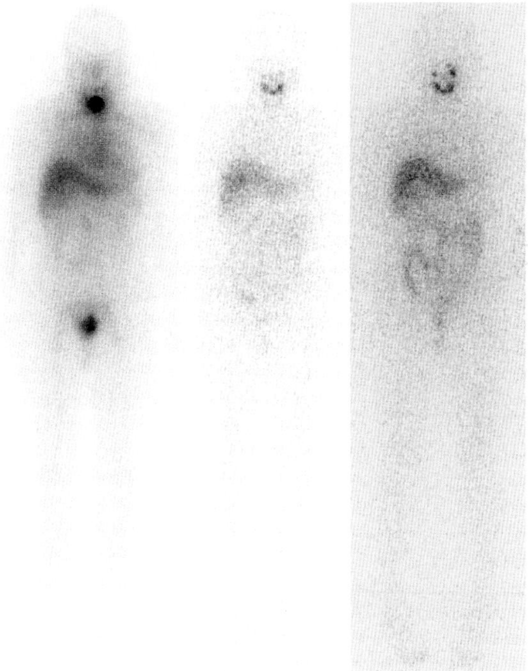

1차 치료 2차 치료 3차 치료

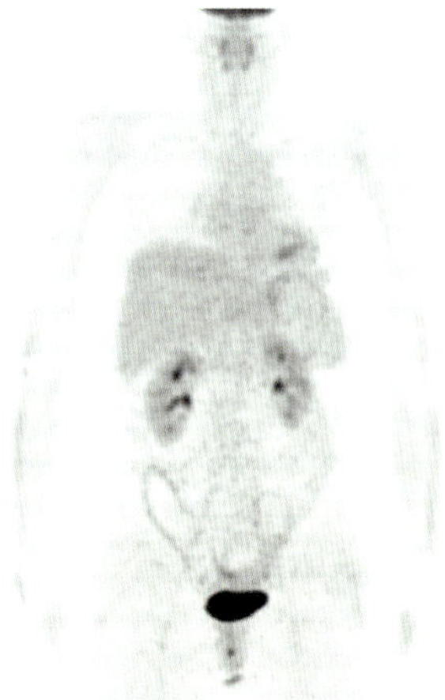

F-18 FDG PET

· **추적관찰 F-18 FDG PET/CT 스캔(2010년 4월)**

뼈전이(흰색 화살표) 및 폐전이(검은색 화살표) 소견이 관찰됨.

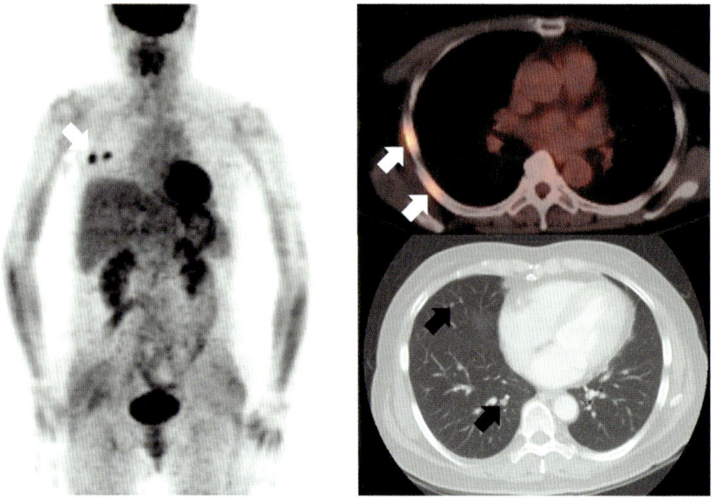

· **4차 방사성요오드 치료**

I-131 200mCi를 경구 투여함(2011년 5월).

· **4차 방사성요오드 치료 후 평면스캔**

전이병소가 관찰되지 않음.

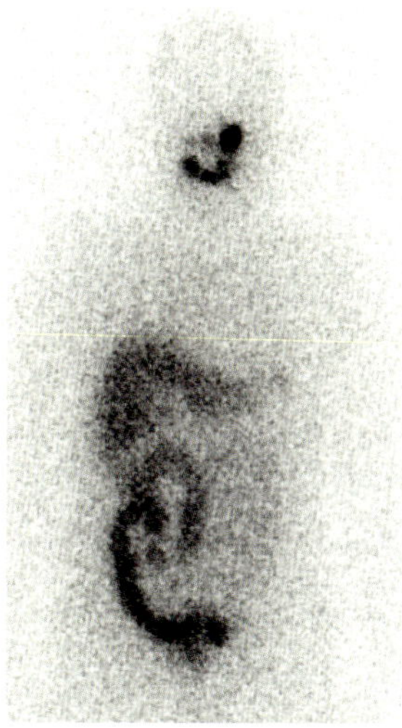

· **외부 방사선 치료 경과 소견(2010년 4월~2016년 4월)**

이후 늑골, 골반, 척추에 다발성 뼈전이가 발생하여 외부 방사선치료를 단계적으로 시행함(붉은색 원: F-18 FDG PET에서 관찰된 뼈전이로 외부 방사선치료를 받은 병소).

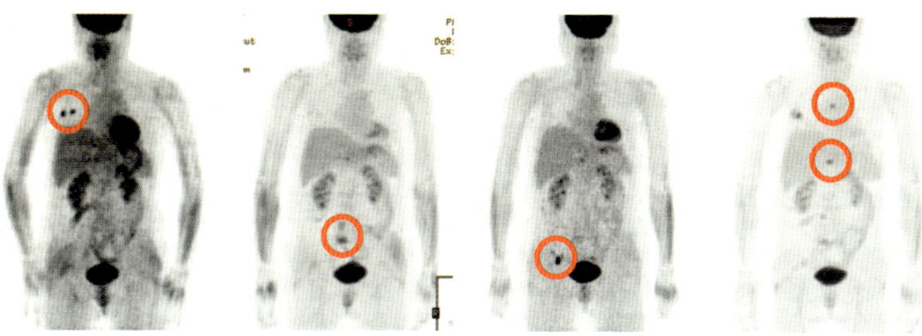

2010년 4월 2013년 3월 2014년 12월 2016년 4월

· **표적치료제 치료 경과 소견(2017년 4월~)**

전이병소의 진행으로 키나아제 억제제 치료를 시행함. 고혈압 및 단백뇨가 발생하여 키나아제 억제제 용량 조정 중 피로 및 허약감으로 넘어져 우측 상완골 골절이 발생하여 수술을 시행함.

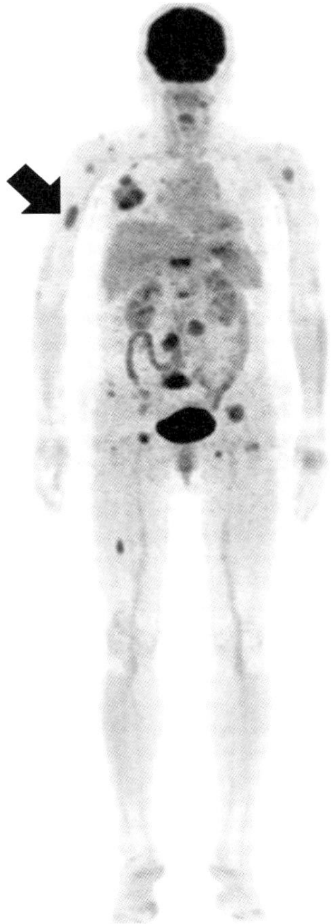

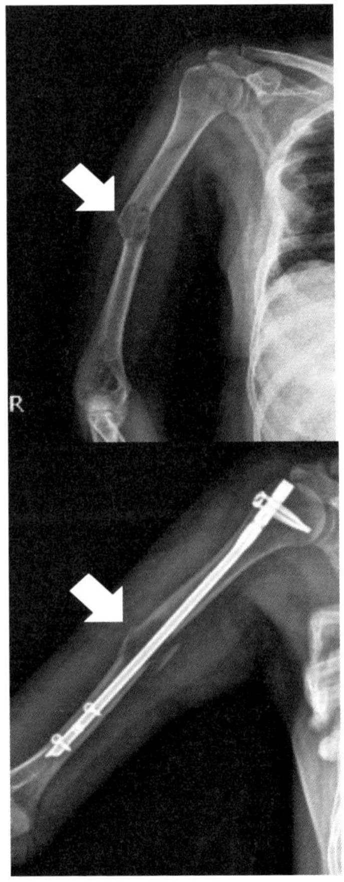

2차 표적치료제로 변경하여 병소의 크기와 당대사가 감소함(2017년 7월).

F-18 FDG PET

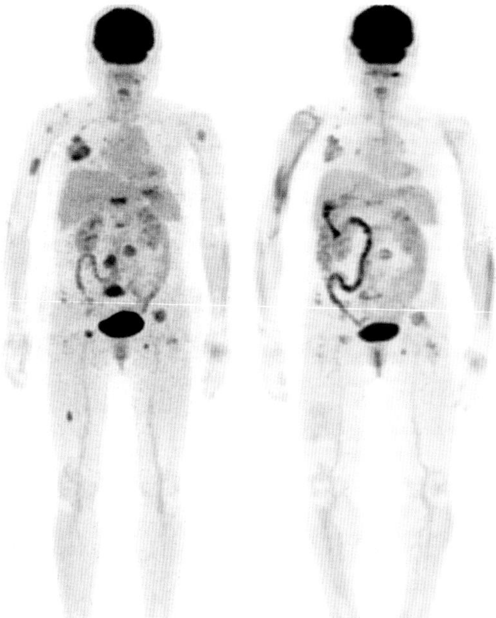

2차 표적치료제 이전 | 2차 표적치료제 이후

증례 8 치료 경과 소견

키나아제 억제제, denosumab(RANKL 억제제) 및 대증요법을 시행하던 중 폐전이 진행 및 흉강삼출이 발생하였으며, 2019년 11월 폐부전으로 사망함.

증례 9

· **성별 및 나이** | 여자 45세

· **병원 방문목적** | 3개월 전 발견된 전경부 종괴 검사 위해.

· **세침흡인 세포진검사 소견**
follicular tumor

· **수술 소견(2004년 5월)**
Total thyroidectomy, Both lobe nodules, largest (right, 2.5cm), gross extrathyroidal extension(-), LN enlargement(-).

· **수술 후 병리 소견**
follicular carcinoma, right 2.5cm, angioinvasive, occult papillary carcinoma, left, 0.6cm

· **방사성요오드 치료술**
I-131 150mCi를 경구 투여함(2004년 8월).

· **방사성요오드 치료 후 평면전신스캔**
전경부에 잔존 정상 갑상선조직에 방사성요오드 축적됨.

1차 방사성요오드 치료 후
평면전신스캔

· **경과관찰**

TSH suppressed serum thyroglobulin 25.6ng/mL (TSH: 0.01mIU/L)로 증가하였으나, F-18 FDG PET/CT 및 뼈스캔에서 전이병소가 관찰되지 않음(2010년). (아래 2차 방사성요오드 치료 후 스캔 영상과 비교 참조)

· **2차 방사성요오드 치료(2011년 4월)**

생화학적 불완전반응에 대하여 I-131 200mCi를 경구 투여함.

· **2차 방사성요오드 치료 후 평면전신스캔 및 SPECT/CT**

우측 6번 늑골에 방사성요오드 섭취가 관찰됨. 뼈전이로 판단됨.

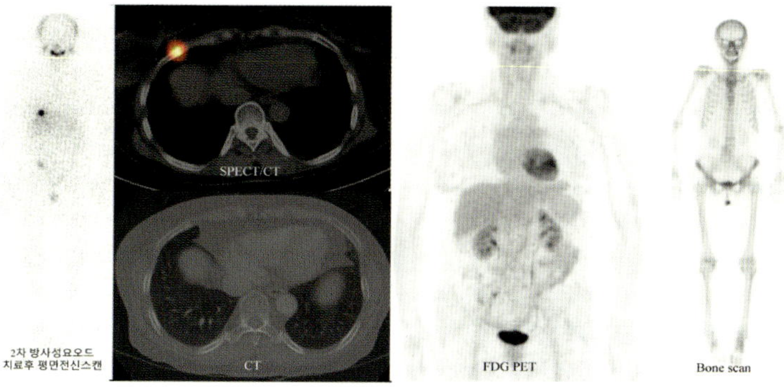

· **추적관찰 F-18 FDG PET/CT 스캔(2010년 6월, 2012년 11월 및 2014년 9월)**

2014년 9월 F-18 FDG PET 스캔에서 뼈전이가 관찰됨.

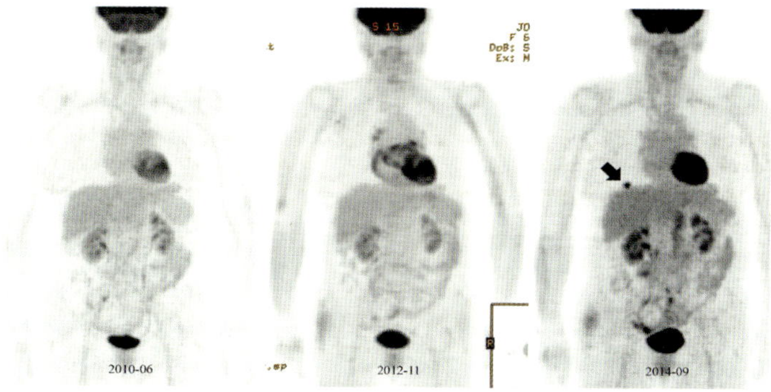

FDG PET

· **외부방사선치료(2015년 2월)**

우측 6번 늑골 전이병소에 외부방사선치료(45Gy/15 fraction) 시행함.

· **추적관찰 CT 스캔 및 뼈스캔(2015년 9월)**

외부방사선치료를 시행한 우측 6번 늑골에 미약한 섭취가 보이며(검은색 화살표), 좌측 10번 늑골에 새로운 섭취가 관찰됨(흰색 화살표). 뼈전이 병소가 추가로 발생됨.

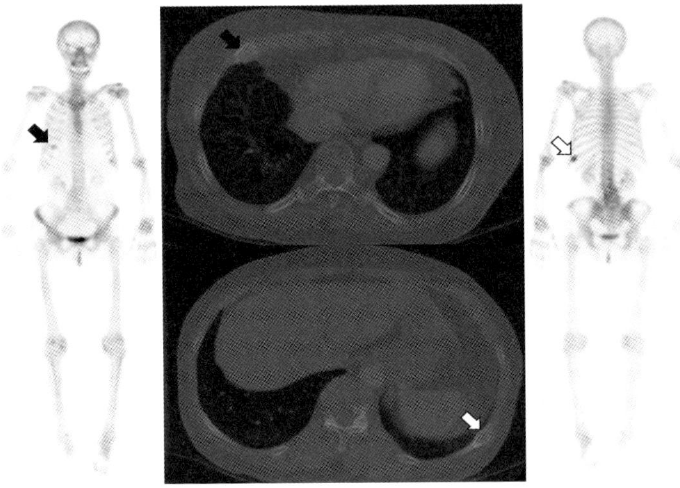

· **외부방사선치료(2015년 9월)**

좌측 10번 늑골 뼈전이 병소에 외부방사선치료(45Gy/15 fraction)를 시행함.

· **3차 방사성요오드 치료(2020년 12월)**

Serum thyroglobulin이 점진적으로 증가하고 F-18 FDG PET/CT에 우측 6번 늑골의 FDG 섭취가 증가하였으며, 수술 부위에 새로운 FDG 섭취 병소가 발생하여 3차 방사성요오드(I-131 150mCi) 치료를 시행함.

· **3차 방사성요오드 치료 후 평면전신스캔 및 SPECT/CT**

우측 6번 늑골 뼈전이 병소에 강한 방사성요오드 섭취가 관찰됨. 경부 국소재발 병소에는 방사성요오드 섭취가 없음.

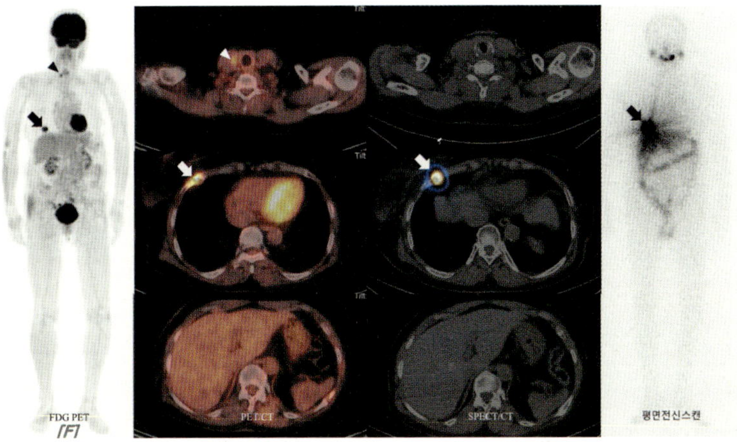

· **경부초음파(2021년 10월)**
경부 우측 구획 VI에 종괴가 관찰됨.

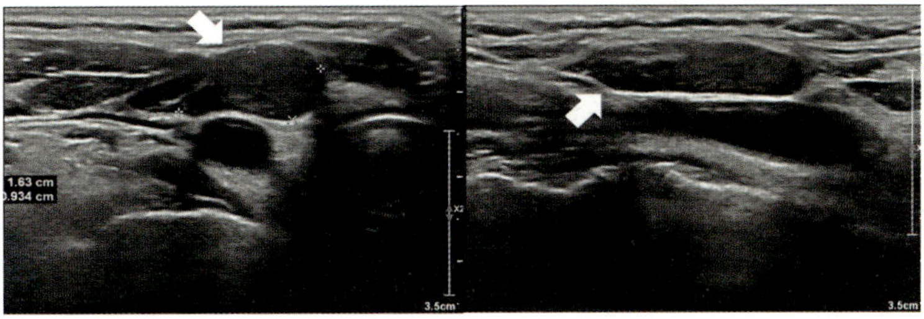

· **국소재발 부위 종괴 제거 수술 소견(2022년 2월)**
Excision of 2.5cm and 0.5cm sized nodular lesion.

· **수술 후 병리 소견**
Poorly differentiated thyroid cancers (1.6cm and 0.6cm), strap muscle invasion(+), no LN metastasis among 2 resected LNs.

· **4차 방사성요오드 치료(2022년 2월)**
serum thyroglobulin 값이 빠르게 증가(3개월 만에 529ng/mL에서 1305ng/mL로 증가)하여, 4차 방사성요오드(I-131 200mCi) 치료를 시행함.

· **4차 방사성요오드 치료 후 평면전신스캔 및 SPECT/CT**

우측 6번 늑골 뼈전이 병소에 강한 방사성요오드 섭취가 관찰됨. 3차 방사성요오드 치료 후 스캔에서 명확히 관찰되지 않던 좌측 10번 늑골의 뼈전이와 폐전이 병소에 방사성요오드 축적이 관찰됨. 이 부위는 추적관찰 F-18 FDG PET/CT에서 관찰되는 전이병소와 일치함.

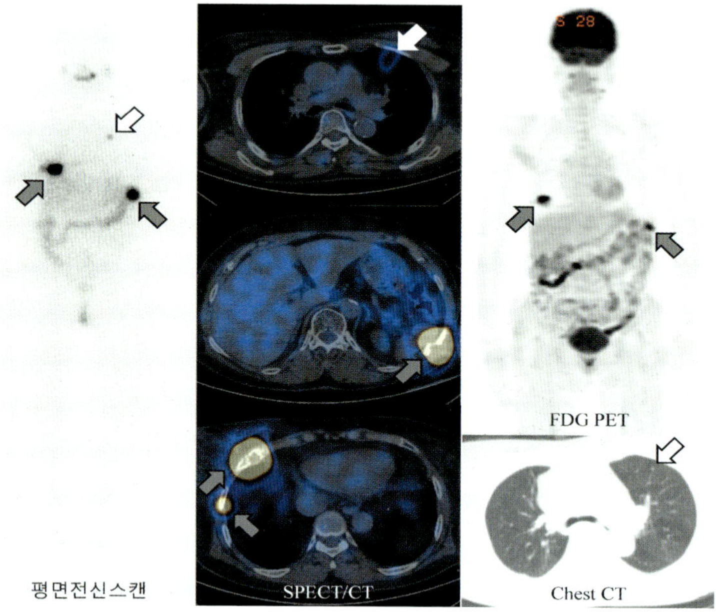

증례 9 치료 경과 소견

구조적불완전반응(structural incomplete response)으로 평가되며, TSH 억제 치료를 시행하고 있으며, 뼈전이에 의한 합병증을 줄이기 위해 denosumab (RANKL 억제제)을 3개월 간격으로 주사하고 있음. 늑골 뼈전이 부위에 추가적 외부방사선치료가 불가능한 상태로 질병의 진행 시 표적치료제 사용에 대하여 고려하고 있음.

증례 10

· **성별 및 나이** | 남자 67세

· **병원 방문목적** | 갑상선암으로 수술 후 방사성요오드 치료를 위해.

· **이학적 소견** | 전경부에 수술 상흔.

· **갑상선암 수술(2009년 7월)**

Total thyroidectomy without LN dissection.

· **수술 후 병리 소견**

papillary carcinoma, right lobe, 2cm, extrathyroidal extension(+). left lobe, 0.3cm, intrathyroidal.

· **수술 후 F-18 FDG PET/CT 소견**

우측 폐에 결절이 관찰되며 갑상선암 전이병소 가능성.

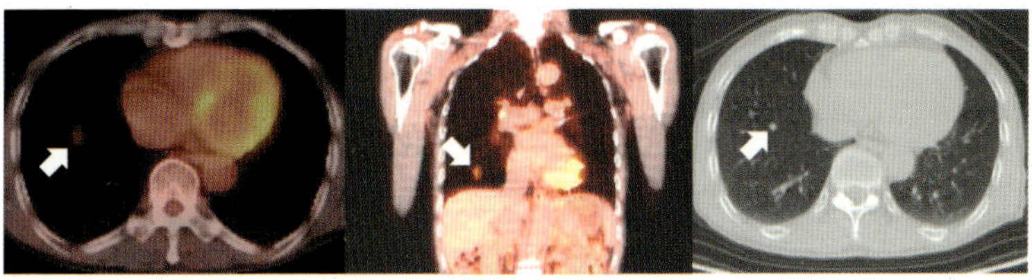

· **수술 후 진단검사 소견**

TSH stimulated serum thyroglobulin 1.3ng/mL (TSH: 43.6mIU/L)

· **방사성요오드 치료술**

갑상선암의 폐전이 의심으로 I-131 200mCi를 경구 투여함(2009년 10월).

· **방사성요오드 치료 후 평면스캔 및 SPECT/CT**

경부의 잔류 정상 갑상선조직에 방사성요오드 섭취가 관찰되나 폐전이 병소에는 방사성요오드 축적이 관찰되지 않음.

· **방사성요오드 치료 권고**

TSH stimulated serum thyroglobulin 값이 높지 않고, 방사성요오드 치료 후 스캔에서 방사성요오드 섭취가 없어 진단적 목적의 폐결절 제거를 권고하였으나 환자 거부로 시행하지 못함.

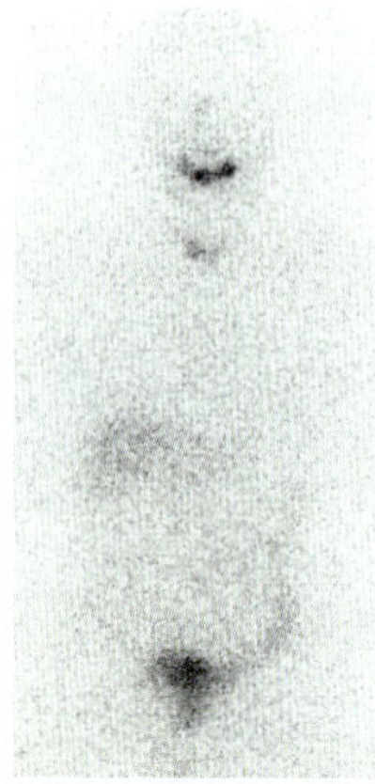

· **추적관찰 중단 후 재평가 위해 방문(2013년 6월)**

Serum thyroglobulin 0.38ng/mLl (TSH: 2.25mIU/L)

F-18 FDG PET/CT 폐결절의 크기가 증가하고, 개수도 많아짐.

폐결절의 조직검사를 권고하였으나 환자 거부로 시행하지 못함.

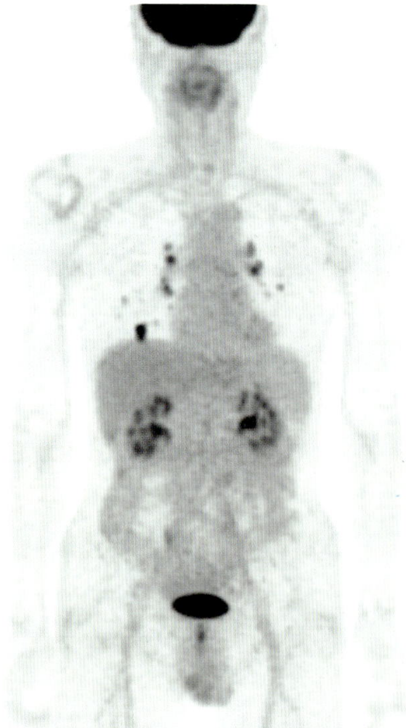

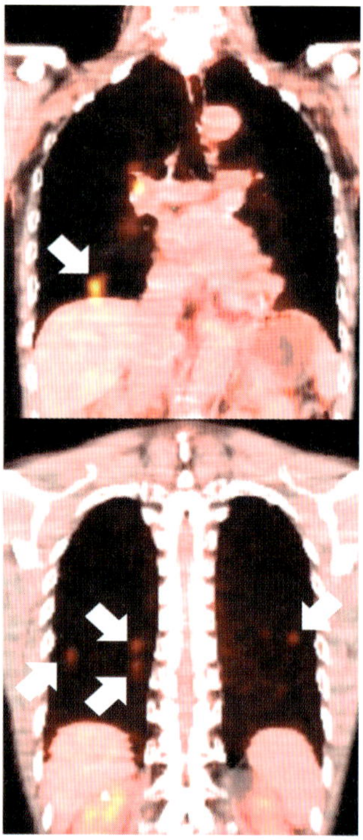

· **추적관찰 중단 후 재평가 위해 방문(2017년 3월)**

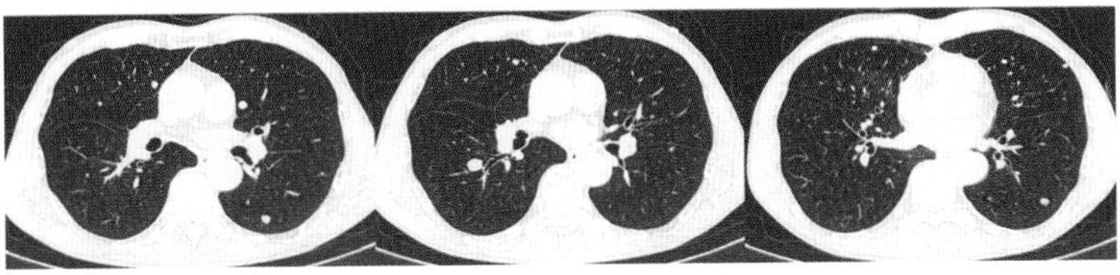

TSH stimulated serum thyroglobulin 18.95ng/mL (TSH: 45.25mIU/L)
Chest CT 폐결절의 크기가 증가하고, 개수가 많아짐.
진단적 방사성요오드 스캔에서 폐전이 부위에 방사성요오드 섭취가 보이지 않아 방사성요오드불응성 갑상선암으로 진단함.

· **추적관찰 중단 후 재평가 위해 방문(2022년 1월)**

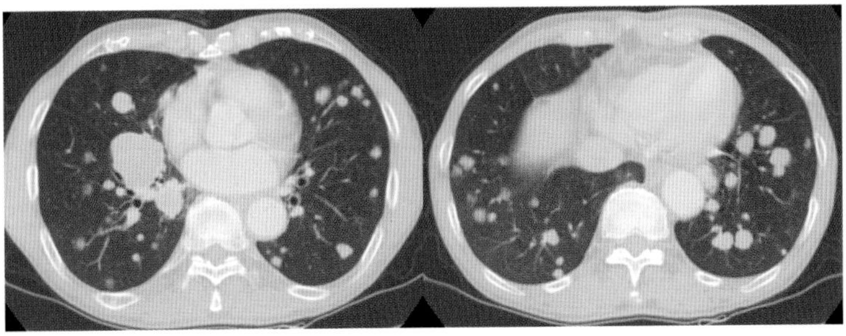

TSH stimulated serum thyroglobulin 85.93ng/mL (TSH: 0.62mIU/L)
Chest CT 폐결절의 크기가 증가하고, 개수가 많아짐.
방사성요오드불응성 갑상선암의 진행으로 방사성요오드 치료는 반응가능성이 없어 카나아제 억제제 전신치료를 권고하였으나, 거부하고 방사성요오드 치료를 원함.

· **2차 방사성요오드 치료술**
I-131 200mCi를 경구 투여함(2022년 6월).

· **방사성요오드 치료 후 평면전신스캔 및 SPECT/CT**

폐전이 병소에는 극히 일부에만 방사성요오드 축적이 관찰됨.

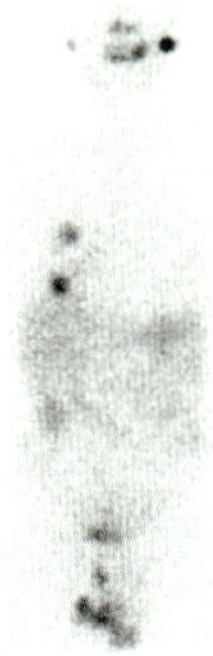

평면전신스캔

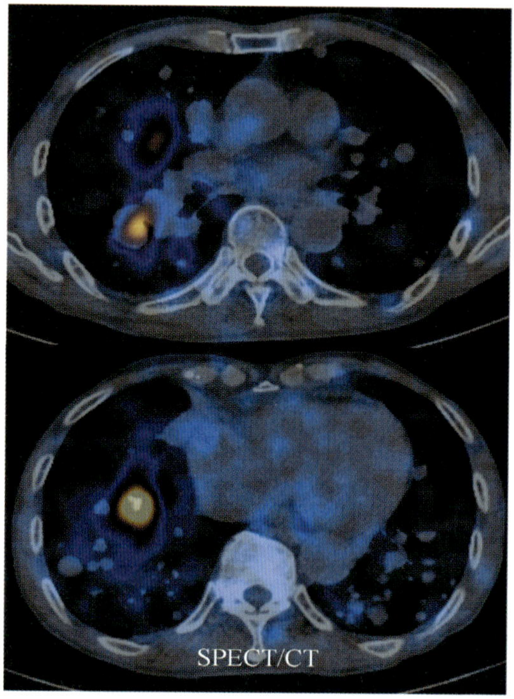

증례 10 치료 경과 소견

구조적불완전반응(structural incomplete response)으로 평가되며, TSH억제요법을 시행하고 있음. 다발성 폐전이의 진행 소견으로 표적치료제 사용을 권고한 상태임.

부록 2 방사성요오드 스캔상 발견될 수 있는 위양성 원인 및 감별

Table 1. Physiologic radioiodine uptake

Region	Mechanism of radioiodine uptake
Head and Neck	
Ectasia	
Common carotids	Blood stasis and reverse flow
Parotid gland duct	Retention of saliva
Epiphora	Retention of tear due to nasolacrimal duct obstruction
Nasolacrimal sac cyst	Passive diffusion and retention of tear
Thyroglossal duct	Functional NIS expression
Prosthetic denture	Unclear, retention of saliva
Chest	
Breast	
Non-feeding	Functional NIS expression
Feeding	Lactation of radioiodine, enhanced functional NIS expression
Hyperprolactinemia	Enhanced functional NIS expression in breast tissue caused by prolactinoma in the pituitary gland
Thymus	Functional NIS expression and iodine concentration in Hassall's bodies
Respiratory tract	The use of local aerosol medication because of the chronic pulmonary disease
Esophageal retention	Retention of saliva and/or refluxed gastric juice
Achalasia	
Zenker's diverticulum	
Epiphrenic diverticulum	
Esophageal scarring	+ post-radiation scarring
Thoracic aortic aneurysm	Retention of radioiodine in blood pool
Pectus excavatum	Displaced cardiac blood pool by deformity

Region	Mechanism of radioiodine uptake
Hiatal hernia	Functional NIS expression gastric nucosa and gastric secretion
Cysts	Passive diffusion (or partially active transport) and retention of radioiodine
Pleuropericardial cyst	
Bronchogenic cyst	
Thymic cyst	
Breast cyst	
Abdomen and pelvis	
Liver	Absorption of radioiodinated thyroglobulin released from functioning thyroid tissue, delayed hepatic excretion and functional NIS expression in the intrahepatic bile ducts
Gallbladder and biliary tract	Delayed hepatic excretion and functional NIS expression in the gallbladder mucosa and bile ducts
Stomach	
Gastric volvulus	Retention of gastric secretions
Intestine	
Meckel's diverticulum	Functional NIS expression
Colonic scar	Unclear, appendectomy before 31 years ago
Appendix	Retention of intestinal secretions
Pelvocalyceal diverticulum or dilation	Retention of urine
Ectopic kidney	Physiologic urine activity and/or urine retention
Uterus and vagina	Retention of menstrual blood
Gestational sac	Iodine transport from mother to fetus Functional NIS expression in placenta
Cysts	Passive diffusion (or partially active transport) and retention of radioiodine
Hepatic cyst	
Renal cyst	
Ovarian endometriosis cyst	
Epithelial cyst in mesentery	
Others	
Bone marrow	Unclear, patient's athletic activities
Dilated greater saphenous vein	Blood stasis and reverse flow
Sebaceous cyst	Passive diffusion and retention of radioiodine: can be complicated by infection

Region	Mechanism of radioiodine uptake
Contamination	
Tears	Artificial eye
Saliva	Chewing tobacco and gum, lips
Nasal secretion	Nose-ring sign, Hot nose
Vomitus	
Milk	
Sweat	Handkerchief sign, helmet sign, necklace sign
Urine	

(Jong-Ryool Oh, Byeong-Cheol Ahn. False-positive uptake on radioiodine whole-body scintigraphy: physiologic and pathologic variants unrelated to thyroid cancer. Am J Nucl Med Mol Imaging. 2012;2(3):362-85. Epub 2012 Jul 10. 인용)

Table 2. Pathologic radioiodine uptake unrelated to tumor

Region	Mechanism of radioiodine uptake
Head and Neck	
Inflammation	Increased perfusion and vasodilatation, and enhanced capillary permeability
Folliculitis in scalp	
Sialoadenitis	
Sinusitis	
Dacryocysitis	
Mucocele	Accumulation of inflammatory exudates and mucous secreted by the hypertrophied glands and mucinous cells
Frontal sinus mucocele	
Laryngocele	
Trauma	Increased perfusion and vasodilatation, and enhanced capillary permeability
Subdural hematoma	
Tracheostomy site	
Cranial metallic suture	
Chest	
Inflammation	Increased perfusion and vasodilatation, and enhanced capillary permeability
Acute respiratory infection	+ accumulation of tracheobronchial secretions in the airway
Pulmonary tuberculosis	+ accumulation of tracheobronchial secretions in the damaged lung region
Rheumatoid lung disease	
Pulmonary aspergilloma	+ the endotoxins or enzymes released locally by the fungus, which cause cellular damage to the inner lining of the fungus ball cavity
Bronchiectasis	Accumulation of bronchial secretions
Myocardial infarction	Increased perfusion and vasodilatation, and enhanced capillary permeability ; Controversial with gastric uptake
Pericardial and pleural effusion	Pathologic transudates or exudates
Needle biopsy at chest wall	Increased perfusion and vasodilatation, and enhanced capillary permeability by the tissue trauma
Abdomen and pelvis	
Cholecystitis	Inflammatory reaction and retention of radioiodine in the leukocytes/ bile retention/ mucinous secretion
Others	
Rheumatoid arthritis during acupuncture treatment	Increased perfusion and vasodilatation, and enhanced capillary permeability
Post-traumatic superficial scabs	Inflammatory reaction after trauma and retention of radioiodine in the leukocytes of post-traumatic clots

(Jong-Ryool Oh, Byeong-Cheol Ahn. False-positive uptake on radioiodine whole-body scintigraphy: physiologic and pathologic variants unrelated to thyroid cancer. Am J Nucl Med Mol Imaging. 2012;2(3):362-85. Epub 2012 Jul 10. 인용)

Table 3. Pathologic radioiodine uptake related to benign tumor

Region	Mechanism of radioiodine uptake
Head and Neck	
Meningioma	Brain edema or high vascularity
Cavernous angioma	Unclear, possibly high vascularity
Warthin's tumor	Active transport in salivary glands
Oncocytoma of the parotid gland	Increased vascularity, capillary permeability, and active iodine transport
Osteoid osteoma of nasal bone	Unclear, possibly high vascularity
Chest	
Breast fibroadenoma	Functional NIS expression
Cystic mesothelioma	Passive diffusion and retention of radioiodine
Struma cordis	Functional NIS expression
Abdomen and pelvis	
Hepatic hemangioma	Intravascular blood pooling and transcapillary escape of iodine with interstitial retention
Neurilemoma	Unclear
Littoral cell angioma of spleen	Prolonged pooling of radioiodine-laden blood within abnormal cardiovascular structures
Uterine myoma	Unclear
Benign ovarian tumor	
Struma ovarii	Functional NIS expression
Mucinous cystadenoma	Functional NIS expression and fluid retention
Serous cystadenofibroma	Functional NIS expression and fluid retention
Rectal wall teratoma	Functional NIS expression
Others	
Vertebral hemangioma	Intravascular blood pooling and transcapillary escape of iodine with interstitial retention

(Jong-Ryool Oh, Byeong-Cheol Ahn. False-positive uptake on radioiodine whole-body scintigraphy: physiologic and pathologic variants unrelated to thyroid cancer. Am J Nucl Med Mol Imaging. 2012;2(3):362-85. Epub 2012 Jul 10. 인용)

Table 4. Pathologic radioiodine uptake related to non-thyroidal malignant tumor

Region	Mechanism of radioiodine uptake
Chest	
Primary lung cancer	Functional NIS expression and tumoral inflammatory change
Adenocarcinoma	
Squamous cell carcinoma	
Large cell carcinoma	
Small cell carcinoma	
Bronchioloalveolar cell carcinoma	+ glandular secretion by mucinous lesion
Metastatic lung carcinoma	Functional NIS expression and tumoral inflammatory change
Cervical adenocarcinoma	
Struma ovarii	
Breast cancer	Functional NIS expression and tumoral inflammatory change
Abdomen and pelvis	
Metastatic hepatic tumor	Functional NIS expression and tumoral inflammatory change
Gastric adenocarcinoma	
Struma ovarii	
Malignant fibrous histiocytoma in retroperitoneum	Unclear, tumoral inflammatory process
Malignant struma ovarii	Functional NIS expression and tumoral inflammatory change
Ovarian tumor	
Peritoneal seeding	
Others	
Metastatic bone tumor	Functional NIS expression and tumoral inflammatory change
Lung adenocarcinoma	
Digestive adenocarcinoma	

(Jong-Ryool Oh, Byeong-Cheol Ahn. False-positive uptake on radioiodine whole-body scintigraphy: physiologic and pathologic variants unrelated to thyroid cancer. Am J Nucl Med Mol Imaging. 2012;2(3):362-85. Epub 2012 Jul 10. 인용)

Table 5. Differential diagnosis according to the location and nature of radioiodine uptake

Location	Nature	Differential diagnosis	Additional findings
Upper head	Diffuse	Perspiration in scalp or wig	
	Focal	Brain or skull metastasis from thyroid cancer	Not uncommon
		Eye metastasis from thyroid cancer	Very uncommon
		Meningioma	
		Hematoma	Crescent shaped
		Cavernous angioma	
		Metallic suture	Multiple in rows
Lower head	Diffuse	Physiologic accumulation of saliva	
	Focal	Skull metastasis from thyroid cancer	Not uncommon
		Salivary gland metastasis from thyroid cancer	Very uncommon
		Mucocele and sinusitis	
		Sialoadenitis	Unilateral or bilateral
		Benign salivary tumors	More localized than sialoadenitis
		Ectopic thyroid tissue	Midline
		Various ductal retention and cysts	
	Outside of the body	Contamination to hair	
Neck	Diffuse	Large amounts of remnant thyroid tissue	
	Focal	Metastatic lymph node and/or remnant thyroid tissue	Common, single or multiple
		Ectopic thyroid tissue and thyroglossal duct	Midline
		Tracheostomy site	Anterior, midline
		Contamination in necklace or scarf	
Lung	Diffuse	Metastasis from thyroid cancer	Not uncommon
		Pleural effusion	Unilateral or bilateral: erect or decubitus view is helpful
		Inflammatory lung disease	Diffuse or perihilar distribution
	Focal	Metastasis from thyroid cancer	Not uncommon
		Bronchiectasis	Nodular, branching or perihilar distribution
		Inflammatory granuloma	
		Primary or metastatic lung malignancy	

Location	Nature	Differential diagnosis	Additional findings
Mediastinum	Diffuse	Physiologic thymic uptake	Diffuse or dumbbell-shaped
		Pericardial effusion	Halo-like uptake
	Linear	Esophageal retention	Delayed imaging after water ingestion is helpful.
		Aortic aneurysm	
		Tracheal secretion	Branching uptake
	Focal	Metastatic lymph node from thyroid cancer	Not uncommon
		Ectopic thyroid tissue	
		Esophageal diverticulum	
Breast	Diffuse	Lactating or non-lactating breast	Bilateral or unilateral
		Hyperprolactinemia	Intense and relatively well localized
	Focal	Metastasis from thyroid cancer	Very uncommon
		Cysts or benign tumors	
		Primary breast malignancy	
Liver	Diffuse	Indicator of the presence of functioning thyroid tissue or hepatic dysfunction or hepatosteatosis	
	Focal	Metastasis from thyroid cancer	Uncommon
		Cyst or hemangioma	
		Biliary retention with/without stone	
		Normal or inflamed gallbladder	
		Metastasis from other malignancies	
Kidney	Focal	Metastasis from thyroid cancer	Uncommon
		Cysts	
		Urine retention	Unilateral and bilateral
		Ectopic kidney	
Gastrointestinal tract	Diffuse or segmental	Physiologic uptake	
	Focal	Physiologic uptake	
		Meckel's diverticulum	
		Colonic metastasis from struma ovarii	Extremely uncommon
Uterus	Focal	Metastasis from thyroid cancer	Extremely uncommon
		Menstruation	
		Intrauterine device	
		Myoma	

<table>
<tr><th>Location</th><th>Nature</th><th>Differential diagnosis</th><th>Additional findings</th></tr>
<tr><td rowspan="2">Ovary</td><td rowspan="2">Focal</td><td>Struma ovarii</td><td></td></tr>
<tr><td>Cysts or benign tumors</td><td></td></tr>
<tr><td rowspan="4">Bone</td><td>Diffuse</td><td>Increased physical activity</td><td>Bilateral, long bones</td></tr>
<tr><td rowspan="3">Focal</td><td>Metastasis from thyroid cancer</td><td>Not uncommon, single or multifocal</td></tr>
<tr><td>Osteoid osteoma</td><td></td></tr>
<tr><td>Hemangioma</td><td>Vertebra</td></tr>
<tr><td rowspan="4">Extremities</td><td>Diffuse</td><td>Inflammatory disease</td><td></td></tr>
<tr><td rowspan="3">Focal</td><td>Skin or soft tissue metastasis from thyroid cancer</td><td>Uncommon</td></tr>
<tr><td>Trauma, superficial scab</td><td></td></tr>
<tr><td>Contamination</td><td></td></tr>
<tr><td rowspan="2">Multiple sites</td><td rowspan="2">Multifocal</td><td>Metastases from thyroid cancer or struma ovarii</td><td>Not uncommon</td></tr>
<tr><td>Metastases from other malignancies (pulmonary, cervical or gastric cancer)</td><td></td></tr>
</table>

(Jong-Ryool Oh, Byeong-Cheol Ahn. False-positive uptake on radioiodine whole-body scintigraphy: physiologic and pathologic variants unrelated to thyroid cancer. Am J Nucl Med Mol Imaging. 2012;2(3):362-85. Epub 2012 Jul 10. 인용)

부록 3 대한갑상선학회의 갑상선결절 및 암 진료 권고안 권고수준

권고수준	정의	
1	강력히 권고함	권고한 행위를 하였을 때 중요한 건강상의 이득 또는 손실이 있다는 충분하고도 객관적인 근거가 있는 경우
2	일반적으로 권고함	권고한 행위를 하였을 때 중요한 건강상의 이득 또는 손실이 있다는 근거가 있지만, 근거가 확실하지 않아 일률적으로 행하라고 권고하기 어렵거나 근거가 간접적인 경우
3	가급적 권고함	환자의 상황과 전문가의 의견(expert opinion)에 따라 권고하는 사항
4	권고 보류	권고한 행위를 하였을 때 중요한 건강상의 이득 또는 손실이 있다는 근거가 없거나 이견이 많아서, 해당 행위를 하는 것에 대해 찬성도 반대도 하지 않음

(2016년 대한갑상선학회 갑상선결절 및 암 진료 권고안 개정안. Int J Thyroidol. 2016;9(2): 59-126 인용.)

부록 4 방사성요오드(I-131) 붕괴도식

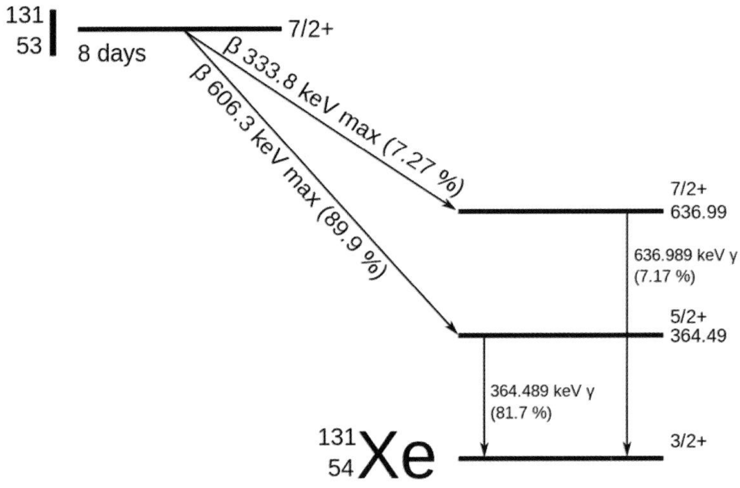

부록 5 약물부작용의 중증도 분류

(Common Terminology Criteria for Adverse Events: CTCAE)

Grade 1
Mild; asymptomatic or mild symptoms; clinical or diagnostic observations only; intervention not indicated.
Grade 2
Moderate; minimal, local or noninvasive intervention indicated; limiting age-appropriate instrumental ADL*.
Grade 3
Severe or medically significant but not immediately life-threatening; hospitalization or prolongation of hospitalization indicated; disabling; limiting self care ADL**.
Grade 4
Life-threatening consequences; urgent intervention indicated.
Grade 5
Death related to AE.

ADL: activities of Daily Living.
*Instrumental ADL refer to preparing meals, shopping for groceries or clothes, using the telephone, managing money, etc.
**Self care ADL refer to bathing, dressing and undressing, feeding self, using the toilet, taking medications, and not bedridden.
Department of Health and Human Services. National Institutes of Health, National Cancer Institute. Common Terminology Criteria for Adverse Events (CTCAE). version 5.0. Nov-27. 2017. (https://ctep.cancer.gov/protocoldevelopment/electronic_applications/docs/ctcae_v5_quick_reference_8.5x11.pdf 인용)

부록 6 키나아제 억제제의 대표적 부작용과 중증도 분류

CTCAE term	Grade 1	Grade 2
Palmar-plantar erythrodysesthesia syndrome	Minimal skin changes or dermatitis (e.g., erythema, edema, or hyperkeratosis) without pain	Skin changes (e.g., peeling, blisters, bleeding, fissures, edema, or hyperkeratosis) with pain; limiting instrumental ADL
Rash maculo-papular	Macules/papules covering <10% BSA with or without symptoms (e.g., pruritus, burning, tightness)	Macules/papules covering 10~30% BSA with or without symptoms (e.g., pruritus, burning, tightness); limiting instrumental ADL; rash covering >30% BSA with or without mild symptoms
Diarrhea	Increase of <4 stools per day over baseline; mild increase in ostomy output compared to baseline	Increase of 4~6 stools per day over baseline; moderate increase in ostomy output compared to baseline; limiting instrumental ADL
Hypertension	Systolic BP 120~139 mmHg or diastolic BP 80~89 mmHg	Systolic BP 140~159 mmHg or diastolic BP 90~99 mmHg if previously WNL; change in baseline medical intervention indicated; recurrent or persistent (≥24 hrs); symptomatic increase by >20 mmHg (diastolic) or to >140/90 mmHg; monotherapy indicated initiated
Proteinuria	1+ proteinuria; urinary protein <1.0 g/24 hrs	2+ and 3+ proteinuria; urinary protein 1.0~<3.5 g/24 hrs
Fatigue	Fatigue relieved by rest	Fatigue not relieved by rest; limiting instrumental ADL
Anorexia	Loss of appetite without alteration in eating habits	Oral intake altered without significant weight loss or malnutrition; oral nutritional supplements indicated
Weight loss	5 to <10% from baseline; intervention not indicated	10 to <20% from baseline; nutritional support indicated
Electrocardiogram QT corrected interval prolonged	Average QTc 450~480 ms	Average QTc 481~500 ms

ADL: activity of daily living, BSA: body surface area, TPN: total parenteral nutrition, WNL: within normal limit. (Int J Thyroidol 2018 November 11(2): 61-70 인용)

CTCAE term	Grade 3	Grade 4	Grade 5
Palmar-plantar erythrodysesthesia syndrome	Severe skin changes (e.g., peeling, blisters, bleeding, fissures, edema, or hyperkeratosis) with pain; limiting self-care ADL	-	-
Rash maculo-papular	Macules/papules covering >30% BSA with moderate or severe symptoms; limiting self-care ADL		
Diarrhea	Increase of ≥7 stools per day over baseline; hospitalization indicated; severe increase in ostomy output compared to baseline; limiting self-care ADL	Life-threatening consequences; urgent intervention indicated	Death
Hypertension	Systolic BP ≥160 mmHg or diastolic BP ≥100 mmHg; medical intervention indicated; more than one drug or more intensive therapy than previously used indicated	Life-threatening consequences; urgent intervention indicated	Death
Proteinuria	Urinary protein ≥ 3.5 g/24 hrs; 4+ proteinuria	-	-
Fatigue	Fatigue not relieved by rest, limiting self-care ADL	-	-
Anorexia	Associated with significant weight loss or malnutrition (e.g., inadequate oral caloric and/or fluid intake); tube feeding or TPN indicated	Life-threatening consequences; urgent intervention indicated	Death
Weight loss	≥20% from baseline; tube feeding or TPN indicated		

CTCAE term	Grade 3	Grade 4	Grade 5
Electrocardiogram QT corrected interval prolonged	Average QTc ≥501 ms; >60 ms change from baseline	Torsade de pointes; polymorphic ventricular tachycardia; signs/symptoms of serious arrhythmia	-

ADL: activity of daily living, BSA: body surface area, TPN: total parenteral nutrition, WNL: within normal limit. (Int J Thyroidol 2018 November 11(2): 61-70 인용)

부록 7 암환자의 전신수행능력 분류

(Eastern Cooperative Oncology Group(ECOG) performance)

0 : Fully active; no performance restrictions.
1 : Strenuous physical activity restricted; fully ambulatory and able to carry out light work.
2 : Capable of all self-care but unable to carry out any work activities; Up and about >50% of waking hours.
3 : Capable of only limited self-care; confined to bed or chair >50% of waking hours.
4 : Completely disabled; cannot carry out any self-care; totally confined to bed or chair.

(Oken MM, Creech RH, Tormey DC, Horton J, Davis TE, McFadden ET, Carbone PP. Toxicity and response criteria of the Eastern Cooperative Oncology Group. Am J Clin Oncol. 1982 Dec;5(6):649-55. 인용)

부록 8 탈분화갑상선암의 재분화 관련 전임상 및 임상연구

표 1. 탈분화갑상선암의 재분화 관련 전임상연구

Target	Compound	Type of study	Result	Reference
Autophagy	Digitalis-like compounds (Digoxin, Digoxigenin, Proscillaridin A, Lanatoside C, Strophantin K)	*In vitro*	TTF-1, TTF-2, PAX-8, Tg ↑ NIS ↑ ^{125}I uptake ↑	[1,2]
	Digoxin	*In vivo*	NIS, TTF-1, PAX-8, TSHR, TPO, Tg ↑ ^{124}I uptake ↑	[3]
BRD4	JQ1	*In vitro, In vivo*	NIS ↑ ^{131}I uptake ↑	[4]
BRAF	PLX4720	*In vivo*	NIS, TPO, Tg, TSHR, PAX-8, TTF-1 ↑ NIS ↑ ^{124}I uptake ↑ ^{131}I cytotoxicity ↑	[5]
DNA methylation	5-aza-2'-deoxycytidine	*In vitro*	NIS ↑ ^{125}I uptake ↑	[6]
	5-azacytidine	*In vitro*	NIS ↑ ^{125}I uptake ↑	[7]
ERRγ	Compound 35	*In vitro, In vivo*	NIS, TPO, TSHR, Tg ↑ ^{124}I, ^{125}I uptake ↑ ^{131}I cytotoxicity ↑	[8]
	DN200434	*In vitro, In vivo*	NIS, TPO, TSHR, Tg ↑ ^{124}I, ^{125}I uptake ↑ ^{131}I cytotoxicity ↑	[9]
	GSK5182	*In vitro*	NIS (membrane) ↑ ^{125}I uptake ↑ ^{131}I cytotoxicity ↑	[10]
GLI1	GANT61	*In vitro*	NIS (membrane) ↑	[11]
HDAC	AB2, AB3 and AB10	*In vitro*	NIS, PAX-8, TTF-1, TTF-2, TSHR ↑	[12]
	APHA compound 8	*In vitro*	NIS ↑ ^{125}I uptake ↑	[13]
	Apicidine	*In vitro*	NIS ↑ ^{125}I uptake ↑	[13]
	Depsipeptide	*In vitro, In vivo*	NIS, Tg, TPO ↑ ^{125}I uptake ↑	[14,15]
	Entinostat	*In vitro*	^{125}I uptake ↑	[16]

Target	Compound	Type of study	Result	Reference
HDAC	Panobinostat (LBH589)	*In vitro*	NIS ↑ ^{125}I uptake ↑ ^{131}I cytotoxicity ↑	[17]
	Sodium butyrate	*In vitro*	NIS, PAX-8 ↑	[18]
	Trichostatin A	*In vitro*	NIS ↑ NIS, Tg, TPO ↑	[18–20]
	Valproic acid	*In vitro*	Tg ↑ NIS ↑ ^{125}I uptake ↑	[13,15,21]
	Vorinostat	*In vitro*	NIS, TSHR, TPO ↑	[22]
LXR	Dendrogenin A	*In vitro*	NIS, TPO, TSHR, Tg ↑ ^{123}I, ^{131}I uptake ↑	[23]
MAPK	CTOM-DHP	*In vitro*, *In vivo*	NIS, TPO, Tg, TSHR, PAX-8, TTF-1 ↑ ^{123}I, ^{125}I uptake ↑ ^{131}I cytotoxicity ↑ Tumor growth ↓	[24]
	K905-0266	*In vitro*, *In vivo*	NIS, TPO, Tg, TSHR, PAX-8, TTF-1 ↑ ^{125}I uptake ↑ ^{131}I cytotoxicity ↑ Tumor burden ↓	[25]
MAPK, SAPK/JNK	Sunitinib	*In vitro*	NIS, TPO, Tg, TSHR, PAX-8 ↑	[26]
MEK	CH5126766	*In vivo*	NIS ↑ ^{124}I uptake ↑ ^{131}I cytotoxicity ↑ Tumor growth ↓	[27]
	PD0325901	*In vivo*	NIS, TPO, Tg, TSHR, PAX-8, TTF-1 ↑ NIS ↑ ^{124}I uptake ↑ ^{131}I cytotoxicity ↑	[5]
	Selumetinib	*In vivo*	NIS ↑ ^{124}I uptake ↑ ^{131}I cytotoxicity ↑ Tumor growth ↓	[27]
	U0126	*In vitro*	TSHR, NIS, Tg ↑	[28]
mTORC1	Rapamycin	*In vitro*	TTF-1, TTF-2, PAX-8, TSHR ↑ NIS ↑ ^{125}I uptake ↑	[29]
mTORC1/ mTORC2	Torin2	*In vitro*	NIS ↑	[30]
Notch	Resveratrol	*In vitro*	NIS, TTF-1, TTF-2, PAX-8 ↑	[31]
PI3K	LY294002	*In vitro*	NIS ↑ ^{125}I uptake ↑	[32]
PI3K/ AKT	Curcumin	*In vitro*	NIS, TTF-1, TTF-2, PAX-8, TPO, TSHR ↑ ^{131}I uptake ↑ ^{131}I cytotoxicity ↑	[33]

Target	Compound	Type of study	Result	Reference
PPARγ	Pioglitazone Rosiglitazone	*In vitro*	^{125}I uptake ↑	[34,35]
	Rosiglitazone	*In vitro*	^{125}I uptake ↑	[13]
	Troglitazone	*In vitro*	NIS, Tg ↑ ^{125}I uptake ↑	[34,35]
Retinoic acid receptor	13-cis retinoic acid	*In vitro*	^{131}I uptake ↑	[36]
	All-trans retinoic acid	*In vitro*	NIS, Tg ↑ NIS ↑ ^{125}I uptake ↑	[13,37–39]
	All-trans retinol	*In vitro*	NIS ↑ ^{125}I uptake ↑	[13]
Reverse transcriptase enzyme	Nevirapine	*In vitro*, *In vivo*	NIS, PAX-8, TSHR ↑ ^{125}I uptake ↑	[40,41]
TRPV1-Ca^{2+}/cAMP/PKA/CREB	Capsaicin	*In vitro*	NIS, TTF-1, TTF-2, PAX-8, TPO, TSHR ↑ ^{131}I uptake ↑ ^{131}I cytotoxicity ↑	[42]
TSHR/cAMP	Sinomenin hydrochloride	*In vitro*	NIS, TPO, Tg, TSHR, PAX-8, TTF-1 ↑ NIS, TSHR, PAX-8 ↑ ^{125}I uptake ↑	[43]
VEGFR, RET, MET, FLT3, AXL	Cabozantinib	*In vitro*	NIS, TPO, Tg, TSHR ↑ ^{125}I uptake ↑ ^{18}F-FDG uptake ↓	[44]
VEGFR, PDGFR, RET, KIT, FLT	Sorafenib	*In vitro*	NIS, TPO, Tg, TSHR ↑ ^{125}I uptake ↑ ^{18}F-FDG uptake ↓	[44]

BRD4: bromodomain-containing protein 4, cAMP: cyclic adenosine monophosphate, CREB: cAMP response element-binding protein, ERRγ: estrogen-related receptor γ, FLT: FMS-like receptor tyrosine kinase, ^{18}F-FDG: fluorodeoxyglucose (^{18}F), FLT-3: FMAS-related receptor tyrosine kinase-3, HDAC: histone deacetylase, LXR: liver X receptor, MAPK: mitogen-activated protein kinase, MET: MNNG HOS transforming gene, NIS: sodium iodide symporter, PAX-8: paired box gene-8, PDGFR: platelet-derived growth factor receptor, PI3K: phosphoinositide 3-kinase, PKA: protein kinase A, PPARγ: peroxisome proliferator-activated receptor γ, Tg: thyroglobulin, TPO: thyroperoxidase, TSHR: thyroid-stimulating hormone (TSH) receptor, TTF-1: thyroid transcription factor-1, TTF-2: thyroid transcription factor-2, VEGFR: vascular endothelial growth factor receptor. (Theranostics. 2021 Apr 15;11(13):6251-6277. 인용 및 일부 추가)

Reference

1. Tesselaar, M.H.; Crezee, T.; Swarts, H.G.; Gerrits, D.; Boerman, O.C.; Koenderink, J.B.; Stunnenberg, H.G.; Netea, M.G.; Smit, J.W.A.; Netea-Maier, R.T.; et al. Digitalis-like Compounds Facilitate Non-Medullary Thyroid Cancer Redifferentiation through Intracellular Ca2+, FOS, and Autophagy-Dependent Pathways. *Mol. Cancer Ther.* **2017**, *16*, 169–181, doi:10.1158/1535-7163.MCT-16-0460.

2. Tesselaar, M.H.; Crezee, T.; Schuurmans, I.; Gerrits, D.; Nagarajah, J.; Boerman, O.C.; van Engen-van Grunsven, I.; Smit, J.W.A.; Netea-Maier, R.T.; Plantinga, T.S. Digitalislike Compounds Restore HNIS Expression and Iodide Uptake Capacity in Anaplastic Thyroid Cancer. *J. Nucl. Med.* **2018**, *59*, 780–786, doi:10.2967/jnumed.117.200675.
3. Crezee, T.; Tesselaar, M.H.; Nagarajah, J.; Corver, W.E.; Morreau, J.; Pritchard, C.; Kimura, S.; Kuiper, J.G.; van Engen-van Grunsven, I.; Smit, J.W.A.; et al. Digoxin Treatment Reactivates in Vivo Radioactive Iodide Uptake and Correlates with Favorable Clinical Outcome in Non-Medullary Thyroid Cancer. *Cell Oncol (Dordr)* **2021**, *44*, 611–625, doi:10.1007/s13402-021-00588-y.
4. Gao, X.; Wu, X.; Zhang, X.; Hua, W.; Zhang, Y.; Maimaiti, Y.; Gao, Z.; Zhang, Y. Inhibition of BRD4 Suppresses Tumor Growth and Enhances Iodine Uptake in Thyroid Cancer. *Biochem. Biophys. Res. Commun.* **2016**, *469*, 679–685, doi:10.1016/j.bbrc.2015.12.008.
5. Chakravarty, D.; Santos, E.; Ryder, M.; Knauf, J.A.; Liao, X.-H.; West, B.L.; Bollag, G.; Kolesnick, R.; Thin, T.H.; Rosen, N.; et al. Small-Molecule MAPK Inhibitors Restore Radioiodine Incorporation in Mouse Thyroid Cancers with Conditional BRAF Activation. *J. Clin. Invest.* **2011**, *121*, 4700–4711, doi:10.1172/JCI46382.
6. Galrão, A.L.; Camargo, R.Y.; Friguglietti, C.U.; Moraes, L.; Cerutti, J.M.; Serrano-Nascimento, C.; Suzuki, M.F.; Medeiros-Neto, G.; Rubio, I.G.S. Hypermethylation of a New Distal Sodium/Iodide Symporter (NIS) Enhancer (NDE) Is Associated with Reduced NIS Expression in Thyroid Tumors. *J. Clin. Endocrinol. Metab.* **2014**, *99*, E944-952, doi:10.1210/jc.2013-1450.
7. Venkataraman, G.M.; Yatin, M.; Marcinek, R.; Ain, K.B. Restoration of Iodide Uptake in Dedifferentiated Thyroid Carcinoma: Relationship to Human Na+/I-Symporter Gene Methylation Status. *J. Clin. Endocrinol. Metab.* **1999**, *84*, 2449–2457, doi:10.1210/jcem.84.7.5815.
8. Kim, J.; Song, J.; Ji, H.D.; Yoo, E.K.; Lee, J.-E.; Lee, S.B.; Oh, J.M.; Lee, S.; Hwang, J.S.; Yoon, H.; et al. Discovery of Potent, Selective, and Orally Bioavailable Estrogen-Related Receptor-γ Inverse Agonists To Restore the Sodium Iodide Symporter Function in Anaplastic Thyroid Cancer. *J. Med. Chem.* **2019**, *62*, 1837–1858, doi:10.1021/acs.jmedchem.8b01296.
9. Singh, T.D.; Song, J.; Kim, J.; Chin, J.; Ji, H.D.; Lee, J.-E.; Lee, S.B.; Yoon, H.; Yu, J.H.; Kim, S.K.; et al. A Novel Orally Active Inverse Agonist of Estrogen-Related Receptor Gamma (ERRγ), DN200434, A Booster of NIS in Anaplastic Thyroid Cancer. *Clin. Cancer Res.* **2019**, *25*, 5069–5081, doi:10.1158/1078-0432.CCR-18-3007.
10. Singh, T.D.; Jeong, S.Y.; Lee, S.-W.; Ha, J.-H.; Lee, I.-K.; Kim, S.H.; Kim, J.; Cho, S.J.; Ahn, B.-C.; Lee, J.; et al. Inverse Agonist of Estrogen-Related Receptor γ Enhances Sodium Iodide Symporter Function Through Mitogen-Activated Protein Kinase Signaling in Anaplastic Thyroid Cancer Cells. *J. Nucl. Med.* **2015**, *56*, 1690–1696, doi:10.2967/jnumed.115.160366.
11. Oh, J.M.; Rajendran, R.L.; Gangadaran, P.; Hong, C.M.; Jeong, J.H.; Lee, J.; Ahn, B.-C. Targeting GLI1 Transcription Factor for Restoring Iodine Avidity with Redifferentiation in Radioactive-Iodine Refractory Thyroid Cancers. *Cancers (Basel)* **2022**, *14*, 1782, doi:10.3390/cancers14071782.
12. Jang, S.; Yu, X.-M.; Odorico, S.; Clark, M.; Jaskula-Sztul, R.; Schienebeck, C.M.; Kupcho, K.R.; Harrison, A.D.; Winston-McPherson, G.N.; Tang, W.; et al. Novel

Analogs Targeting Histone Deacetylase Suppress Aggressive Thyroid Cancer Cell Growth and Induce Re-Differentiation. *Cancer Gene Ther.* **2015**, *22*, 410–416, doi:10.1038/cgt.2015.37.
13. Fröhlich, E.; Brossart, P.; Wahl, R. Induction of Iodide Uptake in Transformed Thyrocytes: A Compound Screening in Cell Lines. *Eur J Nucl Med Mol Imaging* **2008**, *36*, 780, doi:10.1007/s00259-008-1024-6.
14. Kitazono, M.; Robey, R.; Zhan, Z.; Sarlis, N.J.; Skarulis, M.C.; Aikou, T.; Bates, S.; Fojo, T. Low Concentrations of the Histone Deacetylase Inhibitor, Depsipeptide (FR901228), Increase Expression of the Na(+)/I(-) Symporter and Iodine Accumulation in Poorly Differentiated Thyroid Carcinoma Cells. *J. Clin. Endocrinol. Metab.* **2001**, *86*, 3430–3435, doi:10.1210/jcem.86.7.7621.
15. Fortunati, N.; Catalano, M.G.; Arena, K.; Brignardello, E.; Piovesan, A.; Boccuzzi, G. Valproic Acid Induces the Expression of the Na+/I- Symporter and Iodine Uptake in Poorly Differentiated Thyroid Cancer Cells. *J. Clin. Endocrinol. Metab.* **2004**, *89*, 1006–1009, doi:10.1210/jc.2003-031407.
16. Altmann, A.; Eisenhut, M.; Bauder-Wüst, U.; Markert, A.; Askoxylakis, V.; Hess-Stumpp, H.; Haberkorn, U. Therapy of Thyroid Carcinoma with the Histone Deacetylase Inhibitor MS-275. *Eur. J. Nucl. Med. Mol. Imaging* **2010**, *37*, 2286–2297, doi:10.1007/s00259-010-1573-3.
17. Pugliese, M.; Fortunati, N.; Germano, A.; Asioli, S.; Marano, F.; Palestini, N.; Frairia, R.; Boccuzzi, G.; Catalano, M.G. Histone Deacetylase Inhibition Affects Sodium Iodide Symporter Expression and Induces 131I Cytotoxicity in Anaplastic Thyroid Cancer Cells. *Thyroid* **2013**, *23*, 838–846, doi:10.1089/thy.2012.0359.
18. Puppin, C.; D'Aurizio, F.; D'Elia, A.V.; Cesaratto, L.; Tell, G.; Russo, D.; Filetti, S.; Ferretti, E.; Tosi, E.; Mattei, T.; et al. Effects of Histone Acetylation on Sodium Iodide Symporter Promoter and Expression of Thyroid-Specific Transcription Factors. *Endocrinology* **2005**, *146*, 3967–3974, doi:10.1210/en.2005-0128.
19. Furuya, F.; Shimura, H.; Suzuki, H.; Taki, K.; Ohta, K.; Haraguchi, K.; Onaya, T.; Endo, T.; Kobayashi, T. Histone Deacetylase Inhibitors Restore Radioiodide Uptake and Retention in Poorly Differentiated and Anaplastic Thyroid Cancer Cells by Expression of the Sodium/Iodide Symporter Thyroperoxidase and Thyroglobulin. *Endocrinology* **2004**, *145*, 2865–2875, doi:10.1210/en.2003-1258.
20. Zarnegar, R.; Brunaud, L.; Kanauchi, H.; Wong, M.; Fung, M.; Ginzinger, D.; Duh, Q.-Y.; Clark, O.H. Increasing the Effectiveness of Radioactive Iodine Therapy in the Treatment of Thyroid Cancer Using Trichostatin A, a Histone Deacetylase Inhibitor. *Surgery* **2002**, *132*, 984–990; discussion 990, doi:10.1067/msy.2002.128690.
21. Shen, W.T.; Wong, T.S.; Chung, W.-Y.; Wong, M.G.; Kebebew, E.; Duh, Q.-Y.; Clark, O.H. Valproic Acid Inhibits Growth, Induces Apoptosis, and Modulates Apoptosis-Regulatory and Differentiation Gene Expression in Human Thyroid Cancer Cells. *Surgery* **2005**, *138*, 979–984; discussion 984-985, doi:10.1016/j.surg.2005.09.019.
22. Hou, P.; Bojdani, E.; Xing, M. Induction of Thyroid Gene Expression and Radioiodine Uptake in Thyroid Cancer Cells by Targeting Major Signaling Pathways. *J. Clin. Endocrinol. Metab.* **2010**, *95*, 820–828, doi:10.1210/jc.2009-1888.
23. Bauriaud-Mallet, M.; Vija-Racaru, L.; Brillouet, S.; Mallinger, A.; de Medina, P.; Rives, A.; Payre, B.; Poirot, M.; Courbon, F.; Silvente-Poirot, S. The Cholesterol-Derived Metabolite Dendrogenin A Functionally Reprograms Breast Adenocarcinoma and Undifferentiated Thyroid Cancer Cells. *J. Steroid Biochem. Mol. Biol.* **2019**, *192*,

105390, doi:10.1016/j.jsbmb.2019.105390.
24. Oh, J.M.; Baek, S.H.; Gangadaran, P.; Hong, C.M.; Rajendran, R.L.; Lee, H.W.; Zhu, L.; Gopal, A.; Kalimuthu, S.; Jeong, S.Y.; et al. A Novel Tyrosine Kinase Inhibitor Can Augment Radioactive Iodine Uptake Through Endogenous Sodium/Iodide Symporter Expression in Anaplastic Thyroid Cancer. *Thyroid* **2020**, *30*, 501–518, doi:10.1089/thy.2018.0626.
25. Oh, J.M.; Kalimuthu, S.; Gangadaran, P.; Baek, S.H.; Zhu, L.; Lee, H.W.; Rajendran, R.L.; Hong, C.M.; Jeong, S.Y.; Lee, S.-W.; et al. Reverting Iodine Avidity of Radioactive-Iodine Refractory Thyroid Cancer with a New Tyrosine Kinase Inhibitor (K905-0266) Excavated by High-Throughput NIS (Sodium Iodide Symporter) Enhancer Screening Platform Using Dual Reporter Gene System. *Oncotarget* **2018**, *9*, 7075–7087, doi:10.18632/oncotarget.24159.
26. Fenton, M.S.; Marion, K.M.; Salem, A.K.; Hogen, R.; Naeim, F.; Hershman, J.M. Sunitinib Inhibits MEK/ERK and SAPK/JNK Pathways and Increases Sodium/Iodide Symporter Expression in Papillary Thyroid Cancer. *Thyroid* **2010**, *20*, 965–974, doi:10.1089/thy.2010.0008.
27. Nagarajah, J.; Le, M.; Knauf, J.A.; Ferrandino, G.; Montero-Conde, C.; Pillarsetty, N.; Bolaender, A.; Irwin, C.; Krishnamoorthy, G.P.; Saqcena, M.; et al. Sustained ERK Inhibition Maximizes Responses of BrafV600E Thyroid Cancers to Radioiodine. *J. Clin. Invest.* **2016**, doi:10.1172/JCI89067.
28. Liu, D.; Hu, S.; Hou, P.; Jiang, D.; Condouris, S.; Xing, M. Suppression of BRAF/MEK/MAP Kinase Pathway Restores Expression of Iodide-Metabolizing Genes in Thyroid Cells Expressing the V600E BRAF Mutant. *Clin. Cancer Res.* **2007**, *13*, 1341–1349, doi:10.1158/1078-0432.CCR-06-1753.
29. Plantinga, T.S.; Heinhuis, B.; Gerrits, D.; Netea, M.G.; Joosten, L.A.B.; Hermus, A.R.M.M.; Oyen, W.J.G.; Schweppe, R.E.; Haugen, B.R.; Boerman, O.C.; et al. MTOR Inhibition Promotes TTF1-Dependent Redifferentiation and Restores Iodine Uptake in Thyroid Carcinoma Cell Lines. *J. Clin. Endocrinol. Metab.* **2014**, *99*, E1368-1375, doi:10.1210/jc.2014-1171.
30. Tavares, C.; Eloy, C.; Melo, M.; Gaspar da Rocha, A.; Pestana, A.; Batista, R.; Bueno Ferreira, L.; Rios, E.; Sobrinho Simões, M.; Soares, P. MTOR Pathway in Papillary Thyroid Carcinoma: Different Contributions of MTORC1 and MTORC2 Complexes for Tumor Behavior and SLC5A5 MRNA Expression. *Int J Mol Sci* **2018**, *19*, doi:10.3390/ijms19051448.
31. Yu, X.-M.; Jaskula-Sztul, R.; Ahmed, K.; Harrison, A.D.; Kunnimalaiyaan, M.; Chen, H. Resveratrol Induces Differentiation Markers Expression in Anaplastic Thyroid Carcinoma via Activation of Notch1 Signaling and Suppresses Cell Growth. *Mol. Cancer Ther.* **2013**, *12*, 1276–1287, doi:10.1158/1535-7163.MCT-12-0841.
32. Kogai, T.; Sajid-Crockett, S.; Newmarch, L.S.; Liu, Y.-Y.; Brent, G.A. Phosphoinositide-3-Kinase Inhibition Induces Sodium/Iodide Symporter Expression in Rat Thyroid Cells and Human Papillary Thyroid Cancer Cells. *J. Endocrinol.* **2008**, *199*, 243–252, doi:10.1677/JOE-08-0333.
33. Zhang, L.; Xu, S.; Cheng, X.; Wu, J.; Wang, X.; Wu, L.; Yu, H.; Bao, J. Curcumin Enhances the Membrane Trafficking of the Sodium Iodide Symporter and Augments Radioiodine Uptake in Dedifferentiated Thyroid Cancer Cells via Suppression of the PI3K-AKT Signaling Pathway. *Food Funct* **2021**, *12*, 8260–8273, doi:10.1039/d1fo01073e.
34. Fröhlich, E.; Machicao, F.; Wahl, R. Action of Thiazolidinediones on Differentiation,

Proliferation and Apoptosis of Normal and Transformed Thyrocytes in Culture. *Endocr. Relat. Cancer* **2005**, *12*, 291–303, doi:10.1677/erc.1.00973.

35. Park, J.-W.; Zarnegar, R.; Kanauchi, H.; Wong, M.G.; Hyun, W.C.; Ginzinger, D.G.; Lobo, M.; Cotter, P.; Duh, Q.-Y.; Clark, O.H. Troglitazone, the Peroxisome Proliferator-Activated Receptor-Gamma Agonist, Induces Antiproliferation and Redifferentiation in Human Thyroid Cancer Cell Lines. *Thyroid* **2005**, *15*, 222–231, doi:10.1089/thy.2005.15.222.
36. Schmutzler, C.; Winzer, R.; Meissner-Weigl, J.; Köhrle, J. Retinoic Acid Increases Sodium/Iodide Symporter MRNA Levels in Human Thyroid Cancer Cell Lines and Suppresses Expression of Functional Symporter in Nontransformed FRTL-5 Rat Thyroid Cells. *Biochem. Biophys. Res. Commun.* **1997**, *240*, 832–838, doi:10.1006/bbrc.1997.7715.
37. Van Herle, A.J.; Agatep, M.L.; Padua, D.N.; Totanes, T.L.; Canlapan, D.V.; Van Herle, H.M.; Juillard, G.J. Effects of 13 Cis-Retinoic Acid on Growth and Differentiation of Human Follicular Carcinoma Cells (UCLA R0 82 W-1) in Vitro. *J. Clin. Endocrinol. Metab.* **1990**, *71*, 755–763, doi:10.1210/jcem-71-3-755.
38. Kurebayashi, J.; Tanaka, K.; Otsuki, T.; Moriya, T.; Kunisue, H.; Uno, M.; Sonoo, H. All-Trans-Retinoic Acid Modulates Expression Levels of Thyroglobulin and Cytokines in a New Human Poorly Differentiated Papillary Thyroid Carcinoma Cell Line, KTC-1. *J. Clin. Endocrinol. Metab.* **2000**, *85*, 2889–2896, doi:10.1210/jcem.85.8.6732.
39. Jeong, H.; Kim, Y.-R.; Kim, K.-N.; Choe, J.-G.; Chung, J.-K.; Kim, M.-K. Effect of All-Trans Retinoic Acid on Sodium/Iodide Symporter Expression, Radioiodine Uptake and Gene Expression Profiles in a Human Anaplastic Thyroid Carcinoma Cell Line. *Nucl. Med. Biol.* **2006**, *33*, 875–882, doi:10.1016/j.nucmedbio.2006.07.004.
40. Shang, H.; Zhao, J.; Yao, J.; Wang, H.; Dong, J.; Liao, L. Nevirapine Increases Sodium/Iodide Symporter-Mediated Radioiodide Uptake by Activation of TSHR/CAMP/CREB/PAX8 Signaling Pathway in Dedifferentiated Thyroid Cancer. *Front Oncol* **2020**, *10*, 404, doi:10.3389/fonc.2020.00404.
41. Dong, J.J.; Zhou, Y.; Liu, Y.T.; Zhang, Z.W.; Zhou, X.J.; Wang, H.J.; Liao, L. In Vitro Evaluation of the Therapeutic Potential of Nevirapine in Treatment of Human Thyroid Anaplastic Carcinoma. *Mol. Cell. Endocrinol.* **2013**, *370*, 113–118, doi:10.1016/j.mce.2013.02.001.
42. Xu, S.; Cheng, X.; Wu, J.; Wang, Y.; Wang, X.; Wu, L.; Yu, H.; Bao, J.; Zhang, L. Capsaicin Restores Sodium Iodine Symporter-Mediated Radioiodine Uptake through Bypassing Canonical TSH–TSHR Pathway in Anaplastic Thyroid Carcinoma Cells. *J Mol Cell Biol* **2022**, *13*, 791–807, doi:10.1093/jmcb/mjab072.
43. Zhang, J.; Zhao, A.; Jia, X.; Li, X.; Liang, Y.; Liu, Y.; Xie, X.; Qu, X.; Wang, Q.; Zhang, Y.; et al. Sinomenine Hydrochloride Promotes TSHR-Dependent Redifferentiation in Papillary Thyroid Cancer. *Int J Mol Sci* **2022**, *23*, 10709, doi:10.3390/ijms231810709.
44. Ruan, M.; Liu, M.; Dong, Q.; Chen, L. Iodide- and Glucose-Handling Gene Expression Regulated by Sorafenib or Cabozantinib in Papillary Thyroid Cancer. *J. Clin. Endocrinol. Metab.* **2015**, *100*, 1771–1779, doi:10.1210/jc.2014-3023.

표 2. 탈분화갑상선암의 재분화 관련 전임상 연구: 복합처치

Target	Compound	Type of study	Result	Reference
BRAF, HER, MEK	Dabrafenib, Selumetinib, Lapatinib	*In vitro*	NIS, TPO, Tg, TSHR ↑ ^{125}I uptake ↑ ^{131}I cytotoxicity ↑	[1]
BRAF, MEK	Vemurafenib, PD98059	*In vitro*	NIS ↑ ^{125}I uptake ↑	[2]
DNA methylation, HDAC	5-aza-2'-deoxycytidine, Sodium butyrate	*In vitro*	NIS ↑ ^{125}I uptake ↑	[3]
	5-aza-2'-deoxycytidine, Valproic acid	*In vitro*	NIS ↑ ^{125}I uptake ↑	[4]
HDAC, MAPK	Vemurafenib, Vorinostat	*In vitro*	NIS, TPO, Tg, TSHR ↑ ^{125}I uptake ↑	[5]
	Selumetinib, Dabrafenib, Panobinostat	*In vitro*	NIS, Tg, TSHR, TPO ↑ NIS ↑ ^{125}I uptake ↑ ^{131}I cytotoxicity ↑	[6]
HDAC, MAPK, PI3K/AKT	RDEA119, Temsirolimus, Perifosine, Vorinostat	*In vitro*	NIS, TSHR, TPO ↑ NIS ↑ ^{125}I uptake ↑	[7]
HDAC, Retinoic acid receptor	Tributyrin, Retinoic acid	*In vitro*	NIS ↑ ^{125}I uptake ↑	[8]
HMT, MAPK	Dabrafenib, Selumetinib, Tazemetostat	*In vitro*	NIS, TPO, Tg, TSHR, PAX-8, TTF-1 ↑ ^{125}I uptake ↑ ^{131}I therapy ↑	[9]
MAPK, SAPK/JNK	Sunitinib, Forskolin	*In vitro*	NIS, TPO, Tg, TSHR, PAX-8 ↑	[10]
PPARγ, Retinoic X receptor	Rosiglitazone, Bexarotene	*In vitro*	NIS, Tg ↑	[11]

HDAC: histone deacetylase, HER: human epidermal growth factor receptor, HMT: histone methyltransferase, MAPK: mitogen-activated protein kinase, NIS: sodium iodide symporter, PAX-8: paired box gene-8, PI3K: phosphoinositide 3-kinase, PPARγ: peroxisome proliferator-activated receptor γ, SAPK/JNK: stress-activated protein kinases/jun amino-terminal kinases, Tg: thyroglobulin, TPO: thyroperoxidase, TSHR: thyroid-stimulating hormone (TSH) receptor, TTF-1: thyroid transcription factor-1. (Theranostics. 2021 Apr 15;11(13):6251-6277. 인용 및 일부 추가)

Reference

1. Cheng, L.; Jin, Y.; Liu, M.; Ruan, M.; Chen, L. HER Inhibitor Promotes BRAF/MEK Inhibitor-Induced Redifferentiation in Papillary Thyroid Cancer Harboring BRAFV600E. *Oncotarget* **2017**, *8*, 19843–19854, doi:10.18632/oncotarget.15773.
2. Zhang, H.; Chen, D. Synergistic Inhibition of MEK/ERK and BRAF V600E with

PD98059 and PLX4032 Induces Sodium/Iodide Symporter (NIS) Expression and Radioiodine Uptake in BRAF Mutated Papillary Thyroid Cancer Cells. *Thyroid Res* **2018**, *11*, 13, doi:10.1186/s13044-018-0057-6.

3. Provenzano, M.J.; Fitzgerald, M.P.; Krager, K.; Domann, F.E. Increased Iodine Uptake in Thyroid Carcinoma after Treatment with Sodium Butyrate and Decitabine (5-Aza-DC). *Otolaryngol Head Neck Surg* **2007**, *137*, 722–728, doi:10.1016/j.otohns.2007.07.030.
4. Massimino, M.; Tirrò, E.; Stella, S.; Frasca, F.; Vella, V.; Sciacca, L.; Pennisi, M.S.; Vitale, S.R.; Puma, A.; Romano, C.; et al. Effect of Combined Epigenetic Treatments and Ectopic NIS Expression on Undifferentiated Thyroid Cancer Cells. *Anticancer Res.* **2018**, *38*, 6653–6662, doi:10.21873/anticanres.13032.
5. Cheng, W.; Liu, R.; Zhu, G.; Wang, H.; Xing, M. Robust Thyroid Gene Expression and Radioiodine Uptake Induced by Simultaneous Suppression of BRAF V600E and Histone Deacetylase in Thyroid Cancer Cells. *J. Clin. Endocrinol. Metab.* **2016**, *101*, 962–971, doi:10.1210/jc.2015-3433.
6. Fu, H.; Cheng, L.; Jin, Y.; Cheng, L.; Liu, M.; Chen, L. MAPK Inhibitors Enhance HDAC Inhibitor-Induced Redifferentiation in Papillary Thyroid Cancer Cells Harboring BRAFV600E: An In Vitro Study. *Mol Ther Oncolytics* **2019**, *12*, 235–245, doi:10.1016/j.omto.2019.01.007.
7. Hou, P.; Bojdani, E.; Xing, M. Induction of Thyroid Gene Expression and Radioiodine Uptake in Thyroid Cancer Cells by Targeting Major Signaling Pathways. *J. Clin. Endocrinol. Metab.* **2010**, *95*, 820–828, doi:10.1210/jc.2009-1888.
8. Zhang, M.; Guo, R.; Xu, H.; Zhang, M.; Li, B. Retinoic Acid and Tributyrin Induce In-Vitro Radioiodine Uptake and Inhibition of Cell Proliferation in a Poorly Differentiated Follicular Thyroid Carcinoma. *Nucl Med Commun* **2011**, *32*, 605–610, doi:10.1097/MNM.0b013e3283463027.
9. Fu, H.; Cheng, L.; Sa, R.; Jin, Y.; Chen, L. Combined Tazemetostat and MAPKi Enhances Differentiation of Papillary Thyroid Cancer Cells Harbouring BRAFV600E by Synergistically Decreasing Global Trimethylation of H3K27. *J. Cell. Mol. Med.* **2020**, *24*, 3336–3345, doi:10.1111/jcmm.15007.
10. Fenton, M.S.; Marion, K.M.; Salem, A.K.; Hogen, R.; Naeim, F.; Hershman, J.M. Sunitinib Inhibits MEK/ERK and SAPK/JNK Pathways and Increases Sodium/Iodide Symporter Expression in Papillary Thyroid Cancer. *Thyroid* **2010**, *20*, 965–974, doi:10.1089/thy.2010.0008.
11. Chen, J.-Y.; Wang, J.-J.; Lee, H.-C.; Chi, C.-W.; Lee, C.-H.; Hsu, Y.-C. Combination of Peroxisome Proliferator-Activated Receptor Gamma and Retinoid X Receptor Agonists Induces Sodium/Iodide Symporter Expression and Inhibits Cell Growth of Human Thyroid Cancer Cells. *J Chin Med Assoc* **2020**, *83*, 923–930, doi:10.1097/JCMA.0000000000000389.

표 3. 탈분화갑상선암의 재분화 관련 임상연구

Classification	Drug	Type of Study	Patients (n)	Dose	Duration of treatment before RAI	Main Result	Reference
BRAF inhibitor	Dabrafenib	Interventional study	10	150mg	25 days	Increase of RAI uptake (6/10) PR (2/6) and SD (4/6) after RAI therapy	[1]
	Vemurafenib	Pilot study	Total 12 10 evaluable	960mg	4 weeks	Increase of RAI uptake (4/10) Tumor regression after RAI therapy (3/4)	[2]
HDAC inhibitor	Romidepsin (Depsipeptide)	Phase I	11	1 to 9mg/m^2	6-112 weeks (21 days cycle)	Faintly increase of RAI uptake (2/6)	[3]
		Phase II	20	13mg/m^2	0.46-12 months (28 days cycle)	Increase of RAI uptake (2/16)	[4]
	Valproic acid	Phase II	13	500mg once for 3 days followed by 500mg	10 weeks	Increase of RAI uptake (0/10)	[5]
	Vorinostat	Phase I	6	200-400mg	12-37+ months (4 weeks cycle)	Increase of RAI uptake (1/3)	[6]
Lithium	Lithium	Pilot study	12	1200mg	Unknown duration (During and after 2nd RAI therapy)	Increase of RAI uptake (5/12) *Mixed pattern of RAI uptake (2/12) Response for RAI therapy (0/12)	[7]
MEK inhibitor	Selumetinib	Pilot study	Total 24 20 evaluable	75mg	4 weeks	Increase of RAI uptake (12/20) Reached dosimetry threshold for RAI therapy (8/12) PR (5/8) and SD (3/8) after RAI therapy	[8]
Non-nucleoside reverse transcriptase inhibitor	Nevirapine	Case report	1	200mg	Unknown duration	Increase of RAI uptake in metastatic sites	[9]
PPARγ agonist	Pioglitazone	Case report	5	30mg followed by 45mg	6 months (30mg dose for 2 weeks followed by 45mg dose)	Increase of RAI uptake (0/5)	[10]
	Rosiglitazone	Case report	1	8mg	3 months	Increase of RAI uptake	[11]
		Case report	1	8mg	2 months	Increase of RAI uptake Tumor regression after RAI therapy	[12]
		Phase II	10	4mg or 8mg	1 week for 4mg dose 7 weeks for 8mg dose	Increase of RAI uptake (4/10)	[13]
		Phase II	20	4mg or 8mg	1 week for 4mg dose 7 weeks for 8mg dose	PR for RAI uptake and Tg level (5/20)	[14]

<table>
<tr><th>Classification</th><th>Drug</th><th>Type of Study</th><th>Patients (n)</th><th>Dose</th><th>Duration of treatment before RAI</th><th>Main Result</th><th>Reference</th></tr>
<tr><td rowspan="3">PPARγ agonist</td><td rowspan="3">Rosiglitazone</td><td>Pilot study</td><td>5</td><td>4mg or 8mg</td><td>1 month for 4mg dose
2 months for 8mg dose</td><td>Faintly increase of RAI uptake (1/5)</td><td>[15]</td></tr>
<tr><td>Pilot study</td><td>23</td><td>8mg</td><td>6 weeks</td><td>Increase of RAI uptake (5/23)</td><td>[16]</td></tr>
<tr><td>Pilot study</td><td>9</td><td>4mg followed by 8mg</td><td>6 months (4mg dose for 2 weeks followed by 8mg dose)</td><td>Increase of RAI uptake (5/9)
Tumor regression after RAI therapy (3/9)</td><td>[17]</td></tr>
<tr><td rowspan="4">RET inhibitor</td><td>Larotrectinib</td><td>Case reports</td><td>3</td><td>100mg</td><td>Continue until disease progression or unacceptable toxicity</td><td>Increase of RAI uptake (2/3)</td><td>[18]</td></tr>
<tr><td>Pralsetinib</td><td>Pilot study</td><td>1</td><td>Unknown</td><td>Unknown</td><td>Increase of RAI uptake
Decline of Tg level</td><td>[19]</td></tr>
<tr><td>Pralsetinib</td><td>Case report</td><td>1</td><td>Unknown</td><td>5 months</td><td>Increase of RAI uptake
Decline of FDG uptake</td><td>[37]</td></tr>
<tr><td>Selpercatinib</td><td>Case report</td><td>1</td><td>160mg</td><td>3 weeks</td><td>Increase of RAI uptake
Suppression of Tg level</td><td>[20]</td></tr>
<tr><td rowspan="9">Retinoic acid</td><td rowspan="4">Bexarotene</td><td>Pilot study</td><td>12</td><td>300mg</td><td>6 weeks</td><td>PR for RAI uptake (8/11)</td><td>[21]</td></tr>
<tr><td>Pilot study</td><td>10</td><td>1.5mg/kg</td><td>6 weeks</td><td>Increase of RAI uptake (4/10)</td><td>[22]</td></tr>
<tr><td>Pilot study</td><td>50</td><td>1.5mg/kg</td><td>5 weeks</td><td>Increase of RAI uptake (21/50)
Tumor regression after RAI therapy (6/37)</td><td>[23]</td></tr>
<tr><td>Pilot study</td><td>25</td><td>1mg/kg</td><td>3 months</td><td>Increase of RAI uptake (5/25)</td><td>[24]</td></tr>
<tr><td rowspan="5">Isotretinoin</td><td>Pilot study</td><td>5
5</td><td>1.0 to 1.5mg/kg</td><td>5 weeks
5 weeks</td><td>Increase of RAI uptake (3/5)
Decrease of tumor size (1/5)</td><td>[25]</td></tr>
<tr><td>Pilot study</td><td>11</td><td>1.5mg/kg</td><td>8 weeks</td><td>Increase of RAI uptake (2/11)</td><td>[26]</td></tr>
<tr><td>Pilot study</td><td>27</td><td>0.66-1.5mg/kg</td><td>5-12 weeks</td><td>Optimal positive RAI uptake (9/27)
Suboptimal RAI uptake (10/27)
Tumor regression or stabilization after RAI therapy (7/17)</td><td>[27]</td></tr>
<tr><td>Pilot study</td><td>47</td><td>1-1.5mg/kg</td><td>6 weeks</td><td>CR for RAI uptake (1/47)
PR for RAI uptake (9/47)</td><td>[28]</td></tr>
<tr><td>Phase II</td><td>53</td><td>1.0mg/kg/day for 1 week followed by 1.5mg/kg</td><td>6 weeks</td><td>Increase of RAI uptake (9/53)</td><td>[29]</td></tr>
</table>

Classification	Drug	Type of Study	Patients (n)	Dose	Duration of treatment before RAI	Main Result	Reference
Retinoic acid	Isotretinoin	Phase II	16	1.5mg/kg	8 weeks	Increase of RAI uptake (1/16)	[30]
	Tretinoin	Pilot study	13	1.5mg/kg	1.5 - 18 months	Faintly increase of RAI uptake (6/13) PR for RAI therapy (1/13)	[31]
	Tretinoin	Retrospective study	11	1.00±0.09 $mg \cdot kg^{-1} \cdot d^{-1}$	30 or 60 days	Re-induction of RAI uptake (4/11) PR for RAI therapy (5/11)	[32]
Combinations	Trametinib ± Dabrafenib	Phase II	20	2mg trametinib (additional dabrafenib 75mg twice daily for *BRAF*-mutated patients)	21 ± 3 days	Increase of RAI uptake (7/20) Decline of Tg level (4/7), SD (5/7) and PR (1/7) after RAI therapy	[33]
	Trametinib + Dabrafenib	Case report	1	150mg (Dabrafenib) 2mg (Trametinib)	4 weeks	Increase of RAI uptake Decline of Tg level	[34]
	Dabrafenib ± Trametinib, Vemurafenib, Trametinib, Investigational MEK inhibitor	Retrospective study	13	Unknown	Median duration of treatment: 14.3 months (range, 0.9 to 76.4)	Increase of RAI uptake (9/13) PR (3/9) and SD (6/9) after RAI therapy	[35]
	Trametinib ± Dabrafenib, Vemurafenib + Cobimetinib	Retrospective, cohort study	6	Unknown	4 weeks	Increase of RAI uptake (4/6) PR (3/4) and SD (1/4) after RAI therapy	[36]

CR: complete response, HDAC: histone deacetylase, N/A: not available, PPARγ: peroxisome proliferator-activated receptor, PR: partial response, RAI: radioactive iodine, SD: stable disease. *Mixed pattern means 2 regions of interest with different effects of lithium. (Theranostics. 2021 Apr 15;11(13):6251-6277. 인용 및 일부 추가)

Reference

1. Rothenberg, S.M.; McFadden, D.G.; Palmer, E.L.; Daniels, G.H.; Wirth, L.J. Redifferentiation of Iodine-Refractory BRAF V600E-Mutant Metastatic Papillary Thyroid Cancer with Dabrafenib. *Clin. Cancer Res.* **2015**, *21*, 1028–1035, doi:10.1158/1078-0432.CCR-14-2915.
2. Dunn, L.A.; Sherman, E.J.; Baxi, S.S.; Tchekmedyian, V.; Grewal, R.K.; Larson, S.M.; Pentlow, K.S.; Haque, S.; Tuttle, R.M.; Sabra, M.M.; et al. Vemurafenib Redifferentiation of BRAF Mutant, RAI-Refractory Thyroid Cancers. *J Clin Endocrinol Metab* **2019**, *104*, 1417–1428, doi:10.1210/jc.2018-01478.
3. Amiri-Kordestani, L.; Luchenko, V.; Peer, C.J.; Ghafourian, K.; Reynolds, J.; Draper, D.; Frye, R.; Woo, S.; Venzon, D.; Wright, J.; et al. Phase I Trial of a New Schedule of Romidepsin in Patients with Advanced Cancers. *Clin Cancer Res* **2013**, *19*, 4499–4507,

doi:10.1158/1078-0432.CCR-13-0095.

4. Sherman, E.J.; Su, Y.B.; Lyall, A.; Schöder, H.; Fury, M.G.; Ghossein, R.A.; Haque, S.; Lisa, D.; Shaha, A.R.; Tuttle, R.M.; et al. Evaluation of Romidepsin for Clinical Activity and Radioactive Iodine Reuptake in Radioactive Iodine-Refractory Thyroid Carcinoma. *Thyroid* **2013**, *23*, 593–599, doi:10.1089/thy.2012.0393.
5. Nilubol, N.; Merkel, R.; Yang, L.; Patel, D.; Reynolds, J.C.; Sadowski, S.M.; Neychev, V.; Kebebew, E. A Phase II Trial of Valproic Acid in Patients with Advanced, Radioiodine-Resistant Thyroid Cancers of Follicular Cell Origin. *Clin Endocrinol (Oxf)* **2017**, *86*, 128–133, doi:10.1111/cen.13154.
6. Kelly, W.K.; O'Connor, O.A.; Krug, L.M.; Chiao, J.H.; Heaney, M.; Curley, T.; MacGregore-Cortelli, B.; Tong, W.; Secrist, J.P.; Schwartz, L.; et al. Phase I Study of an Oral Histone Deacetylase Inhibitor, Suberoylanilide Hydroxamic Acid, in Patients with Advanced Cancer. *J Clin Oncol* **2005**, *23*, 3923–3931, doi:10.1200/JCO.2005.14.167.
7. Liu, Y.Y.; van der Pluijm, G.; Karperien, M.; Stokkel, M.P.M.; Pereira, A.M.; Morreau, J.; Kievit, J.; Romijn, J.A.; Smit, J.W.A. Lithium as Adjuvant to Radioiodine Therapy in Differentiated Thyroid Carcinoma: Clinical and in Vitro Studies. *Clin Endocrinol (Oxf)* **2006**, *64*, 617–624, doi:10.1111/j.1365-2265.2006.02515.x.
8. Ho, A.L.; Grewal, R.K.; Leboeuf, R.; Sherman, E.J.; Pfister, D.G.; Deandreis, D.; Pentlow, K.S.; Zanzonico, P.B.; Haque, S.; Gavane, S.; et al. Selumetinib-Enhanced Radioiodine Uptake in Advanced Thyroid Cancer. *N. Engl. J. Med.* **2013**, *368*, 623–632, doi:10.1056/NEJMoa1209288.
9. Modoni, S.; Landriscina, M.; Fabiano, A.; Fersini, A.; Urbano, N.; Ambrosi, A.; Cignarelli, M. Reinduction of Cell Differentiation and 131I Uptake in a Poorly Differentiated Thyroid Tumor in Response to the Reverse Transcriptase (RT) Inhibitor Nevirapine. *Cancer Biother Radiopharm* **2007**, *22*, 289–295, doi:10.1089/cbr.2006.316.
10. Rosenbaum-Krumme, S.J.; Bockisch, A.; Nagarajah, J. Pioglitazone Therapy in Progressive Differentiated Thyroid Carcinoma. *Nuklearmedizin* **2012**, *51*, 111–115, doi:10.3413/Nukmed-0474-12-01.
11. Elias, A.N.; Lizotte, P. Enhanced Radioiodine Uptake in a Patient with Poorly Differentiated Papillary Thyroid Cancer after Treatment with Rosiglitazone. *Clin Nucl Med* **2006**, *31*, 517–519, doi:10.1097/01.rlu.0000233148.45744.44.
12. Elola, M.; Yoldi, A.; Emparanza, J.I.; Matteucci, T.; Bilbao, I.; Goena, M. [Redifferentiation therapy with rosiglitazone in a case of differentiated thyroid cancer with pulmonary metastases and absence of radioiodine uptake]. *Rev Esp Med Nucl* **2011**, *30*, 241–243, doi:10.1016/j.remn.2010.08.005.
13. Kebebew, E.; Peng, M.; Reiff, E.; Treseler, P.; Woeber, K.A.; Clark, O.H.; Greenspan, F.S.; Lindsay, S.; Duh, Q.-Y.; Morita, E. A Phase II Trial of Rosiglitazone in Patients with Thyroglobulin-Positive and Radioiodine-Negative Differentiated Thyroid Cancer. *Surgery* **2006**, *140*, 960–966; discussion 966-967, doi:10.1016/j.surg.2006.07.038.
14. Kebebew, E.; Lindsay, S.; Clark, O.H.; Woeber, K.A.; Hawkins, R.; Greenspan, F.S. Results of Rosiglitazone Therapy in Patients with Thyroglobulin-Positive and Radioiodine-Negative Advanced Differentiated Thyroid Cancer. *Thyroid* **2009**, *19*, 953–956, doi:10.1089/thy.2008.0371.
15. Philips, J.-C.; Petite, C.; Willi, J.-P.; Buchegger, F.; Meier, C.A. Effect of Peroxisome Proliferator-Activated Receptor Gamma Agonist, Rosiglitazone, on Dedifferentiated Thyroid Cancers. *Nucl Med Commun* **2004**, *25*, 1183–1186, doi:10.1097/00006231-200412000-00005.

16. Tepmongkol, S.; Keelawat, S.; Honsawek, S.; Ruangvejvorachai, P. Rosiglitazone Effect on Radioiodine Uptake in Thyroid Carcinoma Patients with High Thyroglobulin but Negative Total Body Scan: A Correlation with the Expression of Peroxisome Proliferator-Activated Receptor-Gamma. *Thyroid* **2008**, *18*, 697–704, doi:10.1089/thy.2008.0056.
17. Rosenbaum-Krumme, S.J.; Freudenberg, L.S.; Jentzen, W.; Bockisch, A.; Nagarajah, J. Effects of Rosiglitazone on Radioiodine Negative and Progressive Differentiated Thyroid Carcinoma as Assessed by ^{124}IPET/CTImaging.*Clin Nucl Med* **2012**, *37*, e47-52, doi:10.1097/RLU.0b013e3182443ca6.
18. Groussin, L.; Theodon, H.; Bessiene, L.; Bricaire, L.; Bonnet-Serrano, F.; Cochand-Priollet, B.; Leroy, K.; Garinet, S.; Pasmant, E.; Zerbit, J.; et al. Redifferentiating Effect of Larotrectinib in NTRK-Rearranged Advanced Radioactive-Iodine Refractory Thyroid Cancer. *Thyroid* **2022**, *32*, 594–598, doi:10.1089/thy.2021.0524.
19. Chan, H.-P.; Chen, I.-F.; Tsai, F.-R.; Kao, C.-H.; Shen, D.H.-Y. Reversing "Flip-Flop" Phenomenon of 131 I and Glucose Avidity in RET-Fusion Positive Radioiodine-Refractory Thyroid Cancer Lesions After Treatment of Pralsetinib. *Clin Nucl Med* **2022**, doi:10.1097/RLU.0000000000004475.
20. Groussin, L.; Bessiene, L.; Arrondeau, J.; Garinet, S.; Cochand-Priollet, B.; Lupo, A.; Zerbit, J.; Clerc, J.; Huillard, O. Letter to the Editor: Selpercatinib-Enhanced Radioiodine Uptake in RET-Rearranged Thyroid Cancer. *Thyroid* **2021**, *31*, 1603–1604, doi:10.1089/thy.2021.0144.
21. Liu, Y.Y.; Stokkel, M.P.; Pereira, A.M.; Corssmit, E.P.; Morreau, H.A.; Romijn, J.A.; Smit, J.W.A. Bexarotene Increases Uptake of Radioiodide in Metastases of Differentiated Thyroid Carcinoma. *Eur J Endocrinol* **2006**, *154*, 525–531, doi:10.1530/eje.1.02123.
22. Simon, D.; Köhrle, J.; Schmutzler, C.; Mainz, K.; Reiners, C.; Röher, H.D. Redifferentiation Therapy of Differentiated Thyroid Carcinoma with Retinoic Acid: Basics and First Clinical Results. *Exp. Clin. Endocrinol. Diabetes* **1996**, *104 Suppl 4*, 13–15, doi:10.1055/s-0029-1211692.
23. Simon, D.; Körber, C.; Krausch, M.; Segering, J.; Groth, P.; Görges, R.; Grünwald, F.; Müller-Gärtner, H.W.; Schmutzler, C.; Köhrle, J.; et al. Clinical Impact of Retinoids in Redifferentiation Therapy of Advanced Thyroid Cancer: Final Results of a Pilot Study. *Eur J Nucl Med Mol Imaging* **2002**, *29*, 775–782, doi:10.1007/s00259-001-0737-6.
24. Grüning, T.; Tiepolt, C.; Zöphel, K.; Bredow, J.; Kropp, J.; Franke, W.-G. Retinoic Acid for Redifferentiation of Thyroid Cancer--Does It Hold Its Promise? *Eur J Endocrinol* **2003**, *148*, 395–402, doi:10.1530/eje.0.1480395.
25. Coelho, S.M.; Corbo, R.; Buescu, A.; Carvalho, D.P.; Vaisman, M. Retinoic Acid in Patients with Radioiodine Non-Responsive Thyroid Carcinoma. *J Endocrinol Invest* **2004**, *27*, 334–339, doi:10.1007/BF03351058.
26. Courbon, F.; Zerdoud, S.; Bastie, D.; Archambaud, F.; Hoff, M.; Eche, N.; Berry, I.; Caron, P. Defective Efficacy of Retinoic Acid Treatment in Patients with Metastatic Thyroid Carcinoma. *Thyroid* **2006**, *16*, 1025–1031, doi:10.1089/thy.2006.16.1025.
27. Fernández, C.A.; Puig-Domingo, M.; Lomeña, F.; Estorch, M.; Camacho Martí, V.; Bittini, A.L.; Marazuela, M.; Santamaría, J.; Castro, J.; Martínez de Icaya, P.; et al. Effectiveness of Retinoic Acid Treatment for Redifferentiation of Thyroid Cancer in Relation to Recovery of Radioiodine Uptake. *J Endocrinol Invest* **2009**, *32*, 228–233, doi:10.1007/BF03346457.

28. Oh, S.W.; Moon, S.; Park, D.J.; Cho, B.Y.; Jung, K.C.; Lee, D.S.; Chung, J.-K. Combined Therapy with 131I and Retinoic Acid in Korean Patients with Radioiodine-Refractory Papillary Thyroid Cancer. *Eur. J. Nucl. Med. Mol. Imaging* **2011**, *38*, 1798–1805, doi:10.1007/s00259-011-1849-2.
29. Handkiewicz-Junak, D.; Roskosz, J.; Hasse-Lazar, K.; Szpak-Ulczok, S.; Puch, Z.; Kukulska, A.; Olczyk, T.; Piela, A.; Paliczka-Cieslik, E.; Jarzab, B. 13-Cis-Retinoic Acid Re-Differentiation Therapy and Recombinant Human Thyrotropin-Aided Radioiodine Treatment of Non-Functional Metastatic Thyroid Cancer: A Single-Center, 53-Patient Phase 2 Study. *Thyroid Res* **2009**, *2*, 8, doi:10.1186/1756-6614-2-8.
30. Short, S.C.; Suovuori, A.; Cook, G.; Vivian, G.; Harmer, C. A Phase II Study Using Retinoids as Redifferentiation Agents to Increase Iodine Uptake in Metastatic Thyroid Cancer. *Clin Oncol (R Coll Radiol)* 2004, *16*, 569–574, doi:10.1016/j.clon.2004.06.018.
31. Damle, N.; Patnecha, M.; Kumar, P.; Maharjan, S.; Bal, C. Retinoic Acid Therapy in Patients with Radioiodine Negative Differentiated Thyroid Cancer and Clinical or Biochemical Evidence of Disease: An Initial Experience. *Indian J Nucl Med* **2011**, *26*, 144–148, doi:10.4103/0972-3919.103997.
32. Zhang, Y.; Jia, S.; Liu, Y.; Li, B.; Wang, Z.; Lu, H.; Zhu, C. A Clinical Study of All-Trans-Retinoid-Induced Differentiation Therapy of Advanced Thyroid Cancer. *Nucl Med Commun* **2007**, *28*, 251–255, doi:10.1097/MNM.0b013e3280708ebf.
33. Weber, M.; Kersting, D.; Riemann, B.; Brandenburg, T.; Führer-Sakel, D.; Grünwald, F.; Kreissl, M.C.; Dralle, H.; Weber, F.; Schmid, K.W.; et al. Enhancing Radioiodine Incorporation into Radioiodine-Refractory Thyroid Cancer with MAPK Inhibition (ERRITI): A Single-Center Prospective Two-Arm Study. *Clin Cancer Res* **2022**, *28*, 4194–4202, doi:10.1158/1078-0432.CCR-22-0437.
34. Jafri, S.; Yaqub, A. Redifferentiation of BRAF V600E-Mutated Radioiodine Refractory Metastatic Papillary Thyroid Cancer After Treatment With Dabrafenib and Trametinib. *Cureus* **2021**, *13*, e17488, doi:10.7759/cureus.17488.
35. Jaber, T.; Waguespack, S.G.; Cabanillas, M.E.; Elbanan, M.; Vu, T.; Dadu, R.; Sherman, S.I.; Amit, M.; Santos, E.B.; Zafereo, M.; et al. Targeted Therapy in Advanced Thyroid Cancer to Resensitize Tumors to Radioactive Iodine. *J Clin Endocrinol Metab* **2018**, *103*, 3698–3705, doi:10.1210/jc.2018-00612.
36. Iravani, A.; Solomon, B.; Pattison, D.A.; Jackson, P.; Ravi Kumar, A.; Kong, G.; Hofman, M.S.; Akhurst, T.; Hicks, R.J. Mitogen-Activated Protein Kinase Pathway Inhibition for Redifferentiation of Radioiodine Refractory Differentiated Thyroid Cancer: An Evolving Protocol. *Thyroid* **2019**, *29*, 1634–1645, doi:10.1089/thy.2019.0143.
37. Hung-Pin Chan, I-Feng Chen, Fu-Ren Tsai, Chun-Hao Kao, Daniel Hueng-Yuan Shen. Reversing "Flip-Flop" Phenomenon of I-131 and Glucose Avidity in RET-Fusion Positive Radioiodine-Refractory Thyroid Cancer Lesions After Treatment of Pralsetinib. *Clin Nucl Med.* 2022 Nov 11. doi: 10.1097/RLU.0000000000004475.

표 4. 탈분화갑상선암의 재분화 관련 진행 중인 임상연구

Identifier	Target	Drug	Type of Study	Enrolled Patients	Primary Outcome	Status
NCT02145143	BRAF	Vemurafenib	Pilot study, Single arm, Open label	12 (*BRAF* mutant, RAI-refractory thyroid cancers)	*Duration of overall response	Estimated study completion date: May, 2021
NCT04462471	BRAF, PI3K	Vemurafenib+ Copanlisib	Phase I, Single group assignment, Open label	22 (*BRAF* mutant, RAI-refractory thyroid cancers)	MTD	Estimated study completion date: June, 2022
NCT03244956	MEK, BRAF	Trametinib or Dabrafenib	Phase II, Parallel assignment, Open label	87 (one for patients with *RAS* mutation and one for patients with $BRAF^{V600E}$ mutation)	ORR	Estimated study completion date: December, 2022
NCT02152995	MEK	Trametinib	Phase II, Single arm, Open label	35 (*RAS* mutant or *RAS/RAF* wild-type, RAI-refractory recurrent and/or metastatic thyroid cancers)	Proportion of patients alive following treatment with trametinib and ^{124}I, PFS, ORR, Iodine incorporation	Estimated primary completion date: June 30, 2021
ISRCTN17468602	MEK	Selumetinib	Phase II, Single arm,	80 (Differentiated thyroid cancer)	PFS	Closed (Overall trial end date 18/01/2020)
NCT03469011	PDGFRα	Imatinib	Phase I, Sequential assignment, Open label	18 (Metastatic thyroid cancer)	Restore iodine uptake	Estimated study completion date: December 31, 2020

MTD: maximum tolerated dose, ORR: objective response rate, PDGFRα: platelet-derived growth factor receptor-α, PFS: progression-free survival, PI3K: phosphoinositide 3-kinase, RAI: radioactive iodine. * The duration of overall response is measured from the time measurement criteria are met for complete response or partial response (whichever is first recorded) until the first date that recurrent or progressive disease is objectively documented. (Theranostics. 2021 Apr 15;11(13):6251-6277. 인용)

찾아보기

인물

정보